"十四五"卫生高等职业教育专科校院合作"双元"规划教材

供护理、助产及相关专业用

护理管理学

第 2 版

主　编
过玉蓉

副主编
林　锋　吴俊晓　袁　芳　赵　雪

编　委（按姓名汉语拼音排序）

高燕飞（重庆三峡医药高等专科学校）　　徐礼娟（江西医学高等专科学校）
过玉蓉（上饶市中心医院）　　　　　　　袁　芳（重庆三峡医药高等专科学校
林　锋（漳州卫生职业学院）　　　　　　　　　　　附属人民医院）
王　硕（山东中医药高等专科学校）　　　张文静（河北地质大学华信学院）
王志敏（南华大学附属第二医院）　　　　赵　雪（山东中医药高等专科学校）
吴俊晓（南阳医学高等专科学校）　　　　郑华丽（上饶市中心医院）

北京大学医学出版社

HULI GUANLIXUE

图书在版编目(CIP)数据

护理管理学 / 过玉蓉主编. -- 2版. -- 北京：北京大学医学出版社, 2024.9. -- ISBN 978-7-5659-3238-0

Ⅰ. R47

中国国家版本馆 CIP 数据核字第 2024TU3687 号

护理管理学（第 2 版）

主　　编：过玉蓉
出版发行：北京大学医学出版社
地　　址：（100191）北京市海淀区学院路 38 号　北京大学医学部院内
电　　话：发行部 010-82802230；图书邮购 010-82802495
网　　址：http://www.pumpress.com.cn
E-mail：booksale@bjmu.edu.cn
印　　刷：北京溢漾印刷有限公司
经　　销：新华书店
责任编辑：王孟通　　责任校对：靳新强　　责任印制：李　啸
开　　本：850 mm×1168 mm　1/16　印张：16.25　字数：460 千字
版　　次：2020 年 7 月第 1 版　2024 年 9 月第 2 版　2024 年 9 月第 1 次印刷
书　　号：ISBN 978-7-5659-3238-0
定　　价：42.00 元

版权所有，违者必究

（凡属质量问题请与本社发行部联系退换）

第 2 轮修订说明

党和国家高度重视职业教育发展,《国家职业教育改革实施方案》《职业院校教材管理办法》《高等学校课程思政建设指导纲要》《习近平新时代中国特色社会主义思想进课程教材指南》《关于推动现代职业教育高质量发展的意见》《全国护理事业发展规划（2021—2025年）》等重要文件陆续发布，对卫生健康职业教育、高职专科护理人才培养及教材建设提出了更高的要求。

本套高职专科护理专业教材第1轮于2018年启动，北京大学医学出版社组织全国具有代表性的骨干院校共同建设。在教育部、国家卫生健康委员会相关机构和职业教育教学指导委员会的指导下，共编写出版教材28种，其中入选教育部"十三五"职业教育国家规划教材11种（教职成厅函〔2020〕20号文）、"十四五"职业教育国家规划教材15种（教职成厅函〔2023〕19号文）。

高质量的教材是实施教育改革、提升人才培养质量的重要支撑。为全面贯彻党的教育方针，深入贯彻党的二十大精神，落实立德树人的根本任务，更好地支持新时代卫生健康职业教育事业发展、服务于我国高职专科护理专业人才培养，北京大学医学出版社启动了高职专科护理专业教材第2轮修订编写工作。本轮教材共包含27种。全套教材均为北京大学医学出版社"十四五"规划教材。

第2轮教材修订编写工作"以学生为中心"，对标教育部高职专科护理专业教学标准、护士执业资格考试大纲，以技术技能教育为根本，满足3个需要（学科需要、教学需要、行业需要），注重基本理论、基本知识和基本技能，内容以"必需、够用"为度，遵循学生认知规律，注重教学适用性，优化编写体例，深化产教融合，优化数字融合，强化思政融合，围绕"岗课赛证"综合育人机制建设，力争打造一套既满足多数院校教学实际，又适度引领教学，培根铸魂、启智增慧，适应新时代要求的精品高职专科护理专业教材。

本轮教材的修订编写得到了多方面的大力支持，参编院校教学管理部门提出了宝贵建议，职教专家精心指导、把关，临床护理学专家认真编写、审稿。他们为锤炼精品教材、服务教学改革、提高人才培养质量做出了贡献，在此一并表示感谢！

最后，希望广大师生多提宝贵意见，反馈使用信息，以使教材内容日臻完善。让我们共同为新时代高职专科护理教育发展和人才培养做出贡献！

前 言

护理管理是医院管理工作的重要组成部分,其水平的高低直接影响医院整体服务质量。本教材从对专业知识的实际需求出发,结合护士执业资格考试大纲,坚持"以学生为中心",以专业教学标准及人才培养目标为导向,以职业技能教育为根本。教材内容以"必需、够用"为度,满足学科需要、教学需要、行业需要,注重基本理论、基本知识和基本技能。本教材编写力求结构严谨、观点明确,着重体现高职专科护理管理教育的特色,突出教学的适用性和内容的先进性,其特点主要表现在:①在编写形式上,结合学习目标、案例、考点提示,将相关知识、新进展、新观点等以知识链接的形式呈现,旨在启发学生思考、增加学习兴趣、培养创新能力。②新增思政园地,帮助学生树立正确的人生观、价值观,培养高尚的医德,进一步加强护理学生人文精神的培养。③各章后附有小结、思维导图、自测题,有利于学生对知识的理解、巩固与提高。④增加教材数字资源,如课件、图片、微课视频、案例分析、自测题答案,为读者提供在线增值服务。

本教材编写团队结构合理,充分体现了医教融合、校院合作、育训结合,以护理岗位需求为导向,以岗位胜任力为核心。在编写过程中,各位编者态度严谨、作风扎实、逐字推敲、一丝不苟,力求达到理论与实践的最佳结合,各编者所在院校和单位给予大力支持,在此表示衷心的感谢。由于编者水平所限,书中可能存在疏漏和不足之处,敬请读者提出宝贵意见,以便进一步提高与完善。

过玉蓉

目录

第一章 管理基础 ⋯⋯ 1
第一节 管理与管理学 ⋯⋯ 1
一、管理与管理学的概念 ⋯⋯ 1
二、管理的基本特征与基本职能 ⋯⋯ 2
三、管理的对象与方法 ⋯⋯ 4
四、管理学的研究对象与内容 ⋯⋯ 6
第二节 护理管理和护理管理学 ⋯⋯ 7
一、护理管理 ⋯⋯ 7
二、护理管理学 ⋯⋯ 9
三、护理管理者的角色与技能 ⋯⋯ 9
四、护理管理者的基本素质 ⋯⋯ 13
第三节 护理管理创新职能 ⋯⋯ 13
一、创新与创新管理的概念 ⋯⋯ 14
二、创新的基本内容与原则 ⋯⋯ 15
三、创新的过程 ⋯⋯ 16
四、护理管理者在创新中的角色功能 ⋯⋯ 16

第二章 管理理论与原理 ⋯⋯ 21
第一节 古典管理理论 ⋯⋯ 21
一、科学管理理论 ⋯⋯ 22
二、管理过程理论 ⋯⋯ 22
三、行政组织理论 ⋯⋯ 23
第二节 行为科学管理理论 ⋯⋯ 24
一、人际关系理论 ⋯⋯ 24
二、人性管理理论 ⋯⋯ 25
三、群体行为理论 ⋯⋯ 26
第三节 现代管理理论 ⋯⋯ 27
一、学习型组织理论 ⋯⋯ 27
二、团队管理理论 ⋯⋯ 28
三、经验主义理论 ⋯⋯ 28
四、系统管理理论 ⋯⋯ 28
五、决策理论 ⋯⋯ 29
第四节 现代管理基本原理与原则 ⋯⋯ 29
一、系统原理与原则 ⋯⋯ 30

二、人本原理与原则 ··· 31
　　三、动态原理与原则 ··· 33
　　四、效益原理与原则 ··· 34

第三章　护理计划 ·· 38
第一节　计划概述 ··· 38
　　一、计划的概念 ··· 38
　　二、计划的种类 ··· 39
　　三、计划的原则 ··· 40
　　四、计划的步骤 ··· 41
第二节　目标管理 ··· 42
　　一、目标管理的概念 ··· 42
　　二、目标管理的特点 ··· 42
　　三、目标管理的过程 ··· 43
第三节　时间管理 ··· 45
　　一、时间管理的概念 ··· 45
　　二、时间管理的方法 ··· 46
　　三、时间管理的策略 ··· 47
第四节　管理决策 ··· 49
　　一、决策的概念 ··· 49
　　二、决策的类型 ··· 49
　　三、决策的原则 ··· 50
　　四、决策的程序 ··· 51

第四章　护理组织 ·· 55
第一节　组织概述 ··· 55
　　一、组织的概念与要素 ··· 55
　　二、组织的分类与职能 ··· 56
　　三、我国卫生组织系统 ··· 57
　　四、我国护理组织系统 ··· 60
第二节　组织结构与组织设计 ··· 62
　　一、组织结构与组织设计的概念 ··· 62
　　二、护理组织结构的常见类型 ··· 62
　　三、组织设计的原则 ··· 65
　　四、组织设计的程序 ··· 66
第三节　组织文化 ··· 67
　　一、组织文化的概念与特征 ··· 67
　　二、组织文化的功能与构成要素 ··· 68
　　三、护理组织文化建设 ··· 69
第四节　组织变革 ··· 71
　　一、组织变革的动力 ··· 71
　　二、组织变革的阻力 ··· 72

三、组织变革的程序 ··· 73
四、组织变革在护理管理中的应用 ··· 74

第五章 护理人力资源管理 ··· 79

第一节 护理人力资源管理概述 ··· 80
一、护理人力资源管理的概念与特点 ·· 80
二、护理人力资源管理的作用 ··· 81
三、护理人力资源管理的内容 ··· 81
四、护理人力资源管理的基本原则 ··· 82

第二节 护理人力资源配置 ··· 82
一、护理人力需求测算 ·· 82
二、护理人力需求配置原则 ·· 84
三、护理人员的排班 ··· 85
四、护理人员岗位分类与设置原则 ··· 87

第三节 护理人员招聘与遴选 ·· 90
一、招聘与遴选的原则 ·· 90
二、招聘与遴选的程序 ·· 91

第四节 护理人员的成长 ·· 92
一、护理人员职业生涯管理 ·· 92
二、护理人员的分层管理体系 ··· 93
三、护理人员的培养 ··· 95
四、护理人员的绩效考核 ··· 96

第六章 护理领导 ·· 104

第一节 领导与领导者 ··· 104
一、领导与领导者概述 ·· 105
二、领导的作用与领导效能 ·· 106
三、领导者的基本素质 ·· 107
四、领导者的职权与影响力 ·· 107

第二节 领导理论 ··· 109
一、特征领导理论 ·· 109
二、行为领导理论 ·· 110
三、权变领导理论 ·· 113

第三节 领导艺术 ··· 116
一、授权艺术 ·· 116
二、领导执行力艺术 ··· 118
三、权力运用艺术 ·· 119
四、创建高效能团队艺术 ··· 120

第七章 护理激励 ·· 125

第一节 激励概述 ··· 125
一、激励的概念 ··· 126

二、激励的模式 …………………………………………………………………………… 126
　　三、激励的作用 …………………………………………………………………………… 127
　第二节　激励理论及其在护理管理中的应用 ………………………………………………… 127
　　一、内容型激励理论 ……………………………………………………………………… 128
　　二、行为改造型激励理论 ………………………………………………………………… 130
　　三、过程型激励理论 ……………………………………………………………………… 133
　第三节　激励策略 ………………………………………………………………………………… 137
　　一、激励策略概述 ………………………………………………………………………… 137
　　二、激励的原则 …………………………………………………………………………… 137
　　三、激励的方法 …………………………………………………………………………… 138

第八章　护理管理沟通与冲突 …………………………………………………………… **144**
　第一节　管理沟通 ………………………………………………………………………………… 145
　　一、管理沟通概述 ………………………………………………………………………… 145
　　二、管理沟通的原则 ……………………………………………………………………… 147
　　三、影响沟通的因素 ……………………………………………………………………… 147
　　四、护理管理者有效沟通的方法与技巧 ………………………………………………… 149
　第二节　冲突及产生原因 ………………………………………………………………………… 152
　　一、冲突概述 ……………………………………………………………………………… 152
　　二、冲突的类型 …………………………………………………………………………… 153
　　三、冲突的形成过程 ……………………………………………………………………… 154
　　四、护理管理中冲突的形成原因 ………………………………………………………… 155
　第三节　冲突管理 ………………………………………………………………………………… 156
　　一、冲突管理的含义 ……………………………………………………………………… 157
　　二、冲突管理的策略 ……………………………………………………………………… 157
　　三、冲突管理的方法 ……………………………………………………………………… 158
　　四、护理管理中的冲突处理策略 ………………………………………………………… 159

第九章　护理控制 …………………………………………………………………………… **164**
　第一节　控制概述 ………………………………………………………………………………… 164
　　一、控制及控制系统概述 ………………………………………………………………… 164
　　二、控制的类型 …………………………………………………………………………… 165
　　三、控制的原则 …………………………………………………………………………… 166
　　四、有效控制的特征 ……………………………………………………………………… 169
　　五、开展控制工作的意义 ………………………………………………………………… 169
　第二节　控制的过程与方法 ……………………………………………………………………… 170
　　一、控制的对象 …………………………………………………………………………… 170
　　二、控制的过程 …………………………………………………………………………… 171
　　三、控制的基本方法 ……………………………………………………………………… 173
　第三节　控制在护理管理中的应用 ……………………………………………………………… 174
　　一、护理风险控制 ………………………………………………………………………… 174
　　二、护理安全控制 ………………………………………………………………………… 176

三、护理成本控制 …………………………………………………… 178
　　四、医院感染控制 …………………………………………………… 179

第十章　护理质量管理 …………………………………………………… 184

第一节　质量管理 …………………………………………………… 184
　　一、质量管理的概念 ………………………………………………… 184
　　二、质量管理的发展 ………………………………………………… 185
　　三、质量管理的过程 ………………………………………………… 186
　　四、质量管理的标准 ………………………………………………… 186

第二节　护理质量管理概述 ………………………………………… 187
　　一、护理质量管理相关概念 ………………………………………… 187
　　二、护理质量管理的任务 …………………………………………… 188
　　三、护理质量管理基本原则 ………………………………………… 189
　　四、护理质量管理标准化 …………………………………………… 189
　　五、护理质量管理体系的运行 ……………………………………… 191

第三节　护理质量管理方法 ………………………………………… 191
　　一、PDCA 循环 ……………………………………………………… 191
　　二、追踪方法学 ……………………………………………………… 193
　　三、六西格玛管理 …………………………………………………… 194
　　四、临床路径 ………………………………………………………… 195
　　五、品管圈 …………………………………………………………… 196
　　六、根本原因分析 …………………………………………………… 197

第四节　护理质量评价 ……………………………………………… 198
　　一、护理质量评价的内容与指标 …………………………………… 198
　　二、护理质量评价的形式与方法 …………………………………… 200
　　三、护理质量评价结果分析 ………………………………………… 200
　　四、护理质量评价的注意事项 ……………………………………… 203

第十一章　互联网+护理服务 …………………………………………… 208

第一节　概述 ………………………………………………………… 208
　　一、互联网+护理服务简介 ………………………………………… 208
　　二、护理服务的特质 ………………………………………………… 210
　　三、护理服务标准 …………………………………………………… 210

第二节　护理服务需求与供给 ……………………………………… 211
　　一、护理服务需求与供给概述 ……………………………………… 211
　　二、护理服务与满意度 ……………………………………………… 212

第三节　优质护理服务 ……………………………………………… 213
　　一、优质护理服务概述 ……………………………………………… 213
　　二、优质护理服务的内容 …………………………………………… 214
　　三、优质护理服务理念 ……………………………………………… 215

第四节　护理服务创新 ……………………………………………… 216
　　一、护理服务创新的必要性 ………………………………………… 217

二、护理服务创新的内容 …… 217
三、护理服务创新的途径 …… 218

第十二章 护理信息与法律管理 …… 223

第一节 信息概述 …… 223
一、信息的概念 …… 223
二、信息的特征 …… 224
三、信息管理 …… 224
四、信息在护理管理中的作用 …… 225

第二节 护理信息管理 …… 225
一、护理信息管理概述 …… 226
二、护理信息收集原则与方法 …… 227
三、护理信息系统与信息管理类别 …… 228
四、护理信息管理方法 …… 230

第三节 护理管理与法律法规 …… 231
一、卫生法体系 …… 231
二、我国与护理管理相关的法律法规 …… 231

第四节 护理管理中常见的法律问题 …… 233
一、依法执业管理 …… 234
二、执业安全管理 …… 235
三、护理不良事件管理 …… 235

参考文献 …… 243

中英文专业词汇索引 …… 244

第一章 管理基础

第一章数字资源

学习目标

知识目标：
1. 简述管理及护理管理的概念；说出管理的基本特征、基本要素、各管理理论的主要观点、现代管理基本原理与原则的主要内容。
2. 简述管理的必要性及作用、管理的职能及管理理论的发展。

能力目标： 学会应用科学管理理论和行为科学理论初步解决护理管理问题。

素养目标： 通过管理学相关知识的学习，培养应用相应管理原理与原则实现组织管理目标的能力。进一步认识护理管理在临床护理中的重要性，养成大局意识、服务意识，履行好护理管理的各项职能。

案例 1-1

《西游记》是中国四大名著之一，其文笔精湛，故事神奇，寓意深刻。著作中的唐僧团队，虽然是虚拟的，但是师徒历经百险求取真经的故事，不仅家喻户晓，而且是中国文化的经典代表。唐僧心无旁骛地去西天取经，这是一种坚定的信念；孙悟空一门心思保师父，不求回报，也许这是出于感恩；猪八戒虽然贪财好色，但是对师父也是一片忠心；沙和尚从来没有跳槽的打算，大有从一而终的精神；白龙马为了将功赎罪也是任劳任怨。这个团队最大的优点就是互补性，领导有权威、有目标、有坚守的毅力；员工有能力，但是自我约束力差，目标不够明确，有时还会开小差。但是总的来看，这个团队是一个非常成功的团队，历经九九八十一难，最后修成了正果。因此，《西游记》被世人称作团队建设的典范。

问题与思考：
1. 唐僧团队在管理中运用了哪些管理职能？
2. 结合你的工作能力和性格，你在团队中会扮演哪个角色？

管理学是一门系统研究管理过程的科学。管理作为人类的一种社会实践活动，同人类社会一起产生，并伴随人类社会的发展而发展。在现代社会中，管理普遍存在于各个领域的各项工作中，不仅代表了人们在社会中所采取的有目的、有意义的活动，而且成为人类追求生存、进步和发展的一种途径和手段。护理管理学是管理学在护理工作中的具体应用，是构成护理教育和指导护理实践的重要学科之一。

第一节 管理与管理学

一、管理与管理学的概念

（一）管理的概念

管理（management）是管理者为实现组织目标，对组织内部资源进行计划、组织、人力资源管理、领导、控制，以取得最大组织效益的动态活动过程。目前，对于管理的含义国内外管理界公认的观点为：管理是管理者与被管理者共同实现既定目标的活动过程。

管理的基本含义包括：①管理的宗旨是实现组织目标，管理是一个有目的、有意识的行为过程；②管理的核心是计划、组织、人力资源管理、领导和控制这五大职能的实现；③管理的基础是对人、财、物、时间、空间、信息等各种资源的合理使用和分配；④管理的重点是明确目标和正确决策；⑤管理的作用是使投入的成本效益最大化。

管理活动历史悠久，有关管理的概念，从不同的角度出发可以有不同的理解（表1-1），不同的管理理论和学派对其有不同的定义（表1-2）。

表1-1 不同角度对管理的理解

角度	解释
功效角度	管理是通过一系列有效的活动，提高系统功效的过程。
职能角度	管理就是计划、组织、人员配备、指导和领导以及控制。
资源利用角度	管理是有效地分配和利用组织中的人力、物力、财力、时间和信息资源，以达到组织目标的过程。
决策角度	管理就是决策。

表1-2 不同管理理论和学派对管理的定义

管理理论或学派	创始人或代表人物	定义
科学管理理论	费雷德里克·温斯洛·泰勒	管理是"确切地知道你要别人干什么，并注意他们用最好、最经济的方法去干"。
经营管理理论	亨利·法约尔	管理就是计划、组织、指挥、协调和控制。
管理过程学派	哈罗德·孔茨	管理就是设计和维持一种环境，使集体工作的人们能够有效地完成既定目标的过程。
经验主义学派	彼得·德鲁克	管理是一种以绩效责任为基础的专业职能。
决策管理学派	赫伯特·西蒙	管理就是决策与领导。

（二）管理学的概念

管理学（science of management）是系统研究管理过程的普遍规律、基本原理和一般方法的综合性应用性科学。它是自然科学和社会科学相互交叉产生的一门边缘学科，不仅是一门具有规范意义的理论科学，也是一门对管理实践具有直接指导意义的科学。管理学来源于人类社会的管理实践活动。随着社会生产力的不断发展，人们越来越认识到，在社会的各种组织中、在日益丰富的管理活动中，都存在着一定的规律性。管理学是运用科学方法整理出来的关于管理的一般原理、理论、方法和技术的知识，反映了管理的规律性，是一门科学。管理实践需要依据实际情况开展，是一种"技巧"，是艺术；而指导这种实践活动需要有条理的知识，即管理科学。运用条理有序的管理学知识，管理人员会更好地完成管理工作。

管理学总结出来的基本规律适用于各行各业不同的组织。管理人员懂得的管理理论越多，越能理解管理中的各种现象，越能采取措施，有成效地开展活动，也可把各种不利因素减少到最低限度。因此，学习护理管理学，要学习一般管理学的基础知识。

二、管理的基本特征与基本职能

（一）基本特征

1. 管理的二重性　管理的二重性包括管理的自然属性与社会属性。自然属性指管理所具有的有效指挥共同劳动、组织社会生产力的特征，它不因生产关系、社会制度的变化而变化，只与生产力发展水平相关。社会属性指管理所具有的监督劳动、维护生产关系、巩固其相应社会制度的特征，反映了一定社会形态中生产资料占有者的意志。不同的生产关系、社会文化、经济制度都会使管理思想、管理目的及管理方式呈现一定的差别，从而使管理具有特殊性和个性。

管理的二重性相互联系、相互制约。一方面，管理的自然属性不可孤立存在，它总是存在于一定的社会制度与生产关系中；管理的社会属性也不可能脱离自然属性而存在，否则管理的社会属性就会成为没有内容的形式。另一方面，管理的自然属性要求具有一定社会属性的组织形式和生产关系与其相适应；管理的社会属性也必然对管理的科学技术等方面有影响或起到制约作用。

考点提示

管理的二重性及其之间的关系。

2. **管理的科学性与艺术性**　科学性指管理在实践的推动下，形成了一套由许多概念、原理、基本原则组成的系统知识体系，反映了管理过程的客观规律性，构成了管理学的基本框架。如果不承认管理是一门科学，不按照客观规律办事，违背管理原则，在实践中随心所欲地进行管理，必然会发生错误，最终导致管理失败。艺术性是指管理活动需要有一系列根据实际情况行事的经验、诀窍、方式和方法，强调在原则基础上的灵活性。管理没有一成不变的模式，在不同的环境下，管理者处理同样的问题必须采取不同的方法，才能取得满意的效果。管理的科学性和艺术性是统一的，科学性是艺术性的基础，艺术性是科学性的发挥。

3. **管理的普遍性与目的性**　普遍性指在人类活动的领域内，管理活动无处不在。从人类为了生存而进行集体活动的分工和协作开始，管理就随之产生，并与人类的社会、家庭活动息息相关。管理的原理在各行业、各组织中普遍适用。目的性指管理是人类一种有意识、有目的的活动，表现为社会劳动或社会团体的共同目的。管理活动都是为了实现既定目标而进行，管理目标既是管理的出发点和归宿，又是管理活动中进行指导和质量评价的基本依据或标准。

4. **管理的共同性与创新性**　共同性指在管理活动中，虽然管理人员的地位、权力、责任不同，但却具有相同的管理任务、基本职能和管理目标，只是不同层次的管理者在执行职能时各有侧重。创新性指管理活动的管理对象具有独特性。管理没有一成不变的模式和方法，需要人们通过创新找到针对具体事物的有效管理方法。所以，任何管理活动本身都具有一定的创新性。通过管理的创新，既可以推动社会和经济的发展，又可以在一定的条件下创造新的生产力。

（二）基本职能

管理职能是管理者为实施有效的管理必须担负起的基本职责以及要完成的任务，是管理过程中各项活动的基本功能，也是管理原理和管理方法的具体体现。管理通过管理职能发挥作用。

1. **计划职能（planning function）**　计划是管理的首要职能。计划职能包括选定组织目标和实现目标的途径。计划的中心任务是确定组织目标和实现组织目标的具体方案，包括目标和为实现目标制定的策略、政策、方案以及程序等。具体而言就是要确定做什么（what）、为什么做（why）、谁来做（who）、何时做（when）、何地做（where）和如何做（how）。

2. **组织职能（organizing function）**　组织职能指为了实现组织目标，设计和维持合理的组织结构并使组织结构有效运行的活动过程。组织工作的主要内容是：①根据组织的规模和任务设计合理的组织结构；②明确相应的职责、任务和权利；③建立健全各项规章制度，形成组织文化，保证工作顺利开展。

3. 人力资源管理（human resource management） 人力资源管理是管理的核心职能，是对组织结构规定的不同岗位进行恰当而有效的人员配备，包括人员的规划、开发、选择、培训、使用和考评等。随着管理理论研究和实践的不断深入，人力资源管理职能的含义已扩展为选人、育人、用人、评人和留人这五方面，且已经发展成为管理学中的分支学科。

4. 领导职能（leadership function） 领导职能指运用领导者的个人影响力和法定权力，指挥和引导组织成员实现特定目标的活动过程。领导职能是实施计划与实现组织目标的手段，它的发挥依赖3个条件：①管理者必须具有领导其工作小组成员朝着组织目标努力的能力；②管理者必须了解个人和组织行为的动态特征，能够激励员工进行有效沟通和团队合作；③领导者必须富有创新意识和创新精神。

5. 控制职能（controlling function） 控制职能指管理者为保证组织执行结果与计划一致，对工作过程与成效进行监督、检查、评价和纠正偏差的过程。控制工作的主要内容是：①识别计划与实际运行的偏差；②找出产生偏差的原因；③采取纠正偏差的行动。控制工作是一个连续不断、反复进行的过程，目的就是保证组织的实际活动及成果与预期目标相一致。

6. 创新职能（innovation function） 创新职能指人们在改造自然和改造社会的过程中方法、手段和结果质的飞跃。创新首先是一种思想以及在这种思想指导下的实践，是一种原则以及在这种原则指导下的具体活动，是管理的一项基本职能，是各项管理职能的灵魂和生命。创新职能主要表现为：①发明——新颖性、创造性和实用性的科学技术的创造；②发现——对未知事物或规律的揭示；③革新——渐进式技术发展；④开发——技术发明的推广和应用。

管理的各项基本职能是一个统一的有机整体，在管理工作中是相互交叉的循环过程，它们相互联系、相互制约，其中任何一项职能出现问题，都会影响其他职能的发挥乃至组织目标的实现。创新职能在这个管理循环中处于轴心地位，与其他管理职能结合发挥作用，是推动管理循环的原动力。

三、管理的对象与方法

（一）管理对象

管理活动中存在实施对象，实施对象即管理对象，是管理的客体。管理的目的是通过对系统资源的合理调配、组织，提高系统效率，从而实现组织既定的目标。

1. **人力资源** 人是管理的最主要因素，是管理的核心。管理对象中的各个因素和管理过程的各个环节，都需要人去掌握和推动。如何使人的积极性、主动性和创造性得以充分发挥，提高组织的工作效率，是管理者面临的挑战。人力资源管理注重人力资源的开发和利用，要做到人尽其才、才尽其用。

2. **财力资源** 财力资源指按照经济规律办事，对资金的分配及使用进行管理，保证以有限的资金资源获取最大的经济效益和社会效益。

3. **物力资源** 物力资源指对仪器、设备、材料、能源及物资的管理，包括保证供应、物美价廉、物尽其用、合理配置、检查维修、监督使用、资源共享等，旨在充分发挥物资的功效，提高对物资的利用率。

4. **时间资源** 时间是最珍贵的资源，它没有弹性，没有替代品。对于管理者来说，在时间层次的管理上处于被动位置，因此管理者要善于安排时间，抓住机遇，充分利用好组织系统和自己的时间，使系统和个人在最短的时间内完成更多事情，创造更多财富。

5. **信息资源** 信息是最重要的资源，是管理活动的媒介，是提高管理效能的关键。信息资源是指以文字、图形、图像、声音、动画和视频等形式储存在一定的载体上并可供利用的信息。信息管理包括广泛收集信息，精确加工与提取信息，快速、准确地传递信息，利用和开发信息。管理者应保持对信息的敏感性，保证信息迅速、及时、精确、安全地传递与处理，提高管理的有效性。

6. 技术资源　科学技术是第一生产力。技术资源广义上也属于社会人文资源，其在经济发展中起着愈益重要的作用。技术是自然科学知识在生产过程中的应用，是直接的生产力，是改造客观世界的方法、手段。技术对社会经济发展最直接的表现就是生产工具的改进，不同时代生产力的标尺是不同的生产工具，主要是由科学技术来决定的。技术资源管理包括新技术与新方法的研发、引进、保管和使用，以及各种技术标准、使用方法的制定与执行等。在知识经济高速发展的社会，技术资源管理在一定程度上决定了一个组织的核心竞争力，对组织的兴衰成败有直接影响。

（二）管理方法

管理方法是指为执行管理职能和实现管理任务所采取的各种措施和手段。管理者应根据具体对象、环境、时机采取恰当的管理方法，以产生应有的效果。管理方法有很多，主要有以下几种。

1. 行政方法　行政方法指行政机构通过命令、指示、规定、指令性计划、制定规章制度等行政手段，按照行政系统和层次，以权威和服从为前提，直接指挥下属行动的管理方法，是最基本、传统的管理方法。特点如下。①强制性：以组织的行政权力为基础，下级必须服从上级，个人必须服从组织。②范围性：只能在行政管辖范围内作用。③不平等性：以组织权力为基础，以服从为原则，以下级在执行中不能提出利益或其他方面的要求为代价。

2. 经济方法　经济方法指以人们的物质利益需要为基础，依据客观经济规律的要求，运用各种经济手段，调节各方面之间的经济利益关系，以获取较高经济效益，实现管理目标的管理方法。特点如下。①利益性：利用人们对经济利益的需求来引导被管理者。②交换性：以一定的交换为前提，运用一定的报酬手段，使被管理者完成所承担的任务。③关联性：人们的需求不仅仅只有物质利益，决定人们行为积极性的也并非只有对经济利益的追求。管理者要防止"金钱至上"倾向的发生。

3. 法律方法　法律方法指通过制定和实施法律、法令、条规进行管理的方法。它不仅包括广义的法律，还包括由国家各级机构以及各个管理系统所制定和实施的各种类似法律性质的社会行为规范。特点如下。①强制性：法律规范同其他社会规范不同，它是由国家强制实施的、人人必须遵守的行为规则，具有普遍约束力和强制性。②规范性：法律规范规定人们在什么情况下可以做什么、应当做什么或不应当做什么，同时法律规范指引、评价人们的行为标准，根据这些规范可以知晓自己或他人的行为是合法还是违法，违法有什么后果等。③概括性：法律规范制约的对象不是具体的人，而是概括的人，故具有普遍适用性和相对稳定性。

4. 教育方法　教育方法指运用沟通、宣传、说服和鼓励等方式，按照人的思想、行为活动的规律进行教育，以预防问题、及时发现并解决问题为目的，调动员工的积极性、创造性，实现既定目标的方法。它是管理过程的中心环节，也是做好管理工作的基本方法和重要保证。特点如下。①启发性：是启发人们自觉地为了共同的目标而采取行动，重在说服教育，以理服人。②针对性：人的思想感情千差万别，在外界环境变化时，反应也各不相同，教育应针对不同问题、不同的人，采取灵活的方式方法。③互动性：在教育过程中，教育者和受教育者都在提高，是一个相互学习，相互影响的过程。④缓慢性：教育以提高人的素质为目的，过程缓慢，是一个循序渐进的过程。

5. 数量分析方法　数量分析方法指建立在现代系统论、信息论和控制论等科学基础上的一系列数量分析和决策的方法。特点如下。①模型化：指在假定的前提条件下，运用一定的数理逻辑分析，针对需要解决的问题建立一定的模型。②客观性：在使用这些方法时，除了假定前提条件和选择分析的数量分析方法之外，在建立模型和进行推导的过程中，基本上不受人为因素的影响，具有较强的客观性。

6. 社会心理学方法 社会心理学方法指运用社会学、心理学知识，按照群体和个人的社会心理活动特点及规律进行管理的方法。特点如下。①综合性：是将多种理论如激励理论、人际关系理论综合应用于管理实践的方法。②自觉性：是通过被管理者内心受激励，而自觉自愿去实现目标的方法，不带有任何强制性。③持久性：因建立在被管理者自我觉悟和自觉服从的基础上，故其作用持久。

四、管理学的研究对象与内容

（一）管理学的研究对象

从管理的二重性出发，管理学的研究对象包括生产力、生产关系和上层建筑。

1. 生产力 主要研究如何充分利用和合理分配组织中的人、财、物、时间和信息，使生产力诸要素之间相互协调，发挥其最大作用，获得最佳经济效益和社会效益。如病房护士长在护理管理中，要根据护理人员不同的知识层次、工作能力，将其与患者、病房的仪器、设备、物资等劳动资料进行有效的组合，达到最佳的护理效果。

2. 生产关系 主要研究如何建立和完善组织结构和管理体制，处理组织中人与人之间的相互关系，以最佳的状态，最大限度地调动组织成员的积极性和创造性，实现组织目标。如护理管理中的人际关系包括护理管理者与护理人员的关系、医护关系、护患关系、护理群体与其他相关人员的关系。护理管理要研究如何促进这些人际关系平衡、协调发展，调动护理人员、患者及相关人员的积极性。

3. 上层建筑 主要研究如何使组织内部环境与外部环境相适应，使组织的各项规章制度、组织成员的行为规范符合社会政治、法律、道德、经济的要求，以维持正常的生产关系，促进生产力的发展。如随着人们健康观念的改变，护理管理要研究如何以人的健康为中心，使护理组织内部环境适应人们对护理的要求，从而促进护理工作发展。

（二）管理学的研究内容

1. 管理原理 管理原理研究主要涉及管理的基本规律，即研究适用于人类社会或某一特定社会形态的一般原理、理论、原则以及基本规律。例如：管理的目的、过程、原理和原则。

2. 管理职能 管理原理的作用是在管理者履行各项职能的过程中体现出来的。管理职能研究主要探讨"管理者做什么"，例如：计划、组织、领导、人力资源管理、控制、人际技能、管理者角色。

3. 管理技术与手段 管理职能的履行是靠管理技术和手段来实现的。因此，管理技术和手段的研究主要是探讨"管理者如何做"这一问题。例如：人员测评技术、计划评审技术、关键事件分析法等。

4. 管理者 管理者是管理的主体，管理者是能否实施有效管理的关键因素。管理者研究主要是探讨"什么人来做"这一问题。例如：个体层面的价值观、知识、能力、技能，群体层面的结构、关系等。

5. 管理环境 任何组织都生存在一定的外部环境中。管理环境研究主要是探讨"管理的外部条件如何"这一问题。例如：利益相关者、社会文化、政治法律、经济技术、人口地理等。

6. 管理效果 管理活动是否有效的主要标志是效率和效果。管理效果是对管理目标实现程度的衡量，它所探讨的问题是"做得怎样"。

7. 管理历史　管理历史研究主要是对管理史上各种观点、主张、思想理论进行梳理和提炼，目的在于继承和发展管理学的研究成果。

随着科学技术水平和人类认知能力的提高，在管理实践的推动下，管理学研究的范围正在不断扩大，具体内容也在不断更新，这有助于管理学基础理论体系的继续发展与完善（图1-1）。

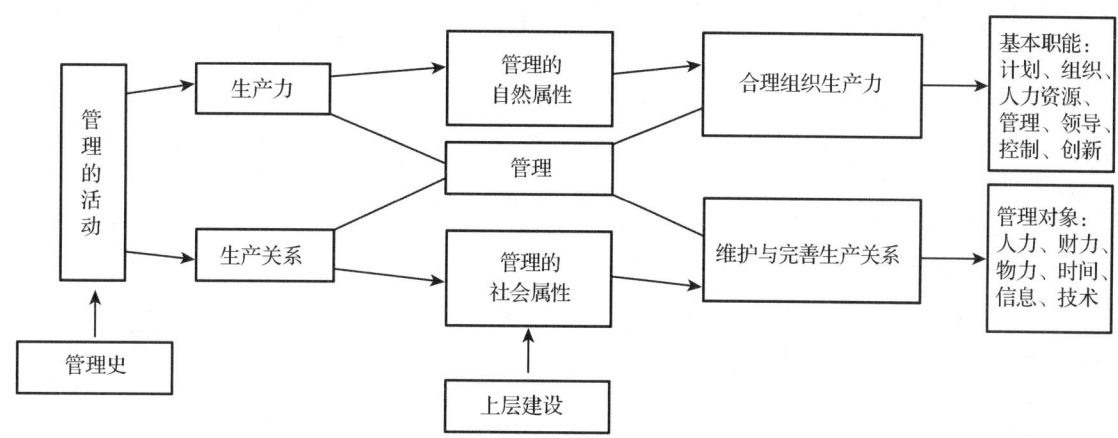

图1-1　管理学研究对象与内容示意图

第二节　护理管理和护理管理学

案例1-2

在某二甲医院，病房护士长因病需要休息3个月，科主任安排高年资的张护士暂时管理科室护理工作。张护士在代理护士长期间，每天非常忙碌，任劳任怨，工作认真负责，但由于她护理管理经验不足，日常护理管理工作忙乱无序，基础护理难以落实，护理质量下降，护患纠纷发生增多。

张护士感到身心疲惫，十分感慨地说："我原以为护士长的工作只是每个月排班，没有想到还有这么多事情要管，不仅要安排科室护士值班，还要组织科室业务学习，召开座谈会征求意见，检查护理质量，联系设备科维修仪器等，与护士沟通交流还要注意方式、方法。"看来，护理管理不仅是一门科学，还是一门艺术，没有经过系统的护理理论学习和实践锻炼，是很难搞好护理管理工作的。

问题与思考：
1. 什么是护理管理？
2. 护理管理的作用是什么？
3. 护士长如何扮演好管理者的角色？

护理管理学是将管理学理论和方法应用于护理实践并逐步发展起来的一门应用学科。它主要研究护理管理的现象和规律，包括护理理论、护理实践、护理教育、护理科学等方面的内容，同时通过计划、组织、人力资源管理、领导和控制等管理职能，达到提高护理管理质量的目的。

一、护理管理

（一）护理管理的概念

护理管理（nursing management）是以提高护理服务质量和工作效率为主要目的的工作过

程。世界卫生组织（World Health Organisation，WHO）指出：护理管理是为了提高人们的健康水平，系统地利用护理人员的潜在能力和其他有关人员、设备、环境以及社会活动的过程。

护理管理既是一门科学，也是一门艺术。科学性体现在其管理方法和原则是依照科学的管理方法而形成的行为知识；艺术性体现在执行护理管理的方法上，护理管理者要"人性化、有效化"管理，运用组织才能，通过合理的分工与授权，使每一位护理人员充分发挥自己的潜能，实现组织的目标。

（二）护理管理的特点

护理管理作为护理专业领域的一种管理活动，除具有管理的基本特征外，还具有以下特点。

1. 专业性　护理学是医学领域中一门独立的学科，具有其自身的理论知识和技术规范。随着医学模式的转变，护理人员不仅要协助医生开展诊疗工作，还要独立进行诊断和处理护理对象现存的和潜在的健康问题，帮助、指导、照顾他们，使其达到身心健康。因此，护理人员已经成为人类健康的教育者、参与者、促进者和恢复者。护理管理者在管理中要遵循护理专业的特点及规律，在管理体制及管理方法上要适应专业的要求，具体表现在适应护理工作的服务性和科学性要求，适应护理工作的个体性及协调性要求，适应护理工作的连续性及不规律性要求，适应护理人员性别特征和工作性质的要求。

2. 广泛性　护理管理的广泛性体现在护理对象管理范围广和参与护理管理的人员多。护理管理是一项复杂的系统工程，对护理专业工作所涉及的范围及所需要的资源都要进行管理，包括人员管理、经济管理、物资管理、组织管理、业务管理、质量管理、病区环境管理、教学和科研管理等领域。参与护理管理的人员有护理副院长、护理部主任及副主任、科护士长、护士长等不同层次的护理管理者，此外，各个部门、各个班次、各个角色的护理人员也要参与护理管理。也就是说，不同角色在不同护理岗位都担负着一定的管理责任，这就要求广大护理人员认真学习管理知识并具备一定的管理能力。

3. 综合性　管理学是一门综合了多学科知识和研究成果的应用科学。护理学是将自然科学和社会科学紧密联系起来为人类健康服务的综合性应用科学。护理管理既要综合利用管理学的理论和方法，又要考虑护理工作的特点和影响因素，不断吸取现代科技与医学科学发展的新理论、新知识，以提高护理质量。

4. 实践性　护理管理活动广泛存在于护理实践活动中，具有很强的实践性。实践性即为可行性，可行性标准是通过经济效益和社会效益来衡量的。在护理实践中，护理管理者必须综合应用有关的理论知识，应用管理原理、原则，建立适合于我国护理临床实际情况的管理理论和管理模式，从而达到最佳的经济效益和社会效益。

（三）护理管理的作用

1. 预测与计划　即在对护理工作现状调查的基础上，提出存在的问题，总结成功经验，分析发展趋势、制定备选方案、选择最佳方案，实现护理工作目标。

2. 组织与指挥　即对护理工作按照"责、权、利相统一"原则，建立有效的指挥、执行系统，构建并维持良好的运行机制，将护理工作各要素、各环节组织起来，进入常规运转状态，确保护理工作的正常运行。

3. 监督与控制　即制定护理管理规范，包括制度、常规、规程和程序以及突发事件的应急预案等，根据质量标准进行监督、检测和检查，对偏离目标的情况及时协调控制，纠正偏差。

4. 挖掘与创新　即不断开发护理系统潜力，进行科学研究，努力开展护理新项目、开发新技术，完善和发展护理管理学科体系。

此外，护理管理还具有放大、增效和枢纽等重要作用，直接关系到组织目标的实现和护理质量的保证。

二、护理管理学

(一) 护理管理学的概念

护理管理学 (science of nursing management) 是管理学的一个分支,是护理专业领域的管理学,是将管理学的一般原理和方法在护理管理中的具体应用,使护理管理更趋科学化、专业化和效益化,以提高护理管理的水平和质量。是在护理工作特点的基础上,研究护理管理活动基本规律和方法的一门科学。

学习护理管理学的目的是组建和控制护理系统,优化护理程序,协调与其他部门的关系,最大限度地激励护理人员发挥潜能,不断提高护理人员的素质及能力,为服务对象提供良好的护理服务,保证并提高护理质量。

(二) 护理管理学的研究对象

凡护理学研究的领域或护理活动所涉及的范围,都是护理管理学研究的范围,一般包含护理内容、管理过程和护理资源3个方面。

1. **护理内容** 包括护理理论、护理实践、护理教育、护理科研等。
2. **管理过程** 包括护理计划、护理组织、护理领导、护理控制工作等。
3. **护理资源** 包括护理人力资源、护理物质资源、护理空间资源、护理信息资源等。

(三) 护理管理学的研究内容

护理管理学主要研究护理领域里护理管理活动的基本规律和一般方法。根据管理的基本职能,护理管理学研究内容主要是护理计划、护理组织、护理人力资源管理、护理领导、护理控制等。

1. **护理计划** 主要研究如何根据对组织内外环境的评估,确定一个时期内组织的发展目标,制定实现组织目标所需要的方针、政策、措施、方法、途径等。
2. **护理组织** 主要研究如何确定护理管理的组织结构,划分不同部门和层次,确定护理工作模式,明确不同岗位护理人员的职责要求等。
3. **护理人力资源管理** 主要研究如何甄选、配备各个岗位的护理人员,制定并实施各岗位护理人员的考核、晋升、奖惩、调动等条例,建立积极有效的绩效考核与激励措施等。
4. **护理领导** 主要研究护理管理者如何建立个人威信,并运用其影响力和法定权力,带领护理人员努力实现组织目标。
5. **护理控制** 主要研究如何进行护理质量管理、护理安全控制、护理风险防范等。护理管理与护理事业同步发展,护理事业兴盛时,也正是护理管理充分发挥其功能的时期,二者互相促进、共同进步。近些年来,随着医学模式的转变、现代科技和医学科学的飞速发展,人类新健康观逐渐形成,护理工作的内容和范围逐渐扩大,护理管理工作的内容也在拓宽,这必将促进护理管理学向更深层次、更广范围发展。

三、护理管理者的角色与技能

(一) 管理者的概念

管理者 (manager) 是管理活动的主体,是在管理活动中起主导作用,拥有制度化的权力,并以此为基础指挥协调他人的行动以促进组织目标实现的人。管理大师彼得·德鲁克曾说:"如果一个企业运转不动了,我们当然是要去找一个新的经理,而不是另雇一批工人。"由此可见,管理者对组织的生存和发展起着至关重要的作用。

管理者都是在组织中产生。组织中的成员可分为管理者和操作者,二者是相对而言的。管理者是在组织工作中指挥别人活动的人;操作者是直接从事某项工作或任务的人,不具有监督其他人的工作职责。作为一名管理者，一定要有下属，如护士长作为管理者，其下属是护士。按照管理者在组织中所处的层次，可将管理者分为高层管理者、中层管理者、基层管理者，不同层次管理者的任务、责任、权限和所发挥的作用不同。

1. 高层管理者（top-line managers） 即对整个组织的管理负有全面责任的人，如主管护理的副院长、护理部主任、副主任均属高层管理者。主要职责：制定组织的总目标、总战略，把握组织的大政方针，统筹安排组织的各种资源，评价整个组织的绩效等。

2. 中层管理者（middle-line managers） 即处于高层与基层管理者之间的管理人员，如内、外、门诊等各科护士长。主要职责：贯彻执行高层管理者的决策，将具体任务分配给所管辖的中、基层管理者，监督、检查与协调基层管理者完成各项任务。

3. 基层管理者（first-line managers） 即负责管理基层组织日常活动的人员，如病房的护士长。主要职责：接受上级指示并落实到基层，按计划开展工作，直接组织、指挥、监督和协调现场作业活动，保证各项任务按时、保质保量地完成。

管理者都要履行计划、组织、领导和控制等基本职能，但不同层次的管理者工作的侧重点和履行各项职能花费的时间并不相同。管理者在管理层次中所处的位置越高，用于计划和组织资源以保持或提高组织绩效的时间就越多，因为这两个职能对组织的长远绩效起着至关重要的作用；管理者在管理层次中所处的位置越低，用于领导和控制下属的时间就越多，因为他们关系到具体任务的完成，每天直接领导下属，布置任务、协调下属的行为，保证计划的履行（图 1-2）。

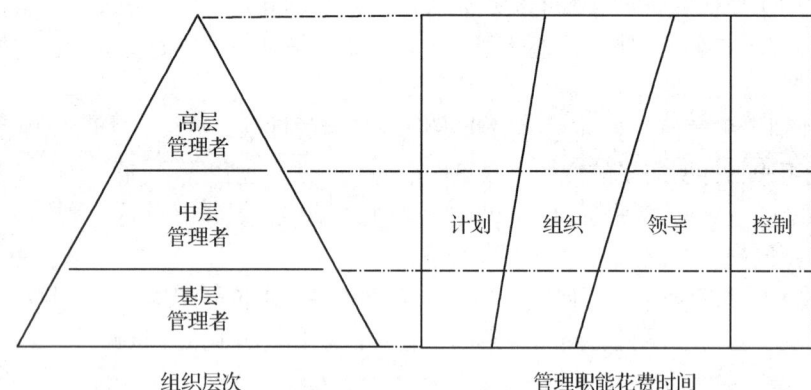

图 1-2　不同层次管理者在四种管理职能上所花费的相对时间

（二）护理管理者的角色

角色是描述一个人在某位置或状况下被他人期望的行为规范和行为模式的总和。20 世纪 70 年代，哈佛大学教授、管理学大师亨利·明茨伯格（Henry Mintzberg）（图 1-3）提出管理者角色理论，他认为管理者是一个复杂的，由人际关系、信息传递和决策制定三类角色交织而成的总体（表 1-3）。

表 1-3　亨利·明茨伯格的管理角色理论

人际关系方面	信息传递方面	决策制定方面
代表人	监督者	专业领军
领导者	传播者	协调者
联络者	发言人	资源分配者
		谈判者

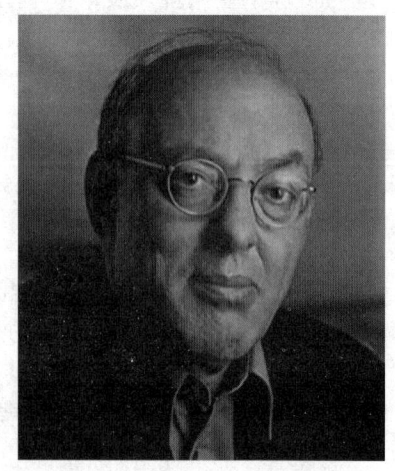

图 1-3　亨利·明茨伯格

随着医疗护理服务模式的转变,护理专业职能被赋予新的内涵,护理管理者在医疗卫生机构管理中起着举足轻重的作用。

1. **人际关系角色** 人际关系角色通常是指管理者处理与组织成员和其他利益相关者的关系时,他们在组织中履行礼仪性和象征性的义务。管理者所扮演的3种人际角色是代表人角色、领导者角色和联络者角色。

(1)代表人角色:挂名首脑,作为单位的领导,管理者必须履行有关法律、专业、社会和礼仪等方面的责任。护理管理者,不可避免要作为本部门、本单位或专业的代表,参加所在单位或专业内组织举办的各种活动、会议、仪式,扮演一些具有礼仪性质的角色。例如参加工作会或护理学会的各种活动、协助工作部门的领导协调事务、代表科室接待来访者等。

(2)领导者角色:是指通过领导者自身的影响力和创造力营造一个和谐的组织环境。护理管理者运用谋划、激发、沟通、指导、培训和个人魅力等各种方式,充分调动护理人员的工作积极性,并和他们一起努力工作,以确保组织目标的实现。

(3)联络者角色:护理管理者无论是与组织内个人或小组一起工作时,还是与外部利益相关者建立良好关系时,都扮演着联络者的角色。例如在组织内部护士长要与医师、行政、后勤等相关人员联系协商工作有关事宜,共同营造和谐的工作环境,保证各项工作任务顺利完成。

2. **信息传递角色** 护理管理者负责确保和其一起工作的人具有足够的信息,从而能够顺利完成工作。护理管理者既是所在部门的信息传递中心,也是部门间信息传递的渠道。

(1)监督者角色:护理管理者持续关注内外环境的变化以获取对组织有用的信息。护理管理者通过接触下属或从个人关系网获取信息,依据信息识别工作状况和组织潜在的机会和威胁。

(2)传播者角色:护理管理者把他们从各种途径所获取的大量信息,如上级的指示、指令和意图,下级的意见与建议,同级的经验和建议,组织外部的各类信息传递出去。把重要的信息传递给下属,以保证护理人员掌握必要的信息,切实完成工作。如护士长将与患者有关的资料传达给各护理人员,主持各种会议,学习、传达上级文件和政策等。

(3)发言人角色:护理管理者必须把相关信息传递给组织内外的个人和部门,让利益相关者了解并感到满意。例如向本医疗机构领导人或政府卫生行政主管部门的主管人员汇报本单位、本系统的工作状况与发展方向,以便使本系统的上级领导随时掌握本单位护理服务的状态。

知识链接

马蝇效应

1860年,林肯竞选美国总统,萨蒙·蔡斯是他最大的竞争对手。林肯当选总统后不仅没有对他处处设防,反而任命他为财政部部长,令大家十分不解。为了消除大家的疑惑,林肯总统讲了这么一个故事:"小时候我和我的兄弟在肯塔基州老家的一个农场种玉米,那匹犁地的老马十分懒惰,一步一歇,把我们折磨得精疲力竭。正当我们不知如何是好时,那匹马竟然飞快地跑了起来。原来,有一只很大的马蝇正叮在它的屁股上,我随手就把它打落了。没想到我兄弟却大声惋惜道:'哎呀,你怎么把它打死了,正是这家伙才让我们的马跑得这么快啊。'"然后,林肯解释道:"现在,对于我来说,蔡斯先生也像是一只马蝇,他离我越近,就越能督促我快跑。"后来,人们将林肯总统的这段话归纳为"马蝇效应"。

管理启示:竞争是走向成功的催化剂。一个人只有被竞争对手"叮咬"着,才不敢心存懈怠,才会不断拼搏进取,取得进步。

3. 决策制定角色 护理管理者在处理信息过程中不断进行着决策，保证各护理单元和护理工作小组按照既定的计划和目标行事，同时考虑和谋划长远的发展。

（1）专业领军角色：护理管理者必须密切关注组织内外环境的变化和专业的发展，及时掌握护理专业的新动向，开发新业务、新技术，并积极争取上级管理部门对新技术、新业务的开发、准入的支持，以便推进本部门专业的发展和向服务对象提供优质的护理服务。

（2）协调者角色：护理管理者必须善于处理组织运行过程中遇到的冲突或问题。例如对员工之间的争端进行调解，同不合作的服务对象进行沟通，就工作中各类问题与有关人员进行交谈。护理管理者协调的对象包括服务对象，护理人员，本系统各层次管理人员、医技人员、后勤人员和其他工作小组人员。

（3）资源分配者角色：护理管理者决定护理组织资源包括财力、设备、时间、信息等用于哪些项目。例如护理人力资源的配置，管理者的时间安排以及信息获取上是否为他人提供便利等。

（4）谈判者角色：护理管理者需要花费时间，与医院有关部门进行必要的沟通与协商，及时反映问题，以确保本小组朝着组织目标迈进。例如护理管理者向上级申请调整护理人员、增加医疗仪器设备、改善病区环境等问题。

（三）护理管理者的技能

有效的管理者应当具备3种基本技能：技术技能、人际技能和概念技能。

1. 技术技能 指管理者运用自身所掌握的某些专业领域内有关的工作程序、技术和知识来完成一项特定工作任务的能力。如医院护理管理者必须具备熟练的护理专业技能，除护理学基础外，还要掌握各专科护理，包括手术室、消毒供应中心、重症监护室、血液净化中心等的专业知识。

2. 人际技能 指管理者处理人事关系及人际关系的技能，包括理解、激励他人并与他人沟通和共事的能力。护理管理者面对的人际关系包括上下级关系，护理组织系统与其他职能部门、其他专业领域的关系，有时还涉及组织外的相关组织关系。

3. 概念技能 指管理者面对纷繁复杂的环境，通过分析、判断、抽象和概括，洞察事物，分辨各种因素的作用，认清主要矛盾，抓住问题实质，形成概念，从而作出正确决策的能力，包括对全局性、战略性、长远性的重大问题的处理与决策能力，对突发事件、危机处境的应变能力等。

显然，各个层级的管理人员都需要在一定程度上掌握这3种技能。但是，这3种技能的重要性是相对的，对不同层级的护理管理者的3种技能要求不同（图1-4）。对于基层管理者（如护士长）来说，技术技能非常重要。随着管理层次的上升，对技术技能的要求逐渐减弱，对概念技能的需求则逐渐增强。对于需要把握组织方向、制定发展战略、进行重大决策的高层管理者（如护理部主任）来说，概念技能最为重要。人际关系技能是每个层级的护理管理者都需要

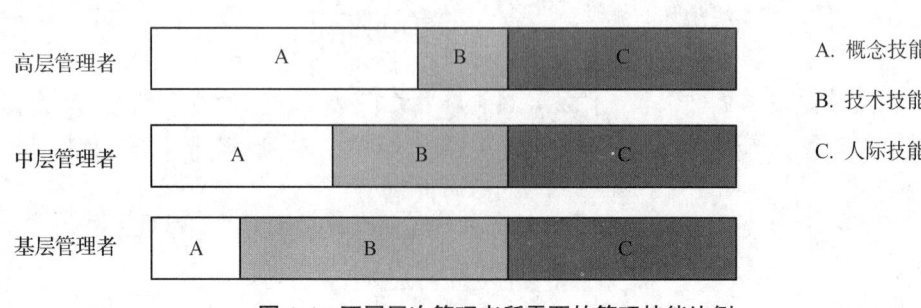

图1-4 不同层次管理者所需要的管理技能比例

的，但是侧重点不同。基层管理者主要是取得部门护理人员、其他相关人员及服务对象的合作，高层管理者侧重于组织内外部门之间人员的沟通与联络，中层管理者（科护士长）侧重于本部门内外的联系与沟通。

 考点提示

有效的管理者应当具备3种基本技能，以及各个层级管理者所需管理技能的比例。

四、护理管理者的基本素质

管理者的基本素质是指管理者应该具备的基本条件，是工作方法与工作艺术的基础，涉及政治思想、理论思维、文化、心理、生理等多种因素。这些因素相互作用、相互融合，体现和决定着管理者的才能、管理水平及工作绩效。护理管理者的基本素质主要包括身体素质、政治素质、知识素质、能力素质和心理素质。

1. 身体素质　身体素质是管理者最基本的素质。护理管理者每天都要面对繁重的工作，没有健全的体魄和良好的身体素质，管理者就失去了事业成功最起码的条件。身体素质主要包括体质、体力、体能、体型和精力。

2. 政治素质　政治素质是指个人从事社会政治活动所必需的基本条件和基本品质。护理管理者需要具备对护理事业和管理工作的热爱和奉献精神，树立"管理即服务"的管理理念，培养较强的事业心和责任感。护理管理者要正确处理国家、组织和个人三者之间的利益关系，不断提高自身的政治思想修养和道德品质水平。

3. 知识素质　知识是提高管理者素质的源泉和根本。护理管理者不仅要具备医学、护理等区别于其他专业领域的理论知识和技术方法，还要掌握现代管理科学知识以及与护理、管理相关的社会、人文科学知识，以适应高速发展的、日趋复杂的综合性护理工作和管理活动的需要。此外，除了对知识的掌握外，管理者更重要的是运用这些理论、知识和方法解决护理管理中遇到的实际问题。

4. 能力素质　能力是管理者把各种理论和业务知识应用于实践，解决实际问题的本领，是护理管理者从事管理活动必须具备的、直接影响工作效率的基本素质，包括技术技能、人际技能、概念技能等。

5. 心理素质　心理素质是一个广泛的概念，涉及人的性格、兴趣、动机、意志、情感等多方面的内容。良好的心理素质是指心理健康或具备健康的心理，能够帮助管理者在面对繁重工作时保持稳定的情绪和工作热情。优秀的护理管理者要学会扬长避短，既要培养、增强优良的心理素质，如事业心、责任感、创新意识、心理承受能力、心理健康状况，也要注意克服挫折心理、从众心理、偏见、急功近利等负面心理。

第三节　护理管理创新职能

案例1-3

上海华东医院护理部副主任、糖尿病足整合门诊的主诊护士白姣姣多次创新，为了解决消化科急性胰腺炎患者腹部皮硝外敷的难题，经过多次试验改革，发明了腹部皮硝外敷袋，既经济又简便实用，在临床应用过程中取得了良好的效果。由于肝硬化腹水晚期需行腹穿术，为了更好地固定引流管和穿刺点，根据腹水患者的腹部特征，她设计了固定稳妥且舒适的新型腹带，杜绝了导管滑脱的风险。对于上消化道大出血抢救需要安放三腔二囊管牵引压迫装置的患者，为增强牵引装置的稳定性、准确性和安全性，她进行了跨学科的合作，设计了一种新型的牵引装置。2017年9月，白姣姣带领团队发明的《多功能糖尿病足护理装置》专利项目，荣获上海市护理学会第五届护理器具创新一等奖。

问题与思考：
1. 什么是创新？
2. 创新的基本内容有哪些？

人类社会的发展史是一部不断创新的历史，创新是人类社会永恒的主题，创新更是组织生命的无穷源泉。放眼世界，人类的进步、社会的发展、科学技术的更新，都依赖于人们不断的创新活动。因此，创新管理是管理者的一项重要职能，是社会组织为达到科技进步的目的，适应外部环境和内部条件的发展变化而实施的管理实践和行为。

一、创新与创新管理的概念

（一）创新的概念

美国哈佛大学教授约瑟夫·熊彼特于1912年在其著作《经济发展概论》中首次提出创新（innovation）的概念：创新指建立一种新的生产函数，即把一种从来没有过的关于生产要素和生产条件的"新组合"引入生产体系。此概念包含以下5种情况：①采用一种新产品；②采用一种新的生产方式；③开辟一个新的市场；④获得一种新的供给来源；⑤实现一种新的组织形式。

> **知识链接**
>
> **创新是引领高质量发展的第一动力**
>
> 党的二十大报告指出：教育、科技、人才是全面建设社会主义现代化国家的基础性、战略性支撑。必须坚持科技是第一生产力、人才是第一资源、创新是第一动力，深入实施科教兴国战略、人才强国战略、创新驱动发展战略，开辟发展新领域新赛道，不断塑造发展新动能新优势。这为我们谋划推动科技创新工作提供了行动指南和根本遵循。
>
> 十年来，我国基础研究和原始创新不断加强，一些关键核心技术实现突破，战略性新兴产业发展壮大，载人航天、探月探火、深海深地探测、超级计算机、卫星导航、量子信息、核电技术、新能源技术、大飞机制造、生物医药等取得重大成果，进入创新型国家行列。
>
> ——选自习近平总书记《在中国共产党第二十次全国代表大会上的报告》

创新是形成一种创造性思想并将其转换为有用产品、服务或作业方法的过程，具有新颖性和适用性。创新包含两类情况：一类是在旧事物的基础上进行改良革新，另一类是通过创造灵感产生独特的新事物。习近平指出：要牢牢扭住自主创新这个"牛鼻子"，在巩固存量、拓展增量、延伸产业链、提高附加值上下功夫。

（二）创新管理的概念

创新管理是组织的管理者在完成观念和理论超前跨越的基础上，辅以组织结构和体制的创新，确保组织采用新技术、新设备、新物质、新方法成为可能，通过运用计划、组织、领导、控制等管理职能，为社会提供新产品和新服务的管理活动。创新管理有3种互有联系的不同概念：①管理的创新。②对创新活动的管理。③创新型管理。创新型管理不同于守旧型管理。它把创新体现在管理过程中，而且要求整个组织和成员是创新型的。著名的国际创造性和领导学基金会创始人，瑞士的戈特利布·冈特思博士指出："我们所需要的是一个建设性的而不是破坏性的领导，并且不仅是简单地只对传统的管理起补充作用的领导。我们今天所需要的是一个创造性的领导。"

二、创新的基本内容与原则

（一）基本内容

1. **目标创新** 护理工作在不同的时期有着不同的服务目标，需要适时根据社会环境和服务对象需求的特点及变化趋势进行调整，每一次调整都是一种目标创新。护理目标创新是各级组织护理改革的重中之重，也是加强护理队伍建设，提高护理质量，改善服务态度的标志。如探索建立针对老年、慢性病、临终关怀患者的医疗护理服务模式，扩大护理服务领域，提高护理服务的连续性、协调性和整体性。

2. **技术创新** 表现在要素创新与要素组合方法的创新。要素创新包括材料、设备等创新，要素组合方法的创新包括生产工艺、生产过程等创新。护理技术创新体现在护理技术方法改进、护理用具的研制与改良等，如多功能助行器的使用、桡动脉采血固定器的应用。

3. **制度创新** 主要包括产权制度、经营制度和管理制度3个方面。强调通过制度设计和安排，降低成本费用，引导人们通过合作而提高经济效益，制度创新需要新旧制度和上下制度的协调。护理管理制度创新主要体现在护理管理模式、护理质量检查、护理工作流程、护士排班方法等方面的创新。

4. **组织创新** 目的在于使组织适应内外环境的变化，有效地发挥组织管理人员的作用，提高管理效率，保证组织目标的实现。组织创新涉及组织机构和组织结构的创新。例如，在护理组织中开展临床护士分层管理、建立机动护士库等，有效利用现有的人力资源，形成护理人员结构梯队，以满足不同患者、不同疾病及病情的需要，提高护理工作质量。

5. **环境创新** 指组织通过积极的创新活动改造环境，引导环境朝着有利于组织经营的方向发展。

6. **文化创新** 是对构成组织文化的各种要素进行必要的创新，从而推动组织发展。护理文化创新包括表层物质文化创新、中层制度文化创新和深层精神文化创新。

7. **管理创新** 是组织形成一种创造性思想并将其转换为有用的产品、服务或作业方法的过程。由于目标、技术、组织、制度、环境、文化的创新都是在一定的管理环境和条件下进行的，其创新效益又必须通过管理职能来实现，因此，创新管理是实现其他各方面创新的关键。

（二）创新的原则

彼得·德鲁克认为："创新并不需要天才，但需要训练；不需要灵光乍现，但需要遵守纪律，即创新的原则和条件。"

创新的原则指开展创新活动所依据的法则和判断创新构思所凭借的标准，体现了创新的规律和性质。在创新活动中须切实遵循创新原则，才能使创新活动安全、可靠，快速运行。

1. **遵守科学原则** 创新必须遵循技术原理，不得违背科学发展规律。任何违背科学技术原理的创新都是不能获得成功的。

2. **市场评价原则** 爱迪生曾说："我不打算发明任何卖不出去的东西，因为不能卖出去的东西都没有达到成功的顶点。能销售出去就证明了它的实用性，而实用性就是成功。"创新设想要取得成功，必须经受市场的严峻考验，而实现商品化和市场化要按照市场评价的原则来分析。在分析评判各种创新方案时应注意避免轻易否定的倾向。在两个事物之间包括非常相近的创新，不要随意以简单的方式比较其优势。

3. 相对较优原则　创新不可盲目追求最优、最佳、最美、最先进，创新产物不可能十全十美。在创新过程中，利用创造原理和方法，获得许多创新设想，它们各有千秋，需要人们按相对较优的原则，对设想进行判断选择。

4. 原理简单原则　在现有科学水平和技术条件下，如不限制实现创新的方式和手段的复杂性，所付出的代价可能远远超出合理程度，使得创新的设想或结果毫无使用价值。因此，在创新过程中须始终贯彻原理简单原则。

5. 构思独特原则　我国古代军事家孙子在《孙子兵法》中指出："凡战者，以正合，以奇胜。故善出奇者，无穷如天地，不竭如江河。"所谓"出奇"，即"思维超常"和"构思独特"，创新贵在独特，也需要独特。

三、创新的过程

创新的过程是遵循一定的程序完成的，总结众多组织的经验，成功的创新需要经历以下4个步骤。

1. 寻找机会　管理者必须清醒地看到，不同领域、不同来源的机遇在不同的时间有着不同的重要性。创新是从发现和利用原有秩序中出现的某种不协调开始的，是一个积累的过程，需要密切关注、系统分析组织运行中出现的不协调，广泛地探索、研究与问题有关的一切事物，从中寻找创新契机。

2. 提出构想　构想的提出与优化依赖于多看、多听、多问。管理者要透过不协调现象探究其原因，并分析和预测这种不协调可能的积极和消极后果，将不利威胁转化为机会，提出多种解决问题、消除不协调的方案，将其发展为创新思想并进一步充实和完善，形成更高层次的创新构想。

3. 迅速行动　创新成功的秘诀主要在于迅速行动。构想只有行动才有意义，只有在不断尝试中才能逐渐完善，只有迅速行动才能抓住机会。

4. 坚持不懈　构想需要经过尝试才能成熟，而尝试就意味着有失败的风险。因此，创新活动一旦开始，就要坚定不移地继续下去，不能半途而废。这就要求创新者要有足够的自信心、较强的忍耐力，正确对待失败并从中总结经验教训，以获得最终的成功。

在实践中，创新过程是一个不太规则的过程，各个阶段并非是截然分开、刻板的固定模式。作为新时期的管理者，理解创新过程既有助于充分发挥自身的创造性，又有助于激励他人的创新能力。

四、护理管理者在创新中的角色功能

1. 正确理解和扮演"管理者"角色　有学者指出：人人都能发明创新，人人都有创造力，创造力应该开发出来；并且处处是创造之地，时时是创造之时，应该树立全方位创新理念，鼓励创新。护理管理者要充分理解创新的作用，自觉带头创新，努力为护理人员提供和创造有利于创新的环境，鼓励、支持和引导护理人员进行创新活动。

2. 学习提升创新技能　创新需要知识、才干和独创性，更需要努力和专心致志。创新是一项艰苦的、专注的、有目的的工作，需要持之以恒和责任心，更需要勤奋学习和训练，注意培养问题意识，经常设想、实践、运用创造力。管理者促进组织创新的最好方法是广泛宣传创新，激发创新，引进创新人才，加强护理人员培训，组织创新队伍，使每位护理人员都努力进取，大胆尝试，认识并提高自己的创造力。

3. 制订有弹性的工作计划　创新有首创型、改仿型、仿创型。首创型创新是创新度最高的一种创新活动，其基本特征是首创性，即创造出前人没有过的新事物；它是高成本、高风险和

高报酬的创新活动。改仿型创新是对已有的首创型创新事物进行改造和再改造，即充分利用自己的实力和条件，经过再创新使首创型事物提高环境适应性；它是中度创新型的活动。仿创型创新是一种创新度最低的创新活动，其基本特征是模仿性。既可以模仿首创者，也可以模仿改仿者。一般来说，仿创者承担的成本和风险都比较小。仿创有利于推动创新的扩散。因此，仿创型创新也具有十分重要的意义。在制订创新计划时，应根据实际情况选择适当的创新度。创新意味着打破原有的秩序，意味着可能出现各类资源的计划外占用，因此，创新要求组织的计划必须有弹性，能够为勇于创新者提供资金、信息、时间、物质、试验场所等条件。

4. 正确对待失败　创新的过程伴随着失败，护理管理者要允许冒险和犯错，宽容失败，要采取措施集思广益，帮助创新者从失败中汲取教训，为今后活动的开展奠定基础。

5. 建立合理的奖酬制度　创新的努力除了个人成就感的需要外，也需要组织和社会的认可，需要组织给予公正的评价和合理的奖酬，否则创新会失去动力。

> **思政园地**
>
> **从"中国之治"学管理**
>
> 　　新中国成立70多年来，在中国共产党领导下，久经磨难的中华民族迎来了从站起来、富起来到强起来的伟大飞跃，创造了世所罕见的经济快速发展奇迹和社会长期稳定奇迹。中国早已跃升为世界第二大经济体，绝对贫困被彻底消除。实践证明，中国特色社会主义制度符合中国发展实际，具有显著优势，中国人民有能力、有智慧解决好自身的问题。
>
> 　　中国之治，得益于中国制度科学管理，具有符合实际、符合规律、符合目的的制度逻辑。符合实际，是指中国制度符合中国历史实际、国情实际和时代实际；符合规律，是指中国制度符合经济社会发展规律和制度发展规律，能够集中力量办大事，充分发挥优势和潜力；符合目的，是指中国制度始终坚持以人民为中心，保障人民当家作主，在促进人的全面发展中解放和发展生产力。

本 章 小 结

　　管理是管理者协调他人及其组织资源，通过计划、组织、人力资源管理、领导和控制等手段，结合人、财、物、时间、信息和技术等资源，以实现组织目标的活动过程。护理管理是以提高护理质量和工作效率为主要目的的活动过程，其任务是研究护理工作的特点，对护理工作诸要素进行科学管理。护理管理学是管理学的一个分支，是护理专业领域的管理学，是管理学的一般原理和方法在护理管理中的具体应用。护理管理者要自觉带头创新，努力为护理人员提供和创造有利于创新的环境，鼓励、支持和引导护理人员进行创新活动。

思维导图

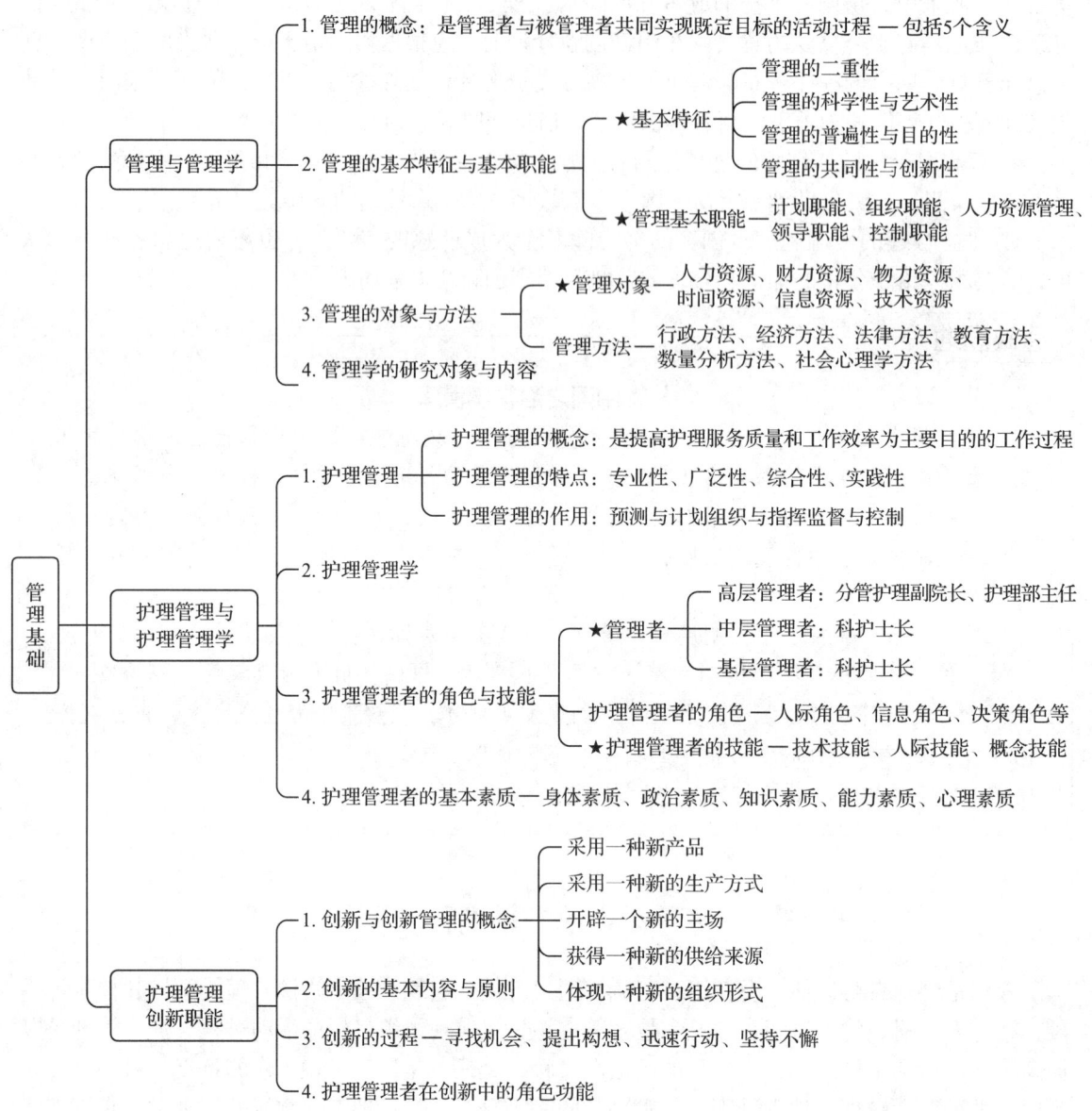

自测题

一、选择题

A₁/A₂ 型题

1. 在管理活动中排在第一位的基本职能是
   A. 领导 B. 控制 C. 组织
   D. 计划 E. 创新

2. 管理的二重性包括
   A. 管理的普遍性与目的性　　　　　　　　B. 管理的科学性与艺术性
   C. 管理的自然属性与社会属性　　　　　　D. 管理的科学性与目的性
   E. 管理的普遍性与艺术性
3. 管理者必须因地制宜地将管理知识与具体管理活动相结合，这里强调的是
   A. 管理的科学性　　　B. 管理的艺术性　　　C. 管理的有效性
   D. 管理的实用性　　　E. 管理的普遍性
4. 管理对象中的人是指
   A. 被管理的下属　　　　　　B. 被管理的劳动者
   C. 社会系统中所有的人　　　D. 被管理的劳动者及下属管理人员
   E. 与之有关的人
5. 管理的基本方法不包括
   A. 行政方法　　　　　B. 经济方法　　　　　C. 考核方法
   D. 法律方法　　　　　E. 教育方法
6. 护理管理者需要具备一些基本技能，对于高层管理者最重要的技能是
   A. 专业技能　　　　　B. 人际技能　　　　　C. 概念技能
   D. 创造技能　　　　　E. 管理技能
7. 护理管理对象范围广，参与管理的人员多，反映了护理管理的
   A. 广泛性　　　　　　B. 实践性　　　　　　C. 专业性
   D. 独特性　　　　　　E. 综合性
8. 护理管理主要指
   A. 医院管理
   B. 对护理人员的管理
   C. 以提高护理质量和工作效率为主要目的的活动过程
   D. 对患者的管理
   E. 对家属的管理
9. 护士长在处理行政、业务工作中，代表科室参加院里或护理部召开的各种会议，代表科室接待来访者等，体现了护理管理者的
   A. 传播者角色　　　　B. 监督者角色　　　　C. 联络者角色
   D. 代表人角色　　　　E. 领导者角色

A₃/A₄ 型题
（10～12题共用题干）
关于管理的概念，各管理学派均有不同的解释。如科学管理理论学派认为管理就是"确切地知道你要别人干什么，并注意他们用最好最经济的方法去干"；经营管理理论学派认为管理就是"计划、组织、指挥、协调和控制"；决策管理学派认为管理就是"决策与领导"。

10. 提出"管理就是决策"这一管理观点的管理学家是
    A. 彼得·德鲁克　　　B. 西蒙　　　　　　　C. 费雷德理克·泰勒
    D. 马克斯·韦伯　　　E. 乔治·梅奥
11. 提出"确切地知道你要别人干什么，并注意他们用最好最经济的方法去干"这一管理观点的管理学家是
    A. 彼得·德鲁克　　　B. 西蒙　　　　　　　C. 费雷德理克·泰勒

D. 马克斯·韦伯 E. 乔治·梅奥
12. 法国管理学家亨利·法约尔提出的管理观点是
   A. 管理就是领导 B. 管理就是决策
   C. 管理是一种社会活动 D. 管理是一种文化
   E. 管理就是计划、组织、指挥、协调和控制的活动过程

二、简答题

1. 管理的基本职能有哪些？
2. 如何成为一名优秀的护理管理者？
3. 简述创新的内容与原则。

三、案例分析

某三级甲等医院的护理部主任刘某，从事护理工作35年。她凭借精益求精的专业技术和敏锐超前的管理意识，一直被视为医院护理工作的标杆人物。在临床护理管理工作中，刘主任深刻认识到，传统的经验型管理模式已不再适用于当今医疗环境，她率先将"全面质量管理理论"应用于护理质量管理工作；她重视护理人才的培养，大力扶持新人成长，为新护士制订规培和轮转计划，给临床护士提供外出学习进修的机会；她积极探索和推行护理岗位准入和分层级使用办法，将岗位职责、技术要求与护士的分层次管理相结合，培养了糖尿病专科护士、PICC专科护士、伤口/造口专科护士、ICU专科护士等专科护士，为患者提供高质量的专业化服务。在刘主任的带领下，该院涌现出了一批护理技术、管理和科研骨干，形成了较为完整的人才梯队和有战斗力的团队。

【问题】

1. 请结合刘主任的事例，阐述优秀护理管理者应具备的基本素质？
2. 刘主任在工作中扮演了哪些角色？运用了哪些管理职能进行有效管理？
3. 请根据案例阐述你对护理管理的认识。

（过玉蓉）

第二章 管理理论与原理

第二章数字资源

学习目标

知识目标：
1. 简述西方古典管理理论和行为科学理论的代表人物及其主要管理思想；系统原理、人本原理、动态原理、效益原理的对应原则。
2. 简述现代管理理论的主要管理学派的贡献；现代管理的基本原理。

能力目标： 能运用相应管理原理及原则解决护理工作中的实际问题。

素养目标： 具有运用相应管理原理解决护理管理中出现的问题和处理护患关系的能力。

案例 2-1

某三甲医院每年招收新入职的护士 120 人左右，这些新护士来自全国不同地区。为提高新护士的护理操作技能，确保护理质量，护理部要求各科室对新护士的各项护理技能采取针对性的强化训练及考核。各科室采用以老带新的方式为每位新护士安排了一名工作 5 年以上的护士作为带教老师。在带教老师的指导下，新护士的护理操作技能逐渐提高，但也发现以下主要问题：①新护士的困惑：对于同一项护理操作，不同科室的带教老师操作方法并不一致；②个别新护士觉得工作强度和压力大，缺少放松的时间和途径；③干得多却挣得少，对提高自身护理操作技能的积极性不高，进步缓慢；④患者对其护理不满意，不愿意让新护士为自己服务，甚至遭到患者及家属的投诉。

问题与思考：

该院护理部应如何运用科学管理理论解决以上问题？

管理是人类社会特有的一种活动。在人类历史进程中，自从出现了有组织的活动，就有了管理活动，也就萌发了管理思想。早期人们对管理活动的规律进行研究和探索，形成了零散的管理经验。但随着资本主义生产关系和市场经济方式的确立，社会化大生产的形成，生产过程中的问题和矛盾暴露出来了。在这一历史背景下，现代意义上的管理思想和管理理论应运而生。19 世纪末至 20 世纪初，管理科学成为一门独立的学科后，经历了 3 个发展阶段：古典管理理论阶段、行为科学理论阶段、现代管理理论阶段。

第一节 古典管理理论

西方古典管理理论（classic management theory）也被称为经典管理理论，形成于 19 世纪末至 20 世纪初。侧重于从管理职能、组织方式等方面对工作效率进行研究，其注重的是管理的科学性、精确性、法理性和纪律性，对人的心理因素考虑较少。主要以泰勒的科学管理理论、法约尔的管理过程理论和韦伯的行政组织理论为代表。

一、科学管理理论

（一）概述

科学管理理论（scientific management theory）的创始人是弗雷德里克·温斯洛·泰勒（Frederick Winslow Taylor，1856—1915）。他出身于美国一个富有的律师家庭，中学毕业后考入哈佛大学法律系，但不幸因眼疾而被迫辍学。1875年泰勒进入一家机械厂当学徒工，后逐步被提拔为车间管理员、小组长、工长，最后到总工程师。在此过程中，他针对美国工厂中管理落后、工人劳动生产率低下的状态，进行了一系列的探索和研究并首次提出了科学管理的概念。1911年出版了《科学管理原理》一书，逐渐形成科学管理的管理体系，泰勒也因此被公认为"科学管理之父"。

（二）科学管理理论主要内容

1. 工作定额与效率至上　泰勒通过对工人工作的基本动作进行科学的观察和分析，制定了效率最高而劳动时间最短的操作方法、操作工具及操作环境，用以规范工作活动和工作定额。

2. 劳动方法标准化　泰勒通过选择使用标准化的工具、机器和材料，确定标准化的操作程序，并使作业环境标准化，从而提高工人的劳动生产效率。

3. 挑选一流员工　细致地挑选工人，并培训他们使用标准的操作方法进行工作，实现人的能力与工作岗位相匹配。

4. 差别计件工资制度　是指计件工资率随完成定额的程度而上下浮动。泰勒通过制定科学的定额标准，根据标准提出新的报酬制度——差别计件工资制，按照工人的实际工作表现支付报酬，其目的是调动工人劳动积极性，提高产量。

5. 计划职能与执行职能分离　为了采用科学的工作方法，泰勒主张明确管理者和工人各自的工作和责任，由专门的计划部门承担计划职能，对工人发布命令、进行控制；由所有的工人和部分工长承担执行职能，按计划规定的标准执行，以科学的方法取代经验方法。

（三）科学管理理论在护理管理中的应用

在长期的护理工作中，为了提高护理服务工作效率，节约护理人力，护理管理者运用科学管理理论的观点，逐步形成了以工作内容分工为基础的功能制护理模式，按照护理工作内容分配护理人员的工作，发挥每位护士的特长，分工明确，工作效率大大提高。同时，在护理服务中，护理管理者制定护理技术的操作标准和规范，并对护理人员进行操作标准和规范的培训和监督，也通过提高护理人员护理技术操作的标准化，提高护理工作效率。

 考点提示

科学管理理论在护理管理中的应用。

二、管理过程理论

（一）概述

管理过程学派（managment process school）的代表人物是法国杰出的经营管理思想家亨利·法约尔（Henri Fayol，1841—1925）。法约尔在1860年从圣埃蒂安国立矿业学院毕业后，进入一家采矿冶金公司，早期即参加了管理企业的最高决策层，随后担任了公司总经理，并在法国多个机构从事管理和教学工作。法约尔对组织管理进行了系统、独创的研究，特别是管理组织和管理过程的职能划分理论，把管理的概念、原则、理论和方法加以理性概括，从而形成一种"一般性"的管理理论。1916年发表的《工业管理与一般管理》是其最主要的代表作，标志着一般管理理论（general management theory）的形成，这对于后来管理理论的研究影响深远，后人称他为"管理过程之父"。

（二）管理过程理论主要内容

1. 明确提出管理的基本职能　法约尔认为企业的基本活动有6项，包括技术活动、商业活动、财务活动、安全活动、会计活动和管理活动。其中管理活动是核心和关键活动，包含了五大基本职能，即计划、组织、指挥、协调、控制。

2. 管理的14项基本原则　法约尔提出的14项基本原则包括：①分工：分工不只适用于技术工作，也适用于管理工作，通过合理分工可以提高管理工作效率。②严明的纪律：下属必须遵守组织规则，良好的纪律由有效的管理造就。③权力与责任的统一：有权力的地方，就有责任。责任是权力的必然结果和必要补充。④统一指挥：下级人员只能接受有隶属关系的直接上级的指令。⑤统一领导：具有相同目标的组织活动应在同一管理者和同一计划的指导下进行。⑥报酬合理：对下属的劳动付出必须支付合理的酬劳。⑦集权与分权：权力集中或分散的问题在于管理者找到每种情况下最适合于该企业的权力集中或分散的程度。⑧个人利益服从集体利益：组织内任何个人或群体的利益均不应置于组织整体利益之上。⑨等级链明确：从组织的最高层管理到最低层管理之间的职权代表一个等级链，信息应当按等级链传递；当等级链导致信息传递延迟时，则允许横向交流。⑩人事有序：人员应放在最适合其发挥能力的工作岗位上。⑪公正原则：管理者应当公平公正地对待每一位下属。⑫人员稳定：管理者应掌握人员稳定和流动的合适度，以利于组织成员能力的充分发挥。⑬创造精神：鼓励和允许下属充分构想并实施其计划，以激励下属的工作热情。⑭团队精神：鼓励团队合作，构建和谐团队。

3. 倡导管理教育　法约尔认为每个人都需要管理的知识，管理能力可以通过教育来获得。

（三）管理过程理论在护理管理中的应用

明确了护理管理者在护理管理中的作用，即承担管理活动中计划、组织、协调和控制等各种事宜；同时，在医院设立的正式护理管理组织系统中，应明确不同层级管理者各自的主要职责，确保权力与职责对等，分工与责权相结合；此外，管理活动中护理管理者还应该注意要有统一的领导、严明的纪律、统一的指挥、奖罚分明、个人利益服从集体利益等，才能达到良好的管理效果。

三、行政组织理论

（一）概述

马克斯·韦伯（Max Weber，1864—1920）是德国著名的社会学家，他侧重于行政组织理论（theory of bureaucracy）的研究，从行政管理的角度对管理的组织结构体系进行深入探讨，提出了"理想的行政组织体系"理论，被誉为"行政组织理论之父"。

（二）行政组织理论主要内容

1. 建立理想行政组织体系　韦伯认为管理就意味着以规则为依据进行控制，理想的行政组织体系至少应具备以下特征：①明确的组织分工：组织中的人员应该有固定和正式的职责，组织应有明确的目标，依靠完善的组织制度规范组织成员的行为以达到组织目标。②等级系统：组织内各个职位按照等级原则进行法定的安排，形成自上而下的指挥链或等级体系。③人员任用：根据正式考核或教育培训而获得的技术资格来选拔员工，每个职位上的人员必须称职。④组织成员间关系：管理人员在组织中的职务活动应该与私人事务区别开，公私事务之间应有明确的界限。⑤成员的工资及升迁：按职位支付薪金，并建立奖惩与升迁制度，使成员安心工作。

2. 等级、权威、行政制是一切社会组织体系的基础　韦伯认为权力与权威有3种类型。①法定的权力与权威：理性的、由法律规定的权力。②传统的权力与权威：由传统惯例或世袭得来。③超凡的权力与权威：来源于别人的崇拜与追随。组织应该以法定的权力与权威作为组织体系的基础。

（三）行政组织理论在护理管理中的应用

结合行政组织理论，在临床护理管理中，根据医院的规模，要建立不同层级的护理管理组织结构，三级医院多采用护理部主任、科护士长、护士长三级管理，二级医院则采用二级管理，即不同的管理层级结构中，每一层次分工明确，职责与权力对应，形成自上而下的护理管理的等级系统。

西方古典管理理论在传统管理积累经验的基础上，分析了管理过程，明确了管理的各项职能，提出了实现管理职能所需要的行政组织结构体系，形成了一系列科学管理的理论和原则，在实践中极大地推动了当时的工业和企业的发展，并对现代管理思想产生了重大影响。但它也存在着一定的历史局限性：把管理的对象视为被动的受支配者和理性经济人、机器的附属物，却忽视了人的其他需求；把组织看成是一个封闭的系统，忽视了外部环境的影响；其管理方法倾向于独裁式管理，忽视了人的主观能动性。

第二节　行为科学管理理论

20世纪30年代，传统的科学管理理论开始受到批判和挑战，管理学家开始采用相关的学科研究成果，来研究管理过程中人的行为和人与人之间关系的规律，有效地调整生产关系，缓和社会矛盾，行为科学管理理论（behavioral science management theory）逐渐形成。行为科学管理理论研究个体行为、团体行为与组织行为，重视研究人的心理、行为等因素对高效率实现组织目标的影响。其代表包括梅奥的人际关系理论、麦格雷戈的人性管理理论、勒温的群体行为理论等。

一、人际关系理论

（一）概述

人际关系理论的代表人物是美国哈佛大学教授乔治·埃尔顿·梅奥（George Elton Mayo，1880—1949）。作为一位心理学家和管理学家，梅奥应邀到芝加哥西方电气公司所属的霍桑工厂进行一项研究，探讨工作环境、工作条件对工人工作效率的影响。这项研究就是美国历史上闻名的长达8年之久的"霍桑试验"，该试验分为4个阶段。

1. 第一阶段：工厂照明试验（1924—1927）　该试验选择一批工人分为两组：一组为"试验组"，先后改变工厂照明强度，让工人在不同强度下工作；另一组为"控制组"，让工人在照明强度始终不变的条件下工作。试验者希望得出照明强度对生产效率影响的结果，却发现照明强度的变化对生产效率几乎没有影响。试验看似以失败告终，但也得出两条结论：①工厂照明只是影响工人生产效率的一个微不足道的因素；②由于牵涉因素太多，难以控制，其中任何一个因素都足以影响试验结果，所以照明强度对生产效率的影响无法准确测量。

2. 第二阶段：继电器装配试验（1927—1928）　旨在试验各种工作条件的变化对小组生产率的影响，以便能够更有效地控制影响工作效率的因素。通过材料供给、工作方法、工作时间、劳动条件、工资、管理作风与方式等各个因素对工作效率影响的试验，发现无论各个因素如何变化，产量都会增加。这说明这些因素对工作效率没有特别的影响，但由于督导方法的改变，使工人工作态度有所变化，因而产量增加。

3. 第三阶段：大规模的访问与调查（1928—1931） 在上述试验的基础上，梅奥团队利用2年时间在全公司范围内开展了进一步的普查与访问，调查了2万多人次，发现所得结论与上述试验相同，即任何一位员工的工作绩效，都受到其他人的影响，于是研究进入第四阶段。

4. 第四阶段：接线板接线工作室试验（1931—1932） 以集体计件工资为刺激条件，试图形成"快手"对"慢手"的压力以提高效率。试验发现，工人既不会为超定额而充当"快手"，也不会因完不成定额而成为"慢手"，当他们达到自认为是"过得去"的产量时，就会自动松懈下来。其原因在于：①担心标准再度提高；②害怕失业；③为保护速度慢的同伴。这一阶段的试验还发现，对于新环境的好奇和兴趣，足以导致较佳的成绩。

（二）人际关系理论主要内容

1. 工人不仅是"经济人"，还是"社会人" 梅奥认为影响人们生产积极性的因素，除物质条件外，还有社会环境和心理因素，即追求人与人之间的友情、安全感、归属感和受人尊重等。因此，不能单纯从技术和物质条件着眼，必须首先从社会心理方面考虑合理的组织与管理。

2. 企业内部存在着非正式组织 梅奥通过霍桑试验发现，企业中不仅有正式组织，还存在着非正式组织。它们是工人在共同工作之时因相同情趣、爱好、利益等而结成的自发性群体组织，具有群体成员自愿遵从的不成文规范和惯例，对成员的感情倾向和劳动行为具有很大的影响力。因此，管理者应充分重视非正式组织的存在，并利用它来影响人们的工作态度，为正式组织的活动和目标服务。

3. 新型领导应重视提高工人的满意度 传统理论认为生产效率主要取决于工作方法、工作条件等，但梅奥则认为还应注重工作场所中的工作士气和对工人各种需求的满足程度，满足程度越高，士气就越高，劳动生产率也就越高。故新型领导应尽量满足工人的需要，最大可能地提高工人士气，进而从根本上提高生产效率。

 考点提示

梅奥人际关系理论的主要观点。

（三）人际关系理论在护理管理中的应用

人际关系学说修正了古典管理理论的缺陷，开辟了管理理论研究的新领域，为现代行为科学奠定了基础，也为护理管理者提供了多方面的启示。霍桑试验提示，在护理管理中，试点、总结经验再进一步推广的模式，是护理管理中的创新或改革的工作得以顺利推进的重要手段。护理管理者要重视医院护理组织中的各种非正式组织的存在，采用积极引导的方式；还要重视护士的作用，采取积极措施调动护士的积极性和主动性，高效地完成护理组织目标。

二、人性管理理论

（一）概述

道格拉斯·麦格雷戈（Douglas McGregor，1906—1964）是美国著名的行为科学家，是人际关系学派最具有影响力的管理学家之一。1957年他在著作《企业的人性面》中提出了两大类可供选择的人性观，即影响颇大的X理论和Y理论，该理论侧重对个体行为的研究。

（二）人性管理理论主要观点

1. X理论 麦格雷戈将传统管理观念总结为X理论，是一种关于人性消极的观点。内容包括：①人生来好逸恶劳，经常逃避工作；②人不求上进，宁愿听天由命，不愿承担责任；

③人生来以自我为中心，淡漠组织需要；④人坚持保守，反对变革，将个人安全置于一切之上；⑤只有少数人具有解决问题所需要的想象力和创造力；⑥人都缺乏理智，不能克制自己，容易被煽动者挑拨是非，做出不适宜的举动。

基于以上假设，以 X 理论为指导思想的管理工作要点为：①管理者应该以利润为出发点来考虑对人、财、物等资源的运用；②严格的管理制度和法规、处罚和控制是保证组织目标实现的有效手段；③管理者要把金钱当作人们工作的最主要激励手段。

2. Y 理论　这是一种关于人性积极的观点，其内容包括：①人并非天性懒惰厌恶工作，要求工作是一种本能，是一种满足；②人在适当的鼓励下不但能接受责任而且愿意承担责任后果；③外力的控制和处罚不是促使人们达到组织目标的唯一手段，人们愿意通过实行自我管理和自我控制来完成相应目标；④个人目标和组织目标可以统一，有自我实现要求的人往往以达到组织目标为个人报酬；⑤一般人都具有相当高的解决问题的能力和想象力，只是一般人的智力潜能没有得到充分发挥。

基于以上假设，以 Y 理论为指导思想的管理工作要点为：①管理者要通过有效地综合运用人、财、物等要素来实现组织目标；②人的行为管理任务在于给人安排具有吸引力和富有意义的工作，使个人需要和组织目标尽可能统一起来；③鼓励人们参与自身目标和组织目标的制订，信任并充分发挥下属的自主性和参与意识。

（三）人性管理理论在护理管理中的应用

护理管理的本质在于通过对护士人性的正确认识而采取适宜的组织行为，以提高护理组织绩效。护士的行为取决于其选择、动机、价值观、态度、效用评价、行为准则等，要了解护理组织中护士的行为，需要对管理活动中护士的观念和需要进行深入细致的分析。人性管理理论成为护理管理绩效的人性论基础，不同人性假设对提高管理绩效具有不同意义。因此，护理管理者应掌握和了解人性假设对提高管理绩效的意义，结合护士不同人性特点，采取有针对性的激励手段，从而调动护士的工作积极性、发挥护士的能动性和创造性，提高护理组织绩效。

三、群体行为理论

（一）概述

该理论的代表人物是德裔美国心理学家库尔特·勒温（Kurt Lewin，1890—1947）。他认为个体的行为是由个性特征和场（指环境的影响）相互作用的结果。该理论重点研究组织中的群体行为，即组织中的非正式组织以及人与人之间的关系问题。

（二）群体行为理论主要内容

1. 群体是一种非正式组织，是由活动、相互影响以及情绪 3 个相互关联的要素组成。
2. 群体的存在和发展有自己的规范和目标。
3. 群体处于一个不断相互作用、相互适应的运动过程，其内聚力可能要高于正式组织的内聚力。
4. 群体的结构包括群体领袖、正式成员、非正式成员和孤立者。
5. 群体的领导是自然形成的，领导方式有 3 种，专制式、民主式和自由放任式。
6. 群体的规模一般较小，以利于内部沟通信息和情感。
7. 群体中的行为是各种相互影响力的结合，包括团结、消除紧张、同意、征求意见、提出建议、确定方向、制造紧张、不同意、对立等。

群体理论为管理活动因势利导、发挥非正式组织的协同和补充作用提供了依据。

第三节 现代管理理论

> **知识链接**
>
> **管理理论丛林**
>
> 1961年美国管理学家哈罗德·孔茨（H.Koontz）认为管理学形成了六大学派，而后他在1980年发表的《再论管理理论的丛林》中提出，现代管理学派林立，形成了"管理理论丛林"，可划分为11个学派：社会系统学派、决策理论学派、系统理论学派、权变论学派、管理科学学派、管理过程学派、经验主义学派、行为科学管理学派、人际关系学派、经理角色学派、经营管理学派。

第二次世界大战以后，随着高新技术的发展和社会格局的重大变化，社会学家、心理学家、经济学家和数学家等对管理产生了浓厚的兴趣，从不同角度和不同领域，运用不同的方法对管理开展深入的研究，形成了各种各样的管理学派。这些管理学派研究方法众多，管理理论不一，各个学派都有各自的代表人物，各自所主张的理论内容和方法。

一、学习型组织理论

（一）概述

圣吉（Peter M.Senge）是学习型组织理论的奠基人，他用了近10年的时间对数千家企业进行研究和案例分析，于1990年完成其代表作《第五项修炼——学习型组织的艺术与实践》，学习型组织理论就此诞生。在学习型组织中，有五项新的技能逐渐汇集起来，这五项技能被他称为五项修炼，包括自我超越、改变心智模式、建立共同愿景、团队学习和系统思考。

学习是组织得以较好生存的一种条件，是组织可持续发展的重要条件。学习型组织通过培养整个组织的学习气氛，充分发挥组织成员的创造性思维能力，建立起一种有机、高度柔性、扁平化、符合人性、能持续发展的组织。这种组织具有持续学习的能力，具有高于个人绩效总和的综合绩效。

（二）学习型组织理论的主要观点

学习型组织理论认为，当组织面临剧烈的外在环境变化时，组织应力求精简、扁平化、弹性应对、终身学习、不断自我组织再造，以维持竞争力。

1. **学习型组织的内涵** ①学习型组织的基础：团结、协调及和谐。②学习型组织的核心：在组织内部建立完善的"自我学习机制"。③学习型组织的精神：学习、创新和思考。④学习型组织的关键特征：系统思考。⑤组织学习的基础：团队学习，团队是现代组织中学习的基本单位。

2. **学习型组织的技能——五项修炼** ①建立共同愿景：愿景可以凝聚组织上下的意志力，透过组织共识，大家努力的方向一致，个人也乐于奉献，为组织目标奋斗。②团队学习：团队智慧应大于个人智慧的平均值，以作出正确的组织决策，透过集体思考和分析，找出个人弱点，强化团队向心力。③改变心智模式：组织的障碍多来自个人的旧思维，唯有透过团队学习以及标杆学习，才能改变心智模式，有所创新。④自我超越：个人有意愿投入工作、专精工作技巧的专业、个人与愿景之间的"创造性的张力"，正是自我超越的来源。⑤系统思考：应通过资讯搜集，掌握事件的全貌，以避免见树不见林，培养纵观全局的思考能力，看清楚问题的本质，有助于清楚了解因果关系。

因此，如何变革组织中的人力资源，充分训练员工、培育员工、启迪员工，挖掘组织内的知识，创新知识，促进知识的流动和共享，提高组织员工的适应与变革能力，成为当今组织的首要任务。

二、团队管理理论

（一）概述

当代美国著名管理学家斯蒂芬·P. 罗宾斯（Stephen P.Robbins）认为"团队是指一种为了实现某一目标而由相互协作的个体所组成的正式群体"。所有团队都是群体，但只有正式群体才是团队。

（二）团队管理理论的主要观点

团队（team）的基本要素包括：规模、目的、目标、技巧、方法和责任心。所以作为一支高效团队必须具备以下 8 项基本特征：明确的目标、基本的技能、相关的技能、共同的语言、良好的沟通、谈判的技能、合适的领导、内部与外部的支持。从以上特征可以看出，团队管理是以情感、归属、社交等心理需要为前提，以目标、责任、真诚、合作、友好、绩效为宗旨的。

著名的《团队的智慧》的作者卡岑巴赫（Jon R.Katzenbach）和史密斯（Douglas K.Smith）认为，如果一位主管人员的目的在于领导充满活力的组织，那么，他就必须放弃事必躬亲的方式，应该建立起允许进行自我管理、自我控制的经营结构和系统，即团队。他们还提出团队有效运转的 4 个相互关联的必备条件：①团队内必须充满活力，表现为员工创造性的主动发挥、员工作出成就的高度热情、员工和睦相处的精神氛围；②团队内必须有一套控制系统以确保达到目标；③团队必须拥有完成任务所需的专业知识；④团队要有一定的影响力，特别是要有在团队内部和外部较大范围内都有较强影响力的成员。

三、经验主义理论

（一）概述

经验主义理论是以大企业的管理经验为主要研究对象，或是将这些经验加以概括和理论化，或是将这些经验直接传授给企业实际管理工作者。主要代表人物是原籍奥地利的美国管理学家彼得·德鲁克（Peter F. Drucker）。

（二）经验主义理论的主要观点

经验主义理论的主要观点和贡献有：①提出经理的两项基本职责：造就企业整体和在决策及行动时把当前利益和长远利益协调起来。②创造出目标管理的方法。③将组织结构划分为 5 种类型：职能制结构、矩阵结构、联邦分权制结构、模拟分权制结构和系统结构。④归纳出 4 种管理技能：作出有效决策、在组织内外进行信息联系、正确运用控制和衡量、正确运用运筹学工具。⑤研究了高层管理的任务、战略和组织结构等。

四、系统管理理论

（一）概述

系统管理理论看待管理是与传统的机械观点相对立的。此处的系统管理理论包括了巴纳德的合作社会系统学说、卡斯特等建立于系统科学理论基础之上的管理学说和特里斯特等的社会—技术系统学说。

（二）系统管理理论的主要观点

切斯特·巴纳德（Chester I. Barnard）创立了合作社会系统学说。该学说成熟于近代管理时期,但其管理思想属于现代的。主要观点和贡献包括:①认为组织是一个包括管理者、员工、顾客、物资供应者、投资者等在内的、相互之间具有协作关系的社会系统,且有协作意愿、共同目标和信息沟通3个基本要素。②创立了"组织平衡论"和权威的"无差别圈"概念。③强调决策是管理工作的重要内容,提出了战略要素理论和复合决策过程的观念。他的思想对现代系统管理理论的形成和现代决策组织理论的建立产生了直接影响。

五、决策理论

(一)概述

决策学派形成于第二次世界大战之后,主要代表人物是曾获得诺贝尔经济学奖的赫伯特·西蒙(Herbert A.Simen)。决策学派在吸收系统管理学派的基础上将行为科学、运筹学、计算机科学等学科的研究成果兼容并蓄,运用经济理论对决策过程进行了深入讨论,形成了系统的决策理论。提出:"管理就是决策,管理人员的中心任务就是决策。"

(二)决策理论的主要观点

1. 强调了决策者的作用 决策的制定包括4个主要阶段:①找出制定决策的根据,即收集信息;②找到可能的行动方案;③在诸多行动方案中进行抉择,从各个备选方案中选定一个方案;④对已选择的方案及其实施进行评价。这4个阶段中的每一个阶段本身就是一个复杂的决策过程。

2. 决策分为程序化决策和非程序化决策 程序化决策是带有常规性、反复性的例行决策,可以制定出一套例行程序来处理的决策,如护理常规、会议制度。非程序化决策是对过去尚未发生过、或其确切的性质和结构尚捉摸不定、或很复杂、或其作用十分重要而需要通过临时决定的方式加以处理的决策,如某项护理新技术的引进或病房某项新服务的开展。但有时两类决策没有明显的分界线。

3. 决策技术分为传统技术和现代技术 传统技术是从有历史记载到目前一直为某些管理者和组织所使用的方法或技术。现代技术是第二次世界大战后发展起来的一系列新的技术,如统计学、统筹学等方面的技术。

第四节　现代管理基本原理与原则

案例 2-2

刘英最近被聘任为护理部主任。为了提高全院护理管理水平,她带领护理部全体成员以及各病区护士长到某三甲医院参观学习。通过这次学习,她了解到该医院在护理管理方面的一些具体做法。比如理顺管理层次,明确各级各类各岗位人员的职责权限,做到责权利相结合;实施量化管理,建立激励机制,激发护士潜能;畅通沟通渠道,体现以人为本,调动护士参与管理的积极性;加强护理人力资源管理,注重护理人员的选聘与培养,实行弹性排班。

问题与思考:
1. 案例中哪些地方体现了管理思想与管理原理的应用?
2. 如果你是刘英,你在医院护理管理中还将采取哪些措施?
3. 护士长如何扮演好管理者的角色?

管理学的原理是从管理学中抽象出来的,作为管理理论的基础,着重研究管理学的基本理论、基本原理、基本原则。管理学的基本原理是对管理工作的本质及其规律的科学分析和概括。管理原则是根据对管理原理的认识和理解而引申出的管理活动中所必须遵循的行为规范。管理原理和管理原则是进行管理活动的行动指南，是实施管理职能的理论依据。现代管理的基本原理包括：系统原理、人本原理、动态原理和效益原理等。

一、系统原理与原则

系统论是美籍奥地利理论生物学家 L.V. 贝塔朗菲（L. Von Bertalanffy）创立的，管理的系统原理（systematic principle）是现代管理学中最基本、最重要的原理，是指运用系统的思想和方法去解决和处理管理实践中的实际问题。

（一）概述

1. 系统的概念　系统（system）是由若干个相互区别又相互联系、相互作用的要素组成的具有特定功能的有机整体。在整个宇宙中，即自然、社会和思维领域中均存在着各种各样的系统，如教育、医疗。许多系统可以组成一个大系统，许多大系统又可以组成一个更大的系统，而系统又是由许多子系统所组成，每个子系统可以看成是系统中的要素，每一个要素都是系统不可分割的部分。所以系统只是相对概念，而没有绝对的界限。具体来讲，系统的各要素之间、要素与整体之间，以及整体与环境之间，存在着一定的有机联系，从而在系统的内部和外部形成一定的结构。要素、联系、结构、功能和环境是构成系统的基本条件。

2. 系统的特征

（1）整体性：是系统的最基本特征，表现为系统是由两个或两个以上相互关联的要素按照一定的方式和目的，有次序地排列而成。所以系统的功能并不是各个要素功能的简单相加，而是大于各要素的功能之和。

（2）相关性：系统的相关性是指组成系统的各要素之间相互作用、相互联系、相互依存，一个要素的变化，会引起另一个要素的变化，从而引起系统的变化。反之，系统的作用和变化，也会对各要素产生影响，引起相应的变化。因此，分析系统必须分析系统内部存在的各种联系。

（3）目的性：每个系统都应有明确目的，不同系统有不同目的。系统的一切活动都是为了实现这一目的而开展的。管理系统的目的就是提高绩效，创造价值，实现经济效益和社会效益。

（4）层次性：层次性是系统的本质属性。各个系统属于更大系统的子系统，这是系统层次性的一方面表现；另一方面，系统内部各组成要素的排列组合，也是按照一定的层次进行的，处于不同层次的系统要素，其功能和作用也不一样。

（5）动态平衡性：系统是不断运动、发展、变化的，以维持动态平衡，并通过反馈来控制动态平衡。系统的平衡性是指系统要处于一个相对稳定的状态，其功能才能正常发挥；系统的动态性是指系统的生存发展需要根据内外环境的变化进行必要的调整，但这种调整是在保证系统相对稳定的前提下进行的。然而系统的动态和相对稳定并不是相互排斥的，而是相辅相成的，共同维持系统的高效率良性运转。

（6）环境适应性：环境适应性是指系统要适应环境的变化。任何系统的状态都不是一成不变的。系统要存在，就必须适应外界环境的不断变化，必须不断进行能量、物质、信息的交换。系统对环境的适应能力直接影响系统的生存和发展。

 考点提示

系统的特征。

（二）对应的原则

1. **整分合原则** 管理就是在整体规划下明确分工，在分工基础上有效地综合。整分合原则在实施过程中，应注意3个环节：①把握整体，整体可以是一项工作、一个部门、一个行业、一个产品等。要详细了解整体的功能目的、历史现状、作用地位及运动规律等。②科学分解，即明确各个局部，也就是明确分工。③组织综合，进行强有力的组织管理，使各个方面的环节同步协调、综合平衡地发展，在纵向的分工之间建立起必要的横向联系。例如护理管理者从整体出发，把年度计划和总目标按照护理组织的层次和职责分解，最后分工到个人，责任明确，形成一个目标系统，各目标间相互关联，动态地进行严密有效的合作，在总目标指导下，个人按质、按量完成分目标，最后实现总目标。

由此可见，管理者的责任在于从整体要求出发，制订系统的目标，进行科学的分解，明确各子系统的目标，按照确定的规范检查执行情况，处理例外和考虑改进措施。

2. **相对封闭原则** 相对封闭原则是指对于一个系统内部，管理的各个环节必须首尾相接，形成连续封闭的回路，使各个环节的功能作用都能充分发挥。对于系统外部，任何系统又必须具有开放性，与相关系统有输入、输出关系。

考点提示

系统原理对应的原则。

（三）系统原理在护理管理中的应用

护理本身就是一个系统，包括各个病区、手术室、消毒供应中心、门诊室等子系统，并且与外界其他系统发生联系。所以系统原理在护理管理中被广泛应用，它要求护理管理者用系统的观点和方法，分析和解决护理管理中的实际问题。

1. **具有全局观念** 拥有全局观念是充分发挥护理管理系统整体功能、实现整体效应的前提条件。护理系统的总目标和总效率是各个护理人员和单个护理部门独立活动所无法达到的，各级护理部门必须分工协作，并需要有明确的权力范围和责任制度来保证。同时，护理部门还是医院大系统中的一个子系统，护理部门的各项工作应与医院目标一致，并且与相关部门协调一致，而不能过分强调护理的独立性，只有与其他部门协调发展、通力合作，才能更好完成医院的工作目标。

2. **关注护理系统结构的状况** 护理系统结构在护理管理系统中发挥着重要的作用。护理管理应根据面临的不同环境、任务和内部条件，适时、适当地进行结构调整，这既是保证护理管理系统整体性能优化的重要条件，也可指导护理管理系统合理运用所需的各种要素和资源。

3. **处理好管理宽度与管理层次之间的关系** 系统的层次性特征表明，管理系统必须划分管理层次，逐级进行管理。护理管理需要合适的管理层次和管理宽度，以保证组织的正常运转。例如我国国家卫生健康委规定，县和县级以上及300张床位以上的医院都要设护理部，实行在护理副院长领导下的护理部主任、科护士长、病房护士长三级负责制；300张床位以下医院实行总护士长、护士长二级负责制。

二、人本原理与原则

人本原理（human principle）是管理学四大原理之一，是以人为本的原理。它要求人们在管理活动中坚持一切以人为核心，以人的权利为根本，强调人的主观能动性，力求实现人的全面、自由发展。

（一）概述

人本原理认为，一切管理均应以调动人的积极性、做好人的工作为根本。该原理要求每位管理者做好整个管理工作，包括管好资金、技术、时间、信息等，就必须紧紧抓住做好人的工作这个根本，使全体人员明确整体目标、自身职责、相互关系，主动、创造性地完成任务。

人本原理要从以下3个方面来理解：第一，人是管理活动的主体，只有人才能担当管理活动中领导者的角色；第二，在各种管理要素中，人的因素、人的主观能动性的发挥最重要；第三，现代管理活动必须以最大程度地调动人的工作积极性和创造性为根本。人本原理要求人们在管理活动中坚持一切以人为核心，以人的权利为根本，强调人的主观能动性、积极性和创造性的发挥，在实现组织目标的同时，力求实现自我的全面、自由发展。

（二）对应的原则

1. **能级原则** 能级原则是指管理的组织结构、组织成员和规章制度必须具有不同的能级，按能级使用人和安排人。也就是把人放在相应的岗位和职位上，因材施用，同时建立各级不同的工作规范和标准，使管理的内容能动态地处于相应的能级之中，以利于进行有效的管理。如医院护理系统中护理部主任、科护士长、护士长、护士作为不同的能级，有着不同的职责任务、权力地位和待遇，分别建有不同的工作标准和行为规范。但在管理中绝对的对应能级是不可能的，应当允许人们在各个能级中不断实践、锻炼、施展才能。因此，实现能级原则的措施主要有：①必须按层次进行能级管理。现代管理中的"级"不可随便分设，各个级之间不可随意组合。管理工作中稳定的组织结构应当是正三角形，即理想的管理三角。②不同能级权责利要匹配，权力、职责、物质利益和精神荣誉是能级的一种外在体现，只有与能级相对应，才符合其位置。管理中的能级是着眼于工作效果，着眼于调动人们的工作积极性，使每个人达到相应能级的权力和机会均等。③各类能级必须动态对应，现代科学管理必须使具备相应才能的人处在相应能级的岗位上，做到人尽其才、各尽所能，这样管理体制才能具有稳定的结构，持续而高效运转。

2. **动力原则** 管理活动必须有强大的动力，管理动力是管理的能源。动力原则要求管理者正确地运用动力，激励组织成员发挥主动性和创造性，使管理活动持续有效地进行。管理中的动力主要有3种：物质动力、精神动力和信息动力。物质动力是指员工获得的利益以及组织内部的分配机制和激励机制，是基本动力，如必要的奖金、适时的升职加薪、合适的福利待遇。精神动力是人自我实现需要的源泉，包括理想、追求、情操、目标成果的实现，在特定情况下，精神动力可以成为决定性动力。管理者应该及时掌握组织成员的工作情况和精神状态，采取适当有效的鼓励来提高下属的工作效率。信息动力是指组织应为员工提供大量的信息，让员工通过信息资料的收集与整理，得到科研成果。信息动力为人在组织中的发展和职业生涯规划提供了前提条件，是当今人们提高竞争力的关键。

考点提示

人本原理对应的原则。

（三）人本原理在护理管理中的应用

护理管理是对人的管理，在管理活动中重视人的因素的决定性作用。把人作为管理的中心，需要很高的技巧和艺术。在护理管理中，引入激励机制，建立以人为本、科学合理的绩效考评制度。管理中应注意：①要注意解决护理人员生活和工作中的困难，最大程度地调动护理人员的积极性；②要注意个人与组织利益的协调，适度的分权与授权，使责任与权力相适宜；③要注意支持和帮助护理人员满足自我实现的需求。

三、动态原理与原则

世界上的一切事物都在不断发展和变化。管理是一个复杂、多因素的系统，各因素之间及因素内部始终处于不断发展变化之中。常言道"计划赶不上变化"，人们对问题的认识会随着系统内外条件的变化而变化。所以，管理者不能一成不变地看问题。

（一）概述

管理的动态原理（dynamic principle）是指组织和管理处于动态变化的社会大系统之中，管理者在管理活动中，注意把握管理对象运动、变化的情况，不断调整各个环节以实现整体目标，体现在管理主体、管理对象、管理手段和方法的动态变化上。同时，组织的目标以及管理的目标也处于动态变化中。因此，有效的管理是一种随机制宜、留有余地、因情况而调整的管理。动态管理原理要求管理者不断更新观念，避免僵化的、教条的、一成不变的思想和方法，不能凭主观臆断行事。

（二）对应的原则

1. 弹性原则　弹性原则是指任何管理活动都要有适应客观情况变化的能力，都必须留有余地，以便及时适应系统内部因素和外部因素的各种变化。它要求管理者科学、客观、全面地考虑问题，对工作实行动态调整，以及时应对系统各因素可能的变化。具体包括：①管理遇到的问题不是单因素的，而是众多因素有机地联系在一起。人不可能完全掌握所有因素，管理者必须如实承认自己认识上的缺陷，留有余地。②管理工作受客观规律制约，随着客观规律的变化而变化，因而具有很大的不确定性。管理者与被管理者都应具有积极思维活动，处于运动和变化中。若管理方法僵化，没有弹性，在另外的情况下管理可能就不起作用。③管理是行为的科学，管理因素多变，一个细节的疏忽都可能产生巨大的影响，管理从开始就应保持可调节的弹性。

管理弹性分两类：①局部弹性，是指在一系列管理环节上保持可调节的弹性，尤其在重要的关键环节要保留足够的余地。②整体弹性，是指整体管理系统的可塑性或适应能力，而一个系统的适应能力关键在于整体弹性的强度。如护理人员专业水平及知识结构必须不断提高，重视全体护理人员的在职学习和终身教育，以适应现代护理工作的需要。

2. 反馈原则　反馈是控制论中一个极为重要的基本概念。反馈是指控制系统把信息输送出去，又把其作用结果返送回来，并对信息的再输出产生影响，起到控制作用，以达到预定的目的。其本质就是根据过去的情况调整未来的行为。如护理部下达任务后，管理者要定期检查各科室的执行效果，及时发现问题，进行反馈汇报，根据存在的问题，积极纠正弥补，保质保量地完成任务。因此，要做到管理高度有效，就必须建立起一个灵敏、准确、有力的反馈系统。反馈的基本要求有：①灵敏，必须要有敏锐的感受器，即加强信息的接收和处理工作，必须及时发现管理与客观实际之间的矛盾和变化。②准确，必须有高效能的分析系统，过滤和加工接收到的各种信息，达到"去粗取精、去伪存真、由此及彼、由表及里"的效果。③有力，必须把分析过的信息转化为指挥中心强有力的行动，以修正原来的管理行动，使之更符合实际情况，获得更大效益。

 考点提示

动态原理对应的原则。

（三）动态原理在护理管理中的应用

随着现代护理的不断发展，新的管理制度、管理方法不断涌现，护理人员的思想、观念、行为方式、知识结构不断更新变化，护理服务对象的范围也不断扩大。护理管理者必须及时把握上述变化，在工作计划制订、组织设计、人力资源管理、决策、控制、改革创新等方面，准确收集信息，及时反馈，因地、因人、因时、因事不同而采取不同的管理手段和方法，对管理目标及管理方式进行及时调整，以适应社会环境的变化。

四、效益原理与原则

管理工作的根本目的在于创造更多、更好、有形的经济效益和社会效益，能为社会提供价值。管理者在任何系统的管理中，都应讲究实效，从社会和经济效益出发，为实现系统的总目标而管理好系统的各个部分。

（一）概述

效益原理（efficiency principle）是指组织的各项管理活动都要把实现有效性、追求高效益作为目标，即以最少的投入获得最大的产出。最少的投入是指最小的消耗和代价，而最大的产出体现在经济效益和社会效益两方面。经济效益是指人们经济活动所取得的收益性成果。社会效益是指人们的社会活动对社会发展所起的积极作用和所产生的有益效果。而影响效益的因素是多方面的，如科学技术水平、管理水平、资源消耗和占用的合理性等。管理的目标就是追求高效益。有效地发挥管理功能，能使资源得到充分利用，带来组织的高效益。落后的管理会造成资源损失和浪费，降低组织活动的效率，影响组织的效益。

（二）对应的原则

效益原理对应的原则是价值原则。价值原则是指在管理工作中通过不断完善自己的结构、组织与目标，科学、有效地使用人力、物力、财力、智力和时间资源，为创造更大的经济效益和社会效益而尽心工作。在管理中贯彻价值原则，常用的方法是"价值工程"。价值工程是以高效能、低成本作为目标的技术和经济相结合的一种管理方法。

医院是救死扶伤、治病救人的场所，这体现了医院的社会价值。同时医院的运行必须适应市场经济体制的变化，讲究经济效益，这又体现了经济价值。在护理管理的活动中，护理管理者要把大价值、高效益、低成本作为管理的目标，落实到每一个环节和每一项工作中；要以提高社会效益为最高准则，同时兼顾经济效益，不能过分地追求经济效益，忽略社会效益。

 考点提示

效益原理对应的原则。

（三）效益原理在护理管理中的应用

效益原理要求护理管理者不能做一个只讲动机不讲效果的"原则领导者"，或忙忙碌碌的"事务工作者"。护理管理者既要以追求良好的效益为根本目标，又要树立成本 - 效益观念，避免各种资源的浪费，避免盲目投项目、购设备；要从科学决策、合理使用和开发人才、合理配置管理资源、有效控制管理成本等多方面入手，提供高质量的护理服务，以获取社会效益为最高准则，同时也要讲求经济效益。

> **思政园地**
>
> **抗击疫情中的科学决策**
>
> 2019年底突如其来的新冠肺炎疫情，对人民健康、公共卫生和社会治理带来巨大的调整。面对新冠肺炎的严重影响，党中央第一时间决定关闭离汉通道，将疫情封锁在较小范围内，火速修建火神山、雷神山医院，大力建设方舱医院，调动全国各省市的精英

医疗专家赶赴武汉，为全国抗击疫情赢得了时间，赢得了机会，科学的决策控制住了疫情蔓延的势头，构筑起了疫情防控的"防火墙"。在疫情暴发的关键时刻，科学的防控之道是取得疫情防控战略性成果的重要法宝。科学决策、科学施救和科学攻关对于抗击疫情和防范化解风险具有重要的作用。

无论是疫情防控还是抗洪救灾，都需要我们广大医护工作者和领导者，始终坚持正确的理论和方法，以科学的决策和周密的部署，切实防范化解重大风险和挑战。

本 章 小 结

本章主要介绍了管理的理论，即古典管理理论、行为科学管理理论、现代管理理论的代表人物及其主要观点；同时又对现代管理的基本原理及对应原则进行了阐述。通过本章的学习，学生应该掌握古典管理理论和行为科学管理理论的代表人物及其主要管理思想，系统原理、人本原理、动态原理、效益原理的对应原则，并且能够运用相应管理原理及原则、管理理论解决护理工作中的实际问题。

思 维 导 图

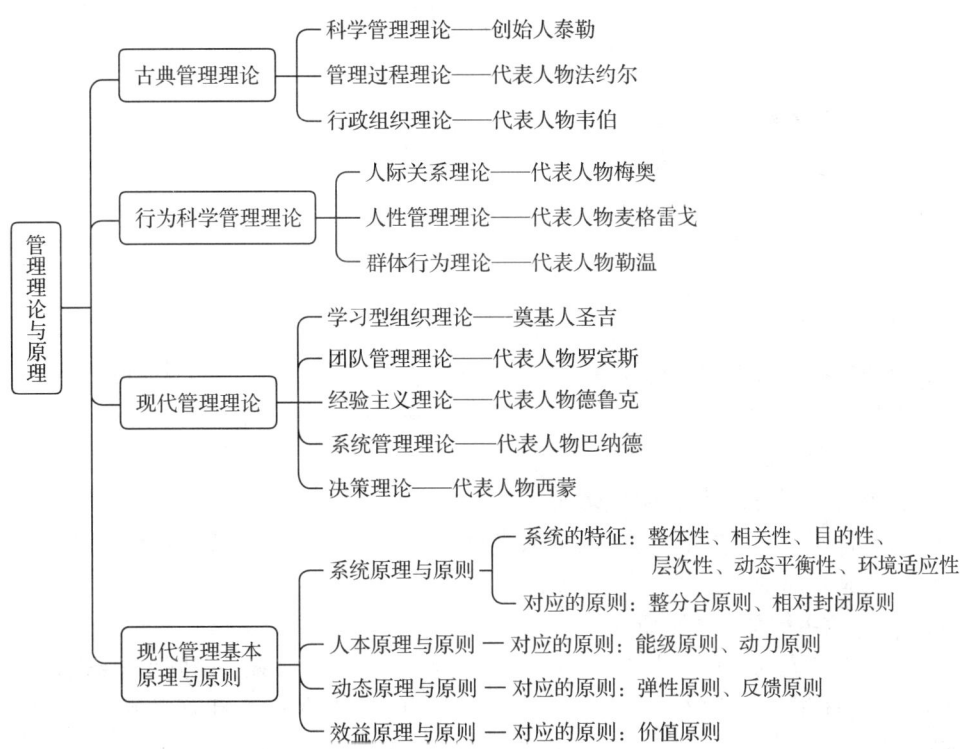

自 测 题

一、选择题

（A₁ 型题）

1. 下列管理学家被公认为"科学管理之父"的是
   A. 梅奥　　　　　　B. 泰勒　　　　　　C. 法约尔
   D. 韦伯　　　　　　E. 麦格雷戈

2. 管理的能级原则强调在人员使用时要做到
   A. 统一指挥　　　　B. 合理搭配　　　　C. 人员流动
   D. 因材施用　　　　E. 公平、公正

3. 梅奥的人际关系理论着重研究
   A. 生产过程中工人的劳动效率
   B. 一般管理原理和高层管理效率
   C. 组织理论
   D. "社会人"的观点
   E. "经济人"的观点

4. 首次强调管理中人的因素的理论是
   A. 人的基本需要层次论　B. 人际关系学说　　C. 群体动力学说
   D. 科学管理理论　　　　E. 管理过程理论

5. 说明管理的动态原理的是
   A. 管理过程有统一的目标
   B. 管理的各要素间相互联系
   C. 管理中有系统分析的方法和观点
   D. 管理过程中要适应各种变化
   E. 要把人的因素放在第一位

6. 法约尔的管理过程理论着重研究的是
   A. 生产过程中工人的劳动效率　　　　B. 一般管理原理
   C. 组织理论　　　　　　　　　　　　D. 人际关系
   E. 权变理论

7. 与现代管理人本原理相对应的原则是
   A. 整分合原则　　　　B. 价值原则　　　　C. 弹性原则
   D. 随机制宜原则　　　E. 能级原则

8. 韦伯的行政组织理论着重研究
   A. 生产中工人的劳动效率　　　　　　B. 一般管理原理和管理效率
   C. 理想的行政组织理论　　　　　　　D. 生产过程中的人际关系
   E. 标准化管理

9. 护士小刘，女，27岁，在泌尿外科工作，能歌善舞、能写会画，组织沟通能力强。护士长安排她负责本科室宣传工作是根据
   A. 整分合原则　　　　B. 价值原则　　　　C. 弹性原则
   D. 反馈原则　　　　　E. 能级原则

10. 某医院病区护士长，在工作中关心爱护护士及患者，尽量满足护士和患者的合理需求，因此该病区护士之间团结合作，护患关系和谐融洽。该护士长的行为符合

  A. 人本原理   B. 系统原理   C. 效益原理
  D. 动态原理   E. 价值原理

A_3/A_4 型题

（11～12题共用题干）

某三级甲等医院护理部主任在制订全院护理工作"十四五"规划时，既结合当地医疗卫生现状、医院护理工作实际，又充分考虑护理工作在医院的地位和作用。

11. 这符合管理的

  A. 人本原理   B. 系统原理   C. 效益原理
  D. 动态原理   E. 价值原理

12. 这主要体现了管理基本原则中的

  A. 整分合原则   B. 价值原则   C. 弹性原则
  D. 反馈原则   E. 能级原则

二、简答题

1. 简述泰勒科学管理理论的主要观点。
2. 举例人本原理在护理管理中的应用。

三、案例分析

王护士长，副主任护师，她科研能力强，护理技能比赛在全院名列前茅。工作一丝不苟，任劳任怨，严格按规章制度管理，但不喜欢与护士交流，不喜欢听取护士的需求与心声，不喜欢下属提出反对意见，管理中以指令性方式为主。所以在今年的护士长竞聘中，她落选了，被调离科室。

【问题】

1. 从管理者角度看，王护士长在管理中有什么问题？
2. 如果你是该科室新任的护士长，面对科室这种局面该如何开展工作？

（徐礼娟）

第三章 护理计划

第三章数字资源

学习目标

知识目标：
1. 说出计划、目标管理、时间管理及决策的概念。
2. 简述计划的步骤、时间管理的方法及策略、目标管理的过程、决策的程序。
3. 列举计划的种类、决策的类型；描述计划的原则、目标管理的特点、决策的原则。

能力目标： 能根据临床护理实际，按照计划制订的步骤制订合理的计划；能在临床护理实际中灵活应用目标管理和时间管理的方法；能根据临床护理实际，对需要解决的问题作出科学的决策。

素养目标： 树立正确的人生目标，明确自身努力的方向；建立正确的时间观念，树立时间管理意识；具有合理计划自己生活、学习和工作的能力。

案例 3-1

某三甲医院护理部组织制订下半年工作计划，布置下一阶段的工作重点。在对上半年的工作进行总结回顾时，发现个别病区在专业水平提升、护理质量控制、病区护士培养等方面的工作与预定目标存在较大差距。据了解，病区护士长表示病区管理工作使用的只是护理部和科里发下来的计划和目标，自己没有结合本病区的具体情况制订详细计划。病区护士只是机械地工作，对于个人职业生涯发展也没有规划，护理部对该病区的工作不满意。对此，病区护士长感到很委屈，认为科室患者多，病情重，每天忙忙碌碌，工作压力大，还有等级医院评审的压力。

问题与思考：
1. 什么是计划？
2. 如何帮助病区护士长做好计划工作？

第一节 计划概述

计划是管理职能中最基本的职能，也是首要职能。古人云"凡事预则立，不预则废"，这里的"预"就是计划。有成效的计划可以使管理工作有规则、有秩序、有效率地开展，避免行动之前的盲目性，提高组织的工作效益和效率，有利于组织目标的实现。计划对任何一个组织的成功都具有积极的作用和重要的意义。

一、计划的概念

计划（plan）是指为实现组织目标而对未来行动进行设计的活动过程，它是实现预定目标的合理途径。计划有广义和狭义两种：广义的计划包括制订计划、实施计划和检查评价计划3个阶段的工作过程；狭义的计划仅仅指制订计划的活动过程，即根据组织的实际情况，权衡客观需要与主观可能，通过科学的预测，提出在未来一定时期内组织所要达到的目标以及实现目标的方法或途径。

一项完整的计划，通常需要回答"5W1H"的问题，其具体内容包括：

1. what——要做什么　即明确计划的任务和工作重点。
2. why——为什么做　即明确计划的宗旨、目标和战略，并论证可行性。
3. when——在何时做　即明确计划中各项工作的开始与完成进度，以便有效地进行控制。
4. where——在何地做　即明确计划实施的地点或场所，并了解环境条件和限制，合理安排空间组织和布局。
5. who——由谁来做　即明确计划中各项工作的具体责任者。
6. how——如何去做　即明确如何利用已有资源及各种派生资源以实现计划的具体措施和规则，这是有效完成计划的保证。

二、计划的种类

（一）按计划的作用时间分类

1. 长期计划　又称规划，指对未来5年以上所制订的计划。长期计划主要是方向性和长远性的计划，它主要回答组织的长远目标与发展方向以及大政方针方面的问题，具有战略性、纲领性的指导意义，如《全国护理事业发展规划（2021—2025年）》。
2. 中期计划　指对未来1年以上到5年以内所制订的计划。中期计划根据长期计划制订，它比长期计划要详细、具体，是考虑了组织内部与外部的条件与环境变化情况后制订的可执行计划，如医院开展优质护理的工作计划。
3. 短期计划　指对未来1年及以内所制订的计划。短期计划比中期计划更加详细、具体，它是指导组织具体活动的行动计划，一般是中期计划的分解与落实，如护理安全活动月计划、新知识与新技术的学习计划。

（二）按计划的规模分类

1. 战略性计划　是关于组织活动总体目标和战略方案的计划，其特点是：涵盖的时间跨度长，涉及范围宽广，不确定因素多，内容抽象、概括，不要求直接的可操作性。通常由高层管理者制订。一般为长期计划，如《"十四五"国民健康规划》。
2. 战术性计划　是关于组织活动具体如何运作的计划。其特点是：涵盖的时间跨度较短，涉及范围较窄，内容具体、明确，通常要求具有可操作性。通常由中层或基层管理者制订。一般为中期计划或短期计划，如护理人员年度继续教育计划、护士排班计划。

（三）按计划的约束程度分类

1. 指令性计划　指由上级主管部门以指令的形式下达的具有行政约束力的计划。指令性计划除了规定计划的方法和步骤外，要求严格遵照执行，具有强制性，如国家的各项政策、法规。
2. 指导性计划　指由上级管理部门下达给执行单位，以宣传教育及经济调节等手段来引导其执行的计划。指导性计划一般只对任务完成的方向、目标及指标进行规定，而对完成任务的具体方法、步骤不作强制性的规定，如医院各科室的业务学习计划。

 考点提示

计划的种类。

> **知识链接**
>
> **计划的形式**
>
> 从作为管理基本职能的角度出发,计划的表现形式有宗旨、目的或任务、策略、目标、政策、程序、规则、规划和预算等。
>
> 宗旨:任何组织活动都具有目的和使命,这种目的和使命就是宗旨,它是组织的最高原则。
>
> 目的或任务:是组织的作用,是一个组织或社会赋予它们的基本任务和社会职能。
>
> 策略:为实现组织目标而采取的对策,是实现目标的总体行为过程、工作部署以及对人力、物力、财力、时间、信息等资源的安排。
>
> 目标:在宗旨和任务指导下,组织要达到的、可测量的、最终的具体成果。
>
> 政策:由组织最高管理层制定的,组织在决策和处理问题时,用来指导行动或沟通决策思想的明文规定。政策赋予目标实际意义,它对于目标来说更具体,操作性更强。
>
> 程序:根据时间顺序而确定的一系列相互关联的活动,是处理重复发生的例行问题的标准方法。
>
> 规则:根据具体情况采取或不采取某个特定行动的要求,是一种最简单的计划。
>
> 规划:为实施既定方针而做的一个综合性计划,包括目标、政策、程序、规则、任务分配、步骤、资源分配以及为完成既定方针所需的其他要素。
>
> 预算:又称"数字化的计划",是将已选定的方案和与之配套的辅助计划落实到数字上。

三、计划的原则

(一)系统性原则

计划的目的是为了实现组织的整体目标,因此制订计划要从组织的整体效益出发,全面考虑系统中各构成部分的关系以及它们与环境的关系,并根据这些关系特点进行统筹规划。

(二)重点性原则

在制订计划时既要考虑全局,又要分清主次、轻重,抓住关键及重点,着力解决影响全局的重点问题,切忌眉毛胡子一把抓。

(三)创新性原则

在制订计划时,应结合实际需要和现有条件,充分发挥创造力,科学提出新思路、新方法、新措施。

(四)弹性原则

计划是面向未来的管理活动,未来是不确定的,不管计划多么周密,在实施过程中都可能因为内外部环境的变化而无法顺利开展,因此,在制订计划时必须事先估计计划实施过程中可能出现的问题,预先制订备选方案,这样可以加大计划的弹性,留有余地,使之更好地适应未来环境,以确保计划目标的实现。

(五)可考核性原则

制订计划时,目标必须是具体的、可测量、可考核的,以作为计划执行和评价过程中的标准和尺度,而笼统的、无时间限制的、无法测量的目标毫无意义。如某护理部年度工作目标为"本年度患者对护理工作满意度保持在98%以上",该目标既有时间要求,又有可考核的具体指标。

四、计划的步骤

制订计划的步骤一般包括7个阶段：分析形势、确定目标、拟定备选方案、比较方案、选定方案、制订辅助计划、编制预算。

（一）分析形势

分析形势是计划的第一步。此阶段需要管理者对组织现有的形势和内、外环境进行全面而充分的调查及分析。需要调查及分析的内容包括：①社会需求、社会经济、社会环境等对组织产生的影响；②社会竞争情况，如行业状况、竞争者的威胁和战胜竞争对手的机会；③组织的资源情况，包括组织自身的优势和劣势等；④服务对象的需求。

（二）确定目标

目标是指在宗旨和任务的指导下，组织要达到的、可测量的、最终的具体成果。目标明确了组织的工作方向，既可以激励组织成员，又可以作为组织绩效考核的标准。明确的目标应包括时间、空间、数量三要素，即目标的优先次序、达到目标的时间安排、目标的结构应清晰、精确和具体。同时，设定组织目标时必须注意目标既不可过高，以免无法实现，也不可过低，以免降低效率。

（三）拟定备选方案

实现目标的途径是多种多样的。在分析形势和明确目标的基础上，应评估组织的现有资源和潜能，针对确定的目标，要结合实际情况，尽可能拟定多个备选方案。备选方案的提出需要认真听取组织成员的想法，集思广益，充分激发组织成员的创造性思维。拟定备选方案时，管理者应充分考虑方案与组织目标的相关性、可预测的投入与效益之比、公众的接受程度、下属的接受程度、时间因素等。

（四）比较方案

根据计划的前提条件和目标，将所有备选方案进行比较、分析及评价，比较各自的优缺点，并按优先次序进行排列。在进行优先次序排列时，应考虑以下因素：①所期望的社会效益和经济效益；②是否符合相关的政策规定；③公众的接受程度；④社会关系的相关因素；⑤时间安排的可行性。

（五）选定方案

选定方案是计划工作最为关键的一步，也是确定计划的过程。根据一定的评定准则对各种备选方案进行利弊权衡，从中选择最适宜的方案。评定准则是用来判断方案适宜程度的依据，包括：计划的可靠性、科学性、时间性、可行性、经费预算的合理性、效益的显著性等。

（六）制订辅助计划

辅助计划是总计划能否按时、有效地执行并达到预期目标的必要保证。选定方案后，一般要制订辅助计划，也就是总计划下的分计划，包括人、财、物等单项计划，以此来辅助该方案的落实。

（七）编制预算

预算是一种数字化的计划，是将已选定的方案和与之配套的辅助计划落实到数字上。编制预算实质上是对人员、设备、材料、经费、时间、空间等资源的计划分配。通过编制预算，管理者对各类资源进行汇总和综合平衡，以合理配置和有效利用资源，保证计划目标的实现。

> 💡 **考点提示**
>
> 计划工作的首要步骤和最关键步骤。

第二节 目标管理

案例 3-2

某医院新上任的护理部主任计划在全院范围内推行目标管理。她认为各科室的目标决定了整个医院整体的业绩，因此应该由她本人为各科室制订护理工作目标。在确定目标之后，她就把目标下发给各科室的护士长，要求她们如期完成，并口头说明在计划完成后要按照目标的要求进行考核与奖惩。

但是她没有想到的是，在护士长例会上，护士长们就集体表示无法接受这些目标，致使目标管理方案无法顺利实施。这让该护理部主任感到很困惑。

问题与思考：
1. 什么是目标管理？
2. 根据目标管理的实施过程，分析该护理部主任的做法存在哪些问题？

目标是指在宗旨和任务指导下，组织要达到的、可测量的、最终的具体成果。目标是管理活动的出发点，是组织各项管理活动的依据和指南。目标又是管理活动的终点，是衡量组织管理活动合理性和有效性的标准。没有明确的目标，目标管理就无从谈起。

一、目标管理的概念

目标管理（management by objectives，MBO）是指组织中的管理者与被管理者共同参与目标制定，在工作中实行自我管理、自我控制，努力实现工作目标的管理方法。目标管理是美国管理学家彼得·德鲁克（Peter F. Drucker）于1954年在其著作《管理的实践》中最先提出的，后经管理学家们不断完善和实践检验，已发展成为一种先进的管理思想和管理方法。

 考点提示

目标管理的概念及目标理论的提出者。

二、目标管理的特点

（一）强调参与管理

目标管理是以目标为导向，以人为中心，以成果为标准，使组织和组织成员均能取得理想业绩的管理方法。在实施目标管理时，由组织中的管理者和被管理者共同参与制定总目标，然后将总目标分解，通过上下级协商，制定各部门及成员的分目标，使组织各部门、各成员都能明确自己的任务、方向和考评方式，相互之间协调配合，为实现组织目标而共同努力。

（二）强调自我管理

目标管理又称责任制管理，基本精神是以自我管理为中心。在目标管理中，管理者的职责主要是制定和分解目标，最后依据目标进行考核。目标管理是以目标激励组织成员，对照目标进行自我管理和自我控制。用"自我管理"替代"压制性管理"，有利于提高组织成员的工作积极性与创造性，增强组织成员的责任感。

（三）强调自我评价

目标管理在确定分目标后，就明确了目标的考评方式、内容和奖惩措施。管理者应定期检查和考核目标的实际进展情况，并及时反馈，同时指导组织成员按照目标考核要求进行自我检查和控制，自我评价目标的完成情况。

（四）重视工作成果

目标管理也称成果管理，追求的是组织和组织成员在一定时期内应该达到的工作效果。目标管理将评价重点放在工作成效上，按照目标考核体系对组织成员进行客观、公正的评价，使评价更具有针对性和建设性。

（五）重视整体性管理

目标管理是将总目标逐级分解，各分解目标要以总目标为依据，方向要一致，每个部门、每个成员需要相互合作、共同努力，以保障总体目标的顺利达成。

> **考点提示**
>
> 目标管理的特点。

三、目标管理的过程

目标管理是通过一个过程来实现的。这个过程分为目标制定与展开、目标实施、成果评价3个阶段。这3个阶段相互制约，周而复始，呈螺旋式上升，使组织不断达到更高的目标。

（一）目标制定与展开

实施目标管理的第一步是制定一套完整的目标体系，也是目标管理中最重要的一步。这一阶段的中心任务是上下协调，制定好各级组织的目标。具体工作包括以下3项：

1. **制定总目标**　在综合分析内外部因素的基础上，以组织的宗旨或任务为指导，确定组织的总目标。要求各级管理者充分讨论，集思广益，使组织总目标的确定比较切合实际，符合组织的根本利益和要求，为总目标的进一步展开奠定基础。

2. **目标展开**　把组织的总目标逐级分解落实到每一个部门、岗位、个人。上一级组织的实施目标措施，往往构成下一级组织的目标，层层展开，形成目标分解体系，如图3-1所示。在总目标的展开过程中，并不是强行下达计划任务与指标，而是上级与下级充分协调、共同确定目标。分目标要与总目标保持一致，个人目标要与总目标协调。

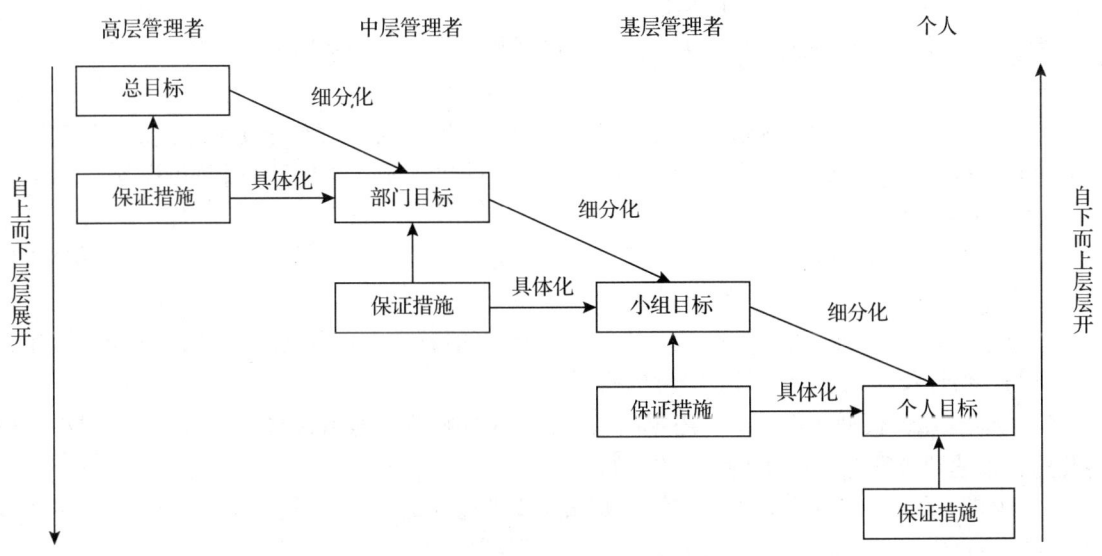

图 3-1　目标管理体系示意图

3. 定责授权　每一个目标都应明确责任主体。在目标体系形成后，需要重新审查现有的组织结构，根据目标要求进行调整，明确职责分工。根据目标的大小、特点与难易程度，确定相应权限，预先明确奖罚标准。上级与下级达成协议后，编写目标责任书，以便授权执行，保证目标的完成。

> **知识链接**
>
> ### SMART 原则
>
> 目标考核的前提是将目标量化。目标的量化主要体现在目标设计上应遵循 SMART 原则。
>
> S-Specific：明确性，目标要具体、明确。在目标的陈述中，必须明确目标的执行者，规定实现目标的时限，以及确定实现目标的范围和基本前提条件。让考核者与被考核者能准确理解目标。
>
> M-Measurable：可衡量性，目标要量化或行为化，考核时可以采用相同的标准衡量。
>
> A-Attainable：可实现性，目标应具有一定的难度，具有挑战性。在付出努力的情况下可以实现，避免设立过高或过低的目标。过低的目标不能有效激发成员工作的主观能动性，而高不可攀的目标则会挫伤员工的积极性。
>
> R-Relevant：相关性，目标要和被考核者的本职工作有相关性。
>
> T-Time bound：时限性，目标必须有特定时限，要在规定的时间内完成，时间一到，就要看结果。

（二）目标实施

目标管理强调执行者采取自我管理的方法，围绕各自的目标，自主、自治、自行决定实现目标的方法与手段，调动各种积极因素，在自己的权责范围内保证目标的顺利实现。这一阶段不等于管理者可以撒手不管。管理者的工作包括以下3项：

1. 咨询指导　在目标实施过程中，管理者应当积极帮助下属，提供咨询服务，尽可能指导下属提高工作效率。特别对于缺乏工作经验的下属，更应当给予支持和指导，但是这种咨询指导要征得下属的同意，不能强制干涉下属的工作。

2. 跟踪检查　管理者必须随时跟踪每一个目标的进展，定期检查目标的实施情况，建立信息反馈制度，及时发现问题，及时纠正偏差，帮助解决实施过程中出现的困难、问题，以确保目标的实现。

3. 协调平衡　在目标实施过程中，管理者要对人、财、物、信息等资源进行必要的横向协调，合理安排使用，以平衡各部门、岗位的发展，为目标管理活动的正常开展创造条件。

（三）成果评价

这是目标管理的最后阶段，主要任务是根据目标评价完成的成果，并进行奖惩。具体工作包括以下3项：

1. 评价工作　达到预定的期限后，按照事先制定的目标，对照工作成果进行评价。采用自我评价与上级评价相结合，共同认定目标的完成情况。

2. 实施奖惩　根据评价结果，按照预先协商的奖罚标准，对目标责任部门和个人进行相应的奖惩，以达到激励先进、鞭策后进的目的。

3. 总结经验　对目标实施中存在的问题和经验进行总结，分析原因，吸取教训，以利于今后工作的改进。同时共同制定下一阶段的目标，开始新的目标管理循环。

第三节 时间管理

案例 3-3

陈某，女，护理学专业本科毕业，至今已工作满5年。今年被聘任为某三甲医院肿瘤科的护士长。她上任后，工作负责，勤勤恳恳。每天都能在病房看到她忙碌的身影。她每天不是帮助主班护士处理医嘱，就是帮助治疗护士为患者静脉输液，或者去参加各种会议，去整理库房，去修理值班室里掉下来的窗帘等。遇到一些特殊情况如危重患者抢救、复杂技术操作时，她也会亲力亲为。但忙碌下来后，陈护士长总觉得自己一事无成，许多个人理想和科室目标都不能付诸行动，经常感叹"没有时间"。

问题与思考：
1. 什么是时间管理？
2. 陈护士长应如何合理安排自己的工作时间？

时间赋予每一个人都是公平而宝贵的，也是固定而有限的。有的人能很好地利用时间，获得成功且事半功倍；而有的人却碌碌无为、虚度年华。护理工作繁杂，瞬息万变，常常需要应对意外情况的发生，甚至需要争分夺秒地抢救生命。因此，科学而有效地管理时间显得尤为重要。管理者必须学会有效管理有限的时间，才能在管理活动中充分利用自己的时间，同时充分珍惜他人的时间，提高时间的利用率和有效性，从而提高整个组织的效益。

一、时间管理的概念

从古至今，人们从不同的角度概括了对时间的认识。有人说时间是财富、是生命、是知识。马克思主义的时空观认为："时间是运动着的物质的存在形式。"时间是物质存在的一种客观形式，时间不能脱离物质而独立存在，没有物质也就没有时间；同时，物质也不能脱离时间而存在，运动着的物质也只有在时间内才能运动。时间是不可再生的无形资产，具有供给无弹性、单向性、不可取代性、无存储性等特点。

时间管理（time management）是指在同样时间的消耗下，为提高时间的利用率和有效性而进行的一系列的活动，包括对时间进行有效的计划和分配，以保证重要工作的顺利完成，并留出足够的余地处理突发事件或紧急变化。

知识链接

习近平古语"劝学"：惜时

青年是苦练本领、增长才干的黄金时期。"青春虚度无所成，白首衔悲亦何及。"——2019年4月30日，习近平在纪念"五四运动"100周年大会上的讲话。（古语出自唐代权德舆《放歌行》。释义：年轻的时候虚度光阴、无所作为，等到了老年，即使再心怀悲戚，也于事无补了。）

"少年辛苦终身事，莫向光阴惰寸功"。要比就比谁更有志气、谁更勤奋学习、谁更热爱劳动、谁更爱锻炼身体、谁更有爱心。——2014年5月30日，习近平在北京市海淀区民族小学主持召开座谈会的讲话。（古语出自唐代杜荀鹤《题弟侄书堂》。释义：年少时勤奋努力，必将终身受益，岁月匆匆，切莫懒惰懈怠，虚度光阴。）

考点提示

时间管理的概念。

二、时间管理的方法

(一) ABC 时间管理法

ABC 时间管理法由美国管理学家莱金(Lakein)提出,他建议编制每日工作时间表,根据工作目标确定工作内容,将待办的工作按照重要性分为 ABC 3 个类别:A 类是最重要、最迫切且必须完成的工作;B 类为较重要、一般迫切的工作;C 类为不重要、可以暂时搁置的工作。ABC 时间管理法的核心是抓住主要矛盾,解决主要问题,保证重点工作,兼顾一般工作,达到有效利用时间,提高工作效率的目的。ABC 时间管理法的步骤如下:

1. 列出清单　每日工作开始前,列出全天的工作清单。
2. 目标分类　对清单上的工作进行分类,对于常规性、固定的工作,如召开交班会、核对医嘱,按程序办理。
3. 排列顺序　根据工作内容的重要性及紧迫性进行分析,确定 ABC 类别(表 3-1)并按 ABC 类别顺序列出相应的工作内容。
4. 分配时间　按 ABC 类别进行时间预分配,制定 ABC 工作分类表(表 3-2)。

表 3-1　ABC 类事件的特征及管理要点

分类	占工作总量的比例	特征	管理要点	时间分配
A 类	20%~30%	最重要 最迫切 对目标实现影响大	必须做好 必须现在去做 必须亲自去做	占总工作时间 60%~80%
B 类	30%~40%	较重要 一般迫切 对实现目标影响不大	一般管理 最好亲自去做 也可授权别人去做	占总工作时间 20%~40%
C 类	40%~50%	无关紧要 不迫切 对实现目标影响小或无影响	不必管理 有时间就做	可以不占工作时间

表 3-2　ABC 工作分类表(示例)

类别	工作项目	时间预分配	实际完成时间
A 类	(1)…… (2)…… ……		
B 类	(1)…… (2)…… ……		
C 类	(1)…… (2)…… ……		

5. 实施　按照 ABC 工作分类表进行工作，首先全力投入 A 类工作，在 A 类工作全部完成后再进行 B 类工作。对于 C 类工作，应暂时搁置，也可委派他人去完成，以节省时间。各项工作完成后要及时记录其实际消耗的时间。

6. 评价　将计划完成所需的时间和实际工作消耗的时间进行对比，自我评价时间使用效率及目标完成情况，并及时作出调整。

（二）四象限时间管理法

四象限时间管理法由美国管理学家史蒂芬·科维（Stephen R. Covey）提出，他建议将工作按照重要性和紧迫性两个不同的维度进行划分，分为 4 个"象限"，把所有工作纳入 4 个象限，按照 4 个象限的要求，灵活而有序地安排工作（图 3-2）。

1. 第一象限　指既紧急又重要的工作。这类工作需要马上处理，具有时间的紧迫性和内容的重要性，无法回避且不能拖延，必须优先处理，如抢救患者、物质缺乏、人员短缺。在工作中，应尽量减少此类事件的发生，避免陷入"救火队员"模式。

2. 第二象限　指重要但不紧急的工作。这类工作时间要求上不紧迫，不需要立刻去处理，但具有重大的影响，如质量安全检查、护理人员培训。管理者需要把主要精力和时间重点放在此类工作上，做到未雨绸缪，避免此类工作发展为重要且紧急的事务，从而浪费紧急状态下的时间。

3. 第三象限　是指不重要但紧急的工作。这类工作常导致认识上的误区，即紧急的事情都很重要，而将大量的时间都花费在处理此类事务上，结果忙而无功。因此，管理者要善于运用授权的艺术处理此类事务，如家属到护士站询问病情。

4. 第四象限　是指既不重要也不紧急的工作。这类工作通常是些琐碎的杂事，既没有时间的紧迫性，也没有重要性，因此，要尽量放弃处理或留到空闲时间处理，如处理重复性文件。

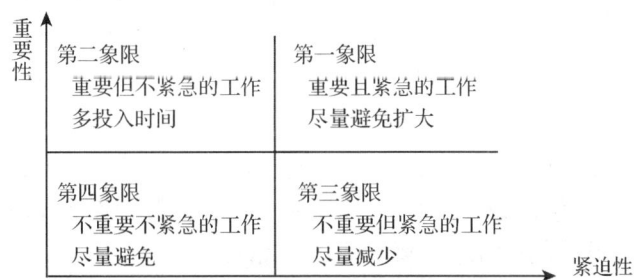

图 3-2　时间管理的 4 个象限

 考点提示

ABC 时间管理法的分类与步骤；四象限时间管理法的分类。

三、时间管理的策略

在时间管理中有一些基本的策略，管理者掌握这些策略，灵活应用，可以防止时间的浪费，同时提高时间的有效性。

（一）评估时间的使用情况

评估自己工作时间的具体使用情况是有效管理时间的第一步。通过评估，及时了解每项管理活动所需要的时间，了解自身浪费时间的情景或因素，从中分析个人的最佳工作时间，找出

"不必做"的事情,可以"授权"处理的事情,以及浪费别人时间的活动。

(二)利用高效率时间段

充分认识个人最佳工作时间段是提高时间利用效率的基础。每个人都有自己的时间分配规律,挖掘自己最佳的工作时间段,掌握自己的生物钟周期,利用精力和体力最佳的时间段做最重要、最需要专心的工作,在精力和体力较差的时间段做例行工作和次要工作,提高时间利用率与有效率。

(三)简化工作流程

工作流程必须适当地简化,有限的时间资源才够使用。鼓励预约谈话,尽量减少无效的会议,简化办事程序,减少不必要的环节,提高办事效率。

(四)培养专注力

事先规划好工作清单,明确具体目标,先做重要的、有价值的工作。重要的工作需要连续的工时来处理,每段时间专注于完成一项任务,在工作中保持专注,集中注意力,尽可能地避免干扰和分心。这样不仅可以提高工作效率,还可以避免漏做或出错。注意不要试图将不重要的事情做得完美。

(五)学会授权

授权是指在不影响个人原有工作责任的情况下,将自己的某些任务改派给另一个人,并授予完成任务所需要的权利。凡不是自己必须做的事情就可以交给别人去做,最理想的是让最擅长的人完成其最擅长的部分。授权应该是一种法定合约行为,管理者和下属都应该了解和同意授权行为以及附加的条件。

(六)敢于拒绝

"拒绝"是一种"量力"的表现。管理者掌握拒绝的艺术是有效时间管理的手段之一,它可以更好地保护自己的时间和精力,避免做一些不必要的事情。在处理日常工作中,出现下列情况时,管理者应该有所取舍,合理拒绝:处理不符合个人专业或职务目标的事项;处理不感兴趣的事项;处理不属于自身职责范围内的事项;非个人力所能及的事项。管理者拒绝时应注意运用一定技巧与艺术,避免伤害他人,或影响今后的工作。

(七)避免拖延

拖延是最容易让人浪费时间的行为。时间管理强调自我管理,管理者必须要有强烈的时间观念,宜赶早,不赶晚,摒弃拖延的陋习。为了避免拖延,最好给任务设定一个合理的最后期限,工作中谨记各项任务的截止时间,确保按时完成任务。

(八)利用碎片时间

常言道,"不积跬步,无以至千里;不积小流,无以成江海"。碎片时间一般为通勤路上、点餐后等待的时间、无聊会议时间、排队时间等,这些碎片时间看起来没有用处,但是利用每天不知不觉浪费掉的碎片化时间,主动性地吸收一些知识,或者完成一些小任务,积少成多,可最大限度地提高工作效率。

(九)保持心理健康

情绪状态会影响工作效率。当情绪低落时,会导致注意力涣散、反应迟钝、工作拖沓,甚至出现错误。因此,管理者要学会控制自己的情绪,避免因情绪因素影响自己的工作效率,能够做到在几分钟之内从不良情绪中解脱出来,减少时间浪费,提高工作效率。

第四节　管理决策

案例 3-4

某医院护理部为了提高护理质量和水平,针对护理队伍现状,决定进一步加强护理队伍内涵建设,通过召开多次护士长会议,集思广益,最终制订了护理队伍人才培养规划。其内容为:①分层级培训,包括护士规范化培训、专科护士培训、护理师资队伍培训、护理管理队伍培训、护理专家队伍培训;②分层级考核,包括护士长及高年资护士考核、低年资护士考核、护理师资及专科护士考核;③分层级管理,落实学分制管理,将培训考核成绩纳入年度考核等。

问题与思考:
1. 什么是管理决策?
2. 你对护理管理者的该项决策有何评价?

美国管理学家赫伯特·西蒙(Herbert A. Simon)认为,"管理就是决策",决策是管理工作的本质,管理的各项职能都离不开决策。科学的决策起着避免盲目性和减少风险的作用。护理管理者必须充分认识决策的重要性,掌握科学的决策方法,以适时作出恰当的决策。

一、决策的概念

决策(decision-making)是指为实现预定的目标,在多个备选方案中选择最佳方案的过程。广义的决策是一个过程,包括在作出最后选择之前必须进行的一切活动。狭义的决策是一种行为,指在几种行动方案中作出最终的选择。

二、决策的类型

按照不同的分类方法可将决策分为不同的类型。

1. **按决策内容的涉及面不同分类**

(1) 战略决策:是指直接关系组织的生存与发展,具有全局性、长远性的大政方针的决策。这类决策主要由高层管理者制定,如医院的机构改革。

(2) 战术决策:又称策略决策,是指为了实现战略目标而作出的带有局部性的具体决策。一般由中层管理者制定。如为了配合医院的机构改革,护理部制订了护理人才队伍的建设规划。

(3) 业务决策:又称日常管理决策,是指在日常工作中,为了提高生产效率、工作效率所作出的决策。一般由基层管理者制定,如医院护理工作的日常分配与检查。

2. **按决策的重复程度分类**

(1) 程序化决策:又称常规决策,指按预先规定的程序、处理方法和标准来解决管理中经常出现、重复性的问题所作出的决策。如常见病的护理常规、护理质量的控制标准。

(2) 非程序化决策:又称非常规决策,指为解决偶然出现、非例行的问题所作出的决策,如医院新项目的开发。这类决策无先例可循,具有不确定性。决策的正确与否在很大程度上依赖于决策者的知识、实践经验、洞察力、逻辑思维判断等。

3. **按决策的主体分类**

(1) 个人决策:是决策者只有一个人,如院长负责制。优点是决策迅速,责任明确。缺点是决策质量和可执行性完全依赖于决策者个人的知识水平、经验和态度等，具有局限性。

（2）**集体决策**：是由两人或两人以上组成的集体共同作出的决策，如职工代表大会的投票表决。优点是可以集思广益，弥补个人决策的不足，决策更易被接受与执行。缺点是决策迟缓，倾向于折中，责任不明。

4. 按决策条件的可控程度分类

（1）**确定型决策**：指在决策所需要的各种情报资料已完全掌握的条件下所作出的决策。确定型决策的条件和风险都是确定的，一般可以预计到最后的结果。对经常出现又有一定处理规范、有章可循的问题作出的决策，就属于确定型决策。

（2）**风险型决策**：指决策者根据几种不同自然状态可能发生的概率进行的决策。每个方案的执行都可能出现几种结果，各种结果的出现有一定的概率，决策的结果只能按概率来确定。如投资银行理财产品就属于风险性决策，决策者需要权衡利弊，择优作出选择，并作好应对措施，以防不测。

（3）**不确定型决策**：指在不稳定条件下进行的决策。决策所需要的各种情报资料无法掌握，每个方案的执行可能出现不同的结果，且各种结果出现的概率是未知的。不确定性决策需要决策者广泛收集各种情报资料，灵活应对。

 考点提示

决策的类型。

知识链接

头脑风暴法

在管理决策的过程中，护理管理者最常用的方法是头脑风暴法。头脑风暴法，又称智力激励法，是由美国创造学家亚历克斯·奥斯本首创的一种激发创造性思维的方法。头脑风暴法是让成员集中在一起，召开专题会议，主持者以明确的方式向所有的参与者阐明问题，说明会议的规则，尽力创造融洽、轻松的会议气氛。鼓励每位成员针对问题独立思考，广开思路，畅所欲言，尽可能多地提出意见和建议。管理者不对这些建议或意见进行任何评价，防止屈从压力，这种决策办法有利于产生新观念和激发创新设想。如护理管理者要优化某项护理工作流程，多次召开护士长专题会议，让护士长设想一套便于护理人员提高工作效率和护理质量的新流程或新方法。

三、决策的原则

正确的决策是管理工作的基石。在进行决策时必须遵循一定的原则，才能保证决策的正确性。

1. **科学性原则**　决策必须尊重科学，遵循客观规律，实事求是，用科学的方法分析，才能降低决策风险，提高决策质量。科学性原则要求决策的事情在客观上、技术上是可能的；在经济上、发展上是有利的；在实施上、建设上是可行的。

2. **民主性原则**　坚持民主性原则对于决策是否成功至关重要。决策者要充分发扬民主作风，调动决策参与者以及决策执行者的积极性和创造性，共同参与决策活动，发挥集体的智慧与力量，最大限度地保障决策的正确性。

3. **可行性原则**　决策者在作出决策时，应从实际出发，分析组织的人力、物力、财力、科技水平等条件，分析组织发展过程中可能出现的各种变化，预测决策实施后产生的影响和效果，进行周密论证。可行性分析是可行性原则的外在表现，只有经过可行性分析后选定的决策方案，才能最大限度地保障决策的实施。

4. 整体性原则　决策者在决策时，应将决策对象看成一个整体，将各个部分的特性放到整体或系统中去权衡，以整体的总目标来协调各个部分或子系统的目标。从组织的整体利益出发，按照整体利益的要求进行合理决策。

四、决策的程序

决策是一个提出问题、分析问题、解决问题的动态的过程，需要按照一定的程序进行，决策过程通常包含以下6个步骤：

1. 识别问题　识别问题就是要找出现状与预期结果的偏离，是决策过程的开始。如果识别问题不当，所作出的决策将无助于解决真正的问题。决策者需要密切关注其责任范围内的各种情报资料，判断实际状况与所预期状况的差异，发现潜在的机会或问题。

2. 诊断原因　识别问题不是目的，关键是弄清问题的本质，诊断出问题产生的原因，找出问题产生的影响因素，才能确定决策目标。可以通过尝试性地询问来发掘问题的原因，如哪一类人与问题有关？属于哪一类型的问题？组织内外的什么变化导致了问题的产生？

3. 确定目标　找到问题及其原因之后，应该分析问题的各个构成要素，明确各构成要素的相互关系并确定重点，以确定决策所要达到的预期结果，即确定目标。合理的目标应当内容明确，有时间规定，有责任人和可操作性指标，并符合实际情况。

4. 拟定备选方案　明确了解决问题要达到的目标后，就要从多方面寻找实现目标的有效途径。决策者要集思广益，尽可能拟定出符合约束条件下的多个可行方案，并对每个行动方案的潜在结果进行预测。除了借鉴经验外，创新因素的运用是最重要的，应注意与创新方法的适度结合。

5. 综合评价并选定方案　这是决策过程中最为关键的一步，是在备选方案中合理选出最优方案，或者在多种方案的基础上归纳出一套最优方案。决策者通常可以从3个方面评价和选择方案，依次是行动方案的可行性、行动方案的有效性和满意程度、行动方案在组织中产生的结果。采用统一客观的量化标准进行衡量，有助于提高选择过程的科学性。

6. 实施决策并评价反馈　决策不仅是制定并选定方案，还必须将方案付诸实践，并制定出能够衡量其进展状况的监测指标。由于主观与客观情况的变化，方案的实施并非都能依照既定计划，因此在实施方案的过程中应建立信息反馈渠道，广泛收集信息，及时有效地进行追踪评价，发现偏差，找出原因，纠正偏差，以确保决策的顺利实施。

思政园地

用奋斗书写青春色彩

蒋艳，2023年第49届南丁格尔奖章获得者，四川大学华西医院护理部主任、华西护理学院副院长、博士研究生导师。2020年8月，当选为美国护理科学院院士。

1992年，读中专的蒋艳发现，身边很多医生都是本科学历。她说："护理专业在发展，我也要提升学历。学习到更多的知识，就能为患者做更多的事，帮助到更多的患者。"

1995年，她进入泸州医学院附属医院工作。凭着"一股劲"，1997年，她开始参加自学考试，13门理论课都一次性过关后，她到华西医院实习，听说可以通过成人高考去上脱产本科。

2000年，向往大学生活的她报考了护理专业本科。由于没上过高中，只能把高一到高三的数学书借回来自学，英语就一字一句地练和背。靠着坚持和毅力，她在2000年9月考入四川大学华西医学中心护理专业本科。

通过自学，蒋艳一次性高分通过英语四、六级考试，她决定继续深造。2002年9月，以第二名成绩考入北京协和医学院护理研究生。2014年，到美国明尼苏达护理学院进行为期一年访学，2015年，获得了四川大学华西护理学博士学位。

本 章 小 结

计划是管理的首要活动，是其他管理职能的基础与前提条件。本章内容从计划概述、目标管理、时间管理和管理决策4个方面展开。从介绍计划、目标管理、时间管理和管理决策的概念入手，重点讲解了计划的种类、制订计划的原则和步骤、目标管理的特点及过程，时间管理的方法与策略，决策的类型、决策的原则与程序。通过学习，能够充分认识到计划在护理管理中的重要性，决策在护理管理活动中的重要地位和作用，以及目标管理和时间管理对于提高护理管理能力起到较大的作用，有利于提高护理管理过程的效率和效益。

思 维 导 图

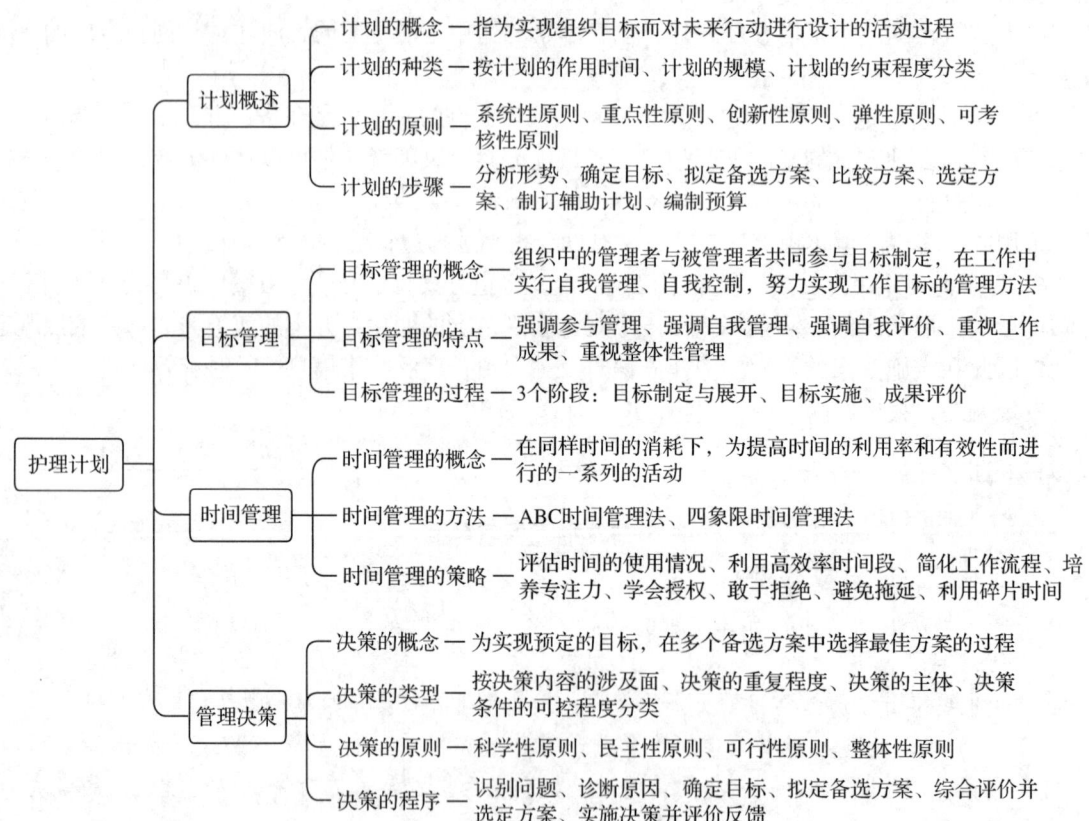

第三章 护理计划

自 测 题

一、选择题

A_1/A_2 型题

1. 在管理的职能中,最基本的职能是
   A. 计划职能　　　　　B. 组织职能　　　　　C. 控制职能
   D. 领导职能　　　　　E. 人力资源管理职能

2. 用数字表示预期效果的一种数字化的计划是
   A. 宗旨　　　　　　　B. 预算　　　　　　　C. 目标
   D. 策略　　　　　　　E. 规划

3. 患者,女,24岁。因中暑入院,护士正在为患者静脉输液。按照ABC时间管理法,该工作属于
   A. A类工作　　　　　B. B类工作　　　　　C. C类工作
   D. 常规工作　　　　　E. 本职工作

4. 患者,男,40岁。因车祸导致脾破裂、失血性休克急诊入院。急诊科护士立即对患者进行急救。按照四象限时间管理法,该工作属于
   A. 重要但不紧急的事务　B. 不重要且不紧急的事务　C. 重要且紧急的事务
   D. 不重要但紧急的事务　E. 影响不大的事务

5. 张护士长,凡事亲力亲为。她经常跟护士一起参加晨间护理、到药房领取药品、核对医嘱等,常需要加班到很晚才能回家。该护士长不能按时完成工作的原因是
   A. 无效沟通　　　　　B. 突发事件干扰　　　C. 文书工作繁
   D. 未能充分授权　　　E. 决策能力差

6. 某医院按照目标管理的要求对护士进行考核,并将考核结果与护士的绩效奖励挂钩。这属于目标管理步骤的
   A. 授权阶段　　　　　B. 评价阶段　　　　　C. 制定目标阶段
   D. 组织实施阶段　　　E. 控制阶段

7. 李护士长,欲组织对某方案进行分析和论证,以便挑选最有效、最恰当的解决问题的措施,此种行为属于决策步骤中的
   A. 确立问题　　　　　B. 方案评估　　　　　C. 拟定方案
   D. 方案选择　　　　　E. 方案实施

A_3/A_4 型题

(8~10题共用题干)

某医院护理部结合护理队伍现状及工作目标,制订了护理人才招聘计划,拟在本年度新聘护士80人,以充实护理队伍,保障护理人力资源配置。

8. 护理部制订护理人才招聘计划的第一步是
   A. 分析形势　　　　　B. 设立方案　　　　　C. 确定目标
   D. 评估资源　　　　　E. 计划预算

9. 该招聘计划属于
   A. 长期计划、战略性计划　　　　　　　　　B. 长期计划、战术性计划

C. 短期计划、战略性计划 D. 中期计划、战略性计划
E. 短期计划、战术性计划

10. 制订该招聘计划工作的核心步骤是
    A. 评估形势 B. 制定目标 C. 拟定方案
    D. 作出决策 E. 预算

（11～12题共用题干）

11. 某医院护理部在制定年度工作目标时要求是"使护理人员正确给药的服务质量达到100%"，这体现了目标的
    A. 明确性 B. 可测量性 C. 现实性
    D. 相关性 E. 重点性

12. 进行该目标管理的基本过程为
    A. 制定目标—考核目标—实施目标
    B. 考核目标—实施目标—制定目标
    C. 制定目标—实施目标—考核目标
    D. 实施目标—考核目标—制定目标
    E. 计划—实施—反馈

二、简答题

1. 目标管理的特点有哪些？
2. ABC时间管理法的步骤有哪些？

三、案例分析

李护士长是某三级甲等医院心血管科刚聘任的护士长，她工作认真肯干，事事亲力亲为，从早忙到晚，还常常要加班，一天工作下来感到非常辛苦，觉得自己就像消防员一样哪里着火就扑向哪里，但也没有做出成绩，因此李护士长觉得身心疲惫。以下是她按时间顺序记录的一天所从事的工作内容及时间消耗状况：

序号	工作内容	时间消耗	序号	工作内容	时间消耗
1	晨交班	15 min	10	一名患者病情加重需抢救	40 min
2	查房	30 min	11	协调抢救药品与联系相关科室会诊	20 min
3	传达会议内容	10 min	12	抢救中护士意外锐器伤	20 min
4	接听咨询电话	20 min	13	两名手术后患者回病房	30 min
5	接待患者及家属的询问	40 min	14	后勤维修因物品不足要申请购买	30 min
6	与主任商讨病房有关问题	30 min	15	病房大查房	1 h
7	解决纠纷	1 h	16	护士业务学习	20 min
8	病房水龙头漏水需要维修	30 min	17	临时接通知要进行大检查	30 min
9	新实习生到病房需要安置	30 min	18	科室活动要外出购买物品	1 h

【问题】
1. 李护士长在工作中的时间使用是否存在问题？为什么？
2. 你能给李护士长哪些有效的时间管理的建议？

（林　锋）

第四章 护理组织

学习目标

知识目标：
1. 简述组织的概念、分类和设计原则，我国卫生组织系统的管理机制；叙述组织设计的概念和程序；描述组织变革的动力、阻力及程序。
2. 说明组织文化的意义。

能力目标： 能按照组织设计的要求进行组织设计；能够运用组织文化的建设要求，营造良好的组织文化氛围。

素养目标： 具备勇于创新的精神和关怀患者的职业素养。

案例 4-1

某医院的护士小李刚刚被提拔为护士长，她及时了解自己的岗位职责，常给本科室的护士强制安排工作任务，对一些自愿参加的活动也做强制要求。护士们都不同程度地出现了倦怠情绪，纷纷去找科室的带教老师诉苦。带教老师为人随和，业余生活中擅长跳舞，年轻护士们都很仰慕她，她平时非常关照科里的护士们，护士们遇到困难她都积极帮忙解决。护士长认为，带教老师这是搞小团队，带领护士不配合她的工作，这种小团体只会给自己的工作开展带来负面影响。

问题与思考：
1. 如何看待护士长对这种小团体的认识？
2. 如果你是护士长小李，该如何发挥非正式组织的优势？

第一节 组织概述

一、组织的概念与要素

（一）组织的概念

组织具有动词和名词两方面含义。组织的动词性概念是指通过组建机构并调配资源，使人、财、物等得到合理使用，从而更有效地实现目标。组织的名词性概念是指为达到共同目标，而建立起来的集团和权力系统。大学、医院、红十字会、妇女联合会等都是组织。管理学中的组织是指按照一定目的、程序和规则组成的一种多层次、多岗位以及具有相应人员隶属关系的权责角色结构，它是职、责、权、利四位一体的机构。

 考点提示

组织的概念。

组织包含了以下几层含义：①组织是实现目标的工具；②组织必须是由两人及两人以上组成的集合；③组织必须有共同的任务或目标，如医院的目标是以患者为中心，满足大众健康的需求；④组织必须有不同层次的分工与协作，如医院工作主要有医疗护理服务和后勤保障两大系统，前者有诊疗和护理两大业务主体，主要完成以患者为中心、提供优质服务的任务；后者由支持、扩展部门组成，主要任务是保障诊疗和护理工作正常运行；⑤组织要有不同层次的权力与责任制度，如医院各部门医护人员具有行使医疗护理的权力和救死扶伤、防病治病的责任。

（二）组织的要素

组织主要包括以下五大要素。

1. **目标与任务** 组织目标是组织自我设计与自我维持的依据，也是组织成员进行活动的行为指南和工作的努力方向。组织目标必须与社会需求相适应，组织才有生命力。如医院的组织目标就是"以人的健康为中心，满足大众的健康需求"。组织任务是组织实现组织使命，履行社会责任的基础。组织目标确立后，围绕组织目标分配工作任务，使各部门成员明确自身的工作内容与职责。组织工作就是分配任务的过程。如医院组织工作可分为两大类：一类是提供满足患者和大众健康需求的服务，相应的部门有门诊部和急诊科、住院部等；另一类由所有支持和保障工作部门构成，相应的部门有总务后勤部、辅助检查部、财务部等，他们的主要任务是保证服务部门的工作正常有序开展。

2. **职权与职责** 职权是指组织内由一定的正式程序所赋予某项职位的权力，是履行岗位责任的重要手段之一。职责是某项职位应该完成某项任务的责任。组织中职权和职责应相对应和统一，即组织根据各成员所承担的责任情况，赋予相应的职位权力，使各级管理人员能够采取一系列行动完成本部门工作任务，最后实现组织目标。例如：护理部主任、科室护士长因管理岗位不同行使的职权、承担的职责也不同。

3. **物质与精神** 物质要素是指组织内为保证组织目标实现所需的必要资源，包括组织内的人、财、物等。例如护理组织内有护理部主任、科护士长、护士长和护士等专业技术人员，有开展各项工作所需的经费预算与支出，有护士站、办公室及病房等场所，以保证护理工作的正常运行。精神要素是组织内成员的权利、职责、工作规范、生活准则、服务精神、认同感与归属感等，如医院的服务宗旨、护理人员的奉献精神、护理团队文化和护理人员的价值观。

4. **技术与质量** 技术与质量是组织实现目标、满足社会需求的根本保证。医院必须拥有德才兼备、业务精良的护理人员队伍，才能为社会提供高质量的医疗服务，满足大众的健康需求。持续并加强进行护理组织质量管理，是组织生存发展的基础，是管理的核心，是实现医院总体目标和自身发展的关键。

5. **适应与发展** 受内外环境的影响，组织也会成长、发展、衰落、消亡。所以为了生存和发展，组织必须不断获取信息，根据环境变化调整组织目标和工作内容，才能在市场竞争中立于不败之地。如随着医学模式向"以人的健康为中心"转变，医院的医疗与护理模式也应做出相应调整，才能满足社会及人们对健康的需求，才能适应社会不断发展的需要。

二、组织的分类与职能

（一）组织的分类

根据组织的特点，组织可分为正式组织和非正式组织（表4-1）。

1. **正式组织（formal organization）** 指为了实现组织目标而按一定程序建立、具有明确职责和协作关系的群体。正式组织的组织结构和成员的权力、义务由上级管理部门规定。正式组织成员的活动必须服从所属机构的规章制度与组织纪律，如医院的护理部就是正式组织。正式组织一般有组织系统图、组织章程、职位及工作标准说明等文件。

2. 非正式组织（informal organization） 最早由美国管理学家梅奥通过"霍桑实验"提出，是人们通过共同工作，自然形成的以感情、喜好等情绪为基础的松散的、没有正式规定的群体。其重要功能是为了满足个人的需要，进行相互帮助，又被称为心理社会体系。如医院内的同乡、同学、棋友、球友等形成的小圈子。

表4-1 正式组织与非正式组织特点

正式组织	非正式组织
1. 组织目标具体 2. 正式组织的权力由组织赋予，具有强制性、正统性、合法性和稳定性等特点 3. 正式组织的结构一般具有层级式的等级特点 4. 正式组织的信息沟通渠道是由组织规章提供的 5. 讲究效率	1. 具有一定的群体目标，不一定有明确的规章制度 2. 成员有共同的思想和兴趣 3. 成员间有较强的内聚力及行为的一致性 4. 有不成文的行为规范控制成员的行为和奖惩方法 5. 没有法定的组织机构和职位，存在不稳定性 6. 组织领袖没有法定领导的权力，但具有较大的个人影响力

正式组织中一般都存在着非正式组织。通常组织管理是针对正式组织而言，但非正式组织对管理工作也起着不可忽视的作用。非正式组织对组织目标的实现既可能产生积极作用也可能产生消极作用。作为管理者要认识到非正式组织存在的客观性和必要性，通过建设正确的组织文化去影响非正式组织成员的行为，发挥非正式组织的积极作用。尽可能使非正式组织同正式组织协调起来，相互补充，尽最大可能提高正式组织的运作绩效，才能有利于正式组织目标的实现。

考点提示

组织的分类。

（二）组织的职能

组织的职能是管理者为实现组织目标而进行的结构设计、岗位设置、人员分工、职能划分等工作。包括以下内容：

1. 组织设计　确定组织工作目标，根据组织目标，设计并建立一套特定组织机构和职位系统。主要包括：个体工作设计、群体工作设计和组织结构设计。

2. 组织分工　将业务工作进行分组归类，并把工作细化成各种具体任务，使组织中的每个成员有明确的工作责任。按各种职务的不同组成部门，确定各部门机构的职责范围，赋予相应的职权，并为组织成员提供工作环境。

3. 组织联系　通过横向与纵向联系组织内各层次、各单位，明确各层次、各单位之间分工协作关系，确保组织成员了解自己在组织中的工作关系和隶属关系。

4. 组织运作　建立组织内的信息沟通渠道，并与其他管理职能配合，保证组织内各项职能正常有效地发挥作用。

5. 组织变革　根据组织内外环境和要素的变化，适时调整组织目标、结构、职权、制度和人员等，使组织不断与外界交换能量，确保组织持续生存与发展。

三、我国卫生组织系统

我国卫生组织系统以行政体制为基础建立，在不同行政地区设置不同层次和规模、大小不一的卫生组织机构。每个层次的卫生组织机构都按医疗、预防、保健、教育和科研等主要职能配置。

（一）卫生组织的分类及其功能

按照性质和职能，我国的卫生组织可分为3类：卫生行政组织、卫生事业组织、群众性卫生组织。

1. 卫生行政组织　它是行使卫生管理职能的国家公务机关，负责贯彻执行国家卫生工作方针、政策，编制卫生工作计划，制定卫生法规，领导国家和地方卫生工作，行使管理职能。

卫生行政机构随中央、省（自治区、直辖市）、地（市）、县（区、市）各级人民政府设立，在各级地方政府及上级卫生行政机构的双重领导下负责所管辖区域内的卫生行政工作。国家设国家卫生健康委员会，是国务院综合管理全国卫生健康工作的职能部门，是我国最高卫生行政机构。省（自治区、直辖市）、地（市）、县（区、市）分别设卫生健康委员会，乡镇或城市街道办事处设卫生专职干部，负责所辖地区的卫生工作。

卫生行政组织的主要任务包括贯彻国家卫生工作方针、政策，结合各地的实际情况，制订卫生事业发展规划和工作计划，并督促检查，调查了解实际情况，总结推广交流经验。

> **知识链接**
>
> **国家卫生健康委员会职责调整**
>
> 2022年，中共中央办公厅、国务院办公厅调整了国家卫生健康委员会职能配置。国家卫生健康委员会负责管理国家疾病预防控制局，国家疾病预防控制局的主要职责如下：制定并组织落实传染病预防控制规划、国家免疫规划以及严重危害人民健康公共卫生问题的干预措施，制定检疫、监测传染病目录；组织指导传染病疫情预防控制，编制专项预案并组织实施，指导监督预案演练，发布传染病疫情信息，指导开展寄生虫病与地方病防控工作；负责职责范围内的职业卫生、放射卫生、环境卫生、学校卫生、公共场所卫生、饮用水卫生等公共卫生的监督管理，负责传染病防治监督，健全卫生健康综合监督体系；制定传染病医疗机构管理办法并监督实施。
>
> 国家卫生健康委员会负责卫生应急工作，牵头组织协调传染病疫情应对工作，组织指导传染病以外的其他突发公共卫生事件预防控制和各类突发公共事件医疗卫生救援，与海关总署建立健全应对口岸公共卫生事件合作机制和通报交流机制。

2. 卫生事业组织　它是具体开展卫生业务工作的专业机构。按工作性能可分为：

（1）医疗预防机构：包括综合医院、专科医院、医疗保健所、疗养院及康复医院等，主要承担诊疗和预防疾病的任务。

（2）卫生防疫机构：包括各级疾病预防控制机构，寄生虫病、地方病、职业病防治机构及国家卫生检疫机构等。主要任务是防治疾病，并对危害人群健康的影响因素进行检测、监督。

（3）妇幼保健机构：包括妇幼保健院、妇产医院、儿童医院以及计划生育专业机构等，主要承担妇女、儿童的保健任务和优生优育工作。

（4）药品、生物制品、卫生材料的生产、促销及管理、鉴定机构的业务机构：包括药品鉴定所、生物制品研究所等，主要承担发展我国医药学和保证用药安全的任务。

（5）医学教育机构：包括各类医学院校，主要承担发展医学教育、培养医药卫生人才、对在职卫生人员进行培训的任务。

（6）医学科研机构：包括各种研究所，主要承担医药卫生科学研究任务，推动我国医学科学和卫生事业的发展。

3. **群众性卫生组织** 由专业和非专业人员在行政部门领导下,按不同任务所设置的机构,可分为以下3类:

(1) 国家机关和人民团体代表组成的群众卫生组织:包括爱国运动委员会、血吸虫病或地方病防治委员会。这种组织由各级党政组织负责人参加,组织有关单位、部门,支持并共同做好工作。

(2) 卫生专业人员组成的学术性团体:包括中华医学会、中医学会、中华护理学会等。这类组织的主要任务是组织会员学习、开展学术活动、提高医药卫生技术、交流工作经验,对提高学术水平尤为重要。

(3) 广大群众卫生积极分子组成的基层群众卫生组织:中国红十字会是此类组织的代表机构。在它的统一组织下,遍及全国各地的红十字会是基层卫生工作的主要力量。其主要任务是发动群众开展卫生工作、宣传卫生知识、组织自救互救活动、开展社会服务活动和福利救济工作等。

(二) 医院组织系统

根据医院组织的不同职能作用,医院组织系统一般分为以下5个组织系统:

1. **党群组织系统** 由党组织书记、党委办公室、工会、共青团、宣传、纪检等部门构成。
2. **行政管理组织系统** 包括院长、院长办公室、医务、科教、防保、护理、设备、信息、总务、门诊等部门。
3. **临床业务组织系统** 包括内、外、妇产、儿、眼、耳鼻喉、口腔、皮肤、麻醉、中医、传染等科室。
4. **护理组织系统** 包括病房、门急诊、供应室、手术室及有关医技科室的护理岗位。
5. **医技组织系统** 包括药剂、检验、放射、理疗、超声、心脑电图、核医学、中心实验室、营养等部门。

(三) 医院的分类

根据不同划分标准,可将医院划分为不同类型(表4-2)。

表4-2 医院不同类型

划分条件	类型
按收治范围	综合医院、专科医院
按特定任务	军队医院、企业医院、医学院校附属医院
按所有制	全民、集体、个体、中外合资医院
按经营目的	营利性医院、非营利性医院
按分级管理	一级医院(甲、乙、丙等)、二级医院(甲、乙、丙等)、三级医院(特、甲、乙、丙等)
按地区	城市医院(市、区、街道医院)、农村医院(县、乡、镇医院)

从1989年开始,我国医院实行标准化管理,进行分级管理。目前我国医院的机构设置已逐步形成规模,分为三级(一级、二级、三级)、十等(每级分甲、乙、丙等,三级医院增设特等)(表4-3)。

表4-3 三级医院的特点

医院级别	一级医院	二级医院	三级医院
床位数	20~100张	101~500张	>500张
服务范围	直接向一定人口(≤10万)的社区提供社区初级卫生保健服务	向多个社区(半径人口在10万以上)提供综合医疗卫生服务	跨地区、省、市,向全国范围提供医疗卫生服务,是医疗、预防、教学和科研相结合的技术中心

续表

医院级别	一级医院	二级医院	三级医院
工作内容	主要提供预防、医疗、保健、康复等卫生服务	在综合性医疗服务的基础上，提供专科服务，并承担一定的临床教学、科研任务	提供全面、连续的医疗、护理、预防、保健、康复服务和高水平的专科服务，接受下级医院的转诊，诊治和护理疑难危重患者；对一、二级医院进行业务指导和培训；承担教学和科研任务
常见类型	包括农村、乡镇卫生院，城市街道社区医院等	如一般市、县医院和省辖市的区级医院	如国家、省、市直属的市级大医院及医学院校的附属医院

注：实际执行中，一级医院不分甲、乙、丙三等。等级的划分是按医院的技术力量、管理水平、设备条件、科研能力等按1000分计分而划分出来的。企事业单位及集体、个体开办的医院的级别，可比照划定。

四、我国护理组织系统

（一）护理行政组织管理系统

1. 国家卫生健康委员会医政司护理与康复处 2022年国家卫生健康委员会医政医管局更名为医政司，下设综合处、医疗资源处、医疗机构处、医疗管理处、医疗质量与评价处、护理与康复处。其中护理与康复处是国家主管护理工作的最高领导机构，其护理方面的主要职责为：制定并组织实施全国护理工作发展和学科建设规划；制定护理管理相关政策、法规和规章制度等，组织实施并进行监督管理；制定护理技术操作标准及流程，对护理质量进行控制；监督护理职业管理工作，指导护理职业考试，实施护士注册；规范对护理人员的管理，建立护士信息管理系统；对全国护理人员配置情况进行统筹，制定护理人员配置标准；进行护理技术指导、专业骨干培训，开展护理方面的国际交流与合作；并通过"卫生健康委员会护理中心"进行临床护理质量控制和技术指导、开展护理科学研究、国际合作交流、组织一定范围内的护理教学师资及在职护理骨干培训工作。

2. 各级护理行政管理机构 各省、自治区、直辖市政府的卫生行政主管部门均设有主管护理工作的领导岗位，负责管辖范围内的护理管理；大部分地（市）以上卫生行政主管部门在下设的医政处（科）配备一名护理管理干部，要求为主管护师以上职称，对本地区的护理管理工作全面负责；部分县卫生健康局也配备专职护理管理干部。以上护理管理机构及人员的职责和任务是：根据上级的精神，结合本地区实际情况，制定护理工作的具体方针、政策、法规和技术标准；制订护理工作发展规划和工作计划，对执行情况进行检查，并组织开展经验交流；负责听取护理工作的情况汇报，研究解决存在的问题；与本地区护理学会相互配合，共同做好工作，促进本地区护理事业的发展。

（二）护理学术组织系统

中华护理学会（Chinese Nursing Association）是全国护理科技工作者的学术性群众团体，是我国自然科学团体中成立最早的学术组织之一。全国会员代表大会是学会的最高领导机构。在全国会员代表大会休会期间，理事会是执行机构。理事会选举理事长、副理事长、秘书长及常务理事组成常务理事会。中华护理学会接受主管单位中国科学技术协会和社团登记管理机关民政部的业务指导和监督管理，业务上接受国家卫生健康委员会的指导。中华护理学会于1909年成立，1922年加入国际护士会。现出版学术期刊《中华护理杂志》《中华护理教育》《中华急危重症护理杂志》和《国际护理科学（英文）》。截止到2023年6月，中华护理学会拥有内科护理、外科护理、妇科护理、产科护理、儿科护理等47个专业委员会，其中肿瘤科护理专业委员会已加入国际肿瘤护士协会。

中华护理学会在全国31个省、自治区、直辖市和香港和澳门特别行政区均设有地方护理学会，建立直接的业务指导关系。中华护理学会的主要任务是：组织护理工作者开展学术交流和科技项目论证和鉴定；编辑出版护理专业科技期刊和书籍；普及并推广护理科技知识与先进技术；组织开展对会员的继续教育；发动会员进一步发挥对国家重要的护理技术政策、法规的咨询作用；积极为会员服务，向政府有关部门反映会员的意见和要求，维护会员的权利。

（三）医院护理组织系统

1. 医院护理管理体制　1986年8月，在《卫生部关于加强护理工作领导理顺管理体制的意见》中，要求县及县以上医院都要设立护理部，实行院长领导下的护理部主任负责制。目前，我国各地医院建立了健全的护理管理体系（表4-4）。护理部主任或总护士长由院长聘任；科护士长由护理部主任聘任，在护理部主任领导和科主任业务指导下全面负责本科的护理管理，有权在本科范围内调配护理人员。病房护士长由护理部主任聘任，在科护士长领导下，和病房主治医师共同配合做好病房管理工作。

表 4-4　我国护理管理组织架构

医院规模	护理管理组织架构
三级医院	院长（副院长）领导下的护理部主任—科护士长—病房护士长三级负责制
二级医院	可实行三级负责制，或在医疗院长（副院长）领导下的总护士长—病房护士长二级负责制

2020年9月，在《关于进一步加强医疗机构护理工作的通知》中提到，应当设立护理管理委员会和独立的护理管理部门，二级及以上医疗机构应当设立护理管理委员会和独立的护理管理部门，二级以下医疗机构应当结合实际指定分管护理管理工作的部门或指定专人负责护理管理工作。

考点提示

临床护理工作组织结构—护理组织结构。

2. 护理部的地位、作用和职能

（1）护理部的地位：护理部是医院护理工作专业管理职能部门，在护理副院长或分管护理工作的副院长领导下，负责医院的护理管理工作，与医院行政、医务、医技、科研及后勤等部门处在并列位置，相互配合共同完成医院的医疗、护理、预防、教学、科研等工作。

（2）护理部的作用：护理工作是医院工作的重要组成部分，护理部主要负责护理临床、护理教学、护理科研、预防保健的管理与组织工作。

（3）护理部的职能：护理部不仅负责制订全院护理工作的发展规划，按照上级主管部门的要求做好护理资料统计工作，加强对护士长的领导和培训，提高护理人员的业务水平和管理能力，而且协同人事部门做好各级护理人员的任免、考核、奖惩、晋升等工作，组织业务学习和开展护理查房，应用护理新技术，不断提高护理质量。

考点提示

临床护理工作组织架构—护理部。

第二节 组织结构与组织设计

案例 4-2

随着我国医疗改革的不断深入，为了适应政策调整和患者的诊疗需求，某三甲医院护理部也进行了一系列组织变革，包括完善组织结构、规范护理工作的流程、完善护理岗位职责、制定管理标准等。经过这一系列变革，该院护理管理者的管理能力受到较大的挑战，同时推动了护理服务管理模式和服务内涵的转变，从整体和长远来看对促进医院护理工作的快速发展具有非常重要的意义。

问题与思考：
1. 案例中提到的组织结构指的是什么？
2. 护理组织常见的组织设计有哪些种类？

管理的职责就是要将目标或使命转化为组织机构的具体行动，这需要解决三方面的问题：首先是要划分组织机构的内部和外部；其次是要将组织内部划分成不同的工作部门，并使各部门间相互联系；最后就是使组织机构内部得以运作的权力。这些需要以合理的结构为前提，而合理的组织结构很大程度上取决于缜密的设计。

一、组织结构与组织设计的概念

（一）组织结构

组织结构（organization structure）是整个管理系统的"框架（符号）"，是表明组织各部分排列顺序、空间位置、聚散状态、联系方式及各要素间关系的一种模式，是组织中建立起来的各部门或机构之间以及各部门或机构组织成员之间的权力和责任关系的结合方式。其本质就是组织职位、职权、职责的分割与分配。

（二）组织设计

组织设计（organization design）是指根据组织目标与工作需要，确定组织内各个部门及所属成员的职责范围，明确组织结构，使之更有效地实现组织目标的过程。通过组织设计，可以协调组织内各成员及各部门之间的关系，明确组织中的沟通渠道，以减少组织中各部门与成员之间的摩擦和矛盾，使组织内各级目标、责任、权力等要素发挥最大效应，从而提高组织的整体功效。

 考点提示

组织设计的概念。

二、护理组织结构的常见类型

1. **直线型结构** 直线型结构又称单线型组织，是最简单的组织类型。它有一个纵向的权力线，从最高领导逐步到基层一线管理者，从而构成直线结构。这种结构的特点是，下属只接受一个上级的命令，管理人员在其管辖范围内有完全的职权。

直线型结构的优点在于组织内部关系简明，各部门目标清晰，个人责任和权限明确，联系简捷。缺点是所有的管理工作由一人承担比较困难，易造成掌权者主观专断、滥用权力等倾向,不适合规模较大、业务较复杂的组织。例如,在规模较大的医院中,临床护理、教学、科研等多项复杂的管理活动都由一人负责管理就比较困难(图4-1)。

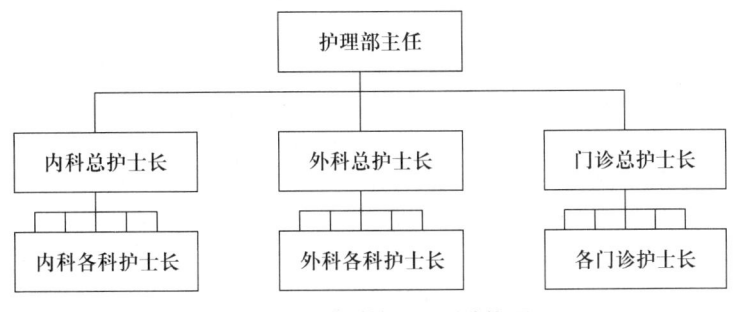

图 4-1 直线型护理组织结构图

2. 职能型结构 职能型结构又称多线型组织。职能部门或岗位是为分管某项业务而设立的单位,有一定职权。各职能部门在分管业务范围内直接管理和指挥下属。

这种组织结构的优点是管理分工较细,能充分发挥职能机构的专业管理作用,有利于提高专业管理的水平。缺点是容易造成多头领导,妨碍组织的统一指挥以及因为过分强调专业化,使管理人员忽视本专业以外的知识,不利于培养高层管理者,各职能机构横向联系少,配合差,当环境发展变化时适应性差。所以,在实际工作中,纯粹的此类结构较少(图4-2)。

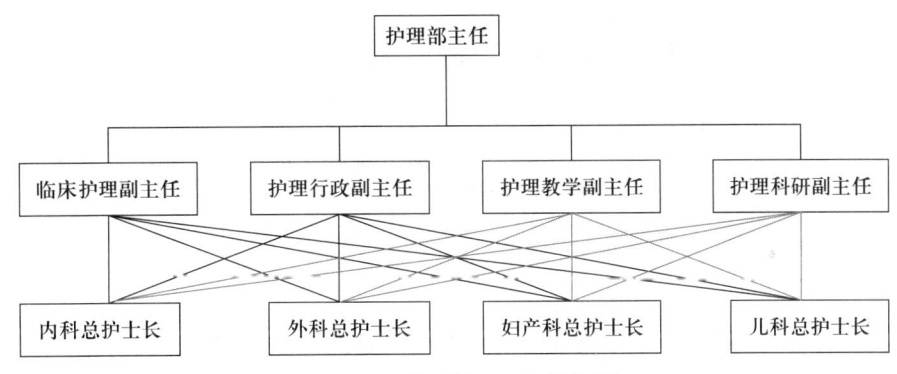

图 4-2 职能型护理组织结构图

3. 直线-职能型结构 直线-职能型结构结合了直线型和职能型结构的优点,这种组织结构的特点是把组织管理机构和人员分为两类:一类是直线指挥部门和人员,在自己的职责范围内有一定的决定权,对其下属实行指挥和命令,并对自己部门的工作负全部责任;另一类是职能部门和人员,对下属直线部门可提供建议和业务指导,在特殊情况时可指挥下属,并对直线主管负责,以保证各项组织任务的完成。

这种组织结构的优点是既可统一指挥、严格责任制,又可根据分工和授权程度,发挥职能人员的作用。这种结构是实际工作中应用最多的一种类型(图4-3)。

4. 矩阵型结构 矩阵型结构是一种把组织目标管理和专业分工管理相结合的组织结构。矩阵组织结构中的各小组人员既接受直线部门的纵向领导,又接受职能部门的横向领导。这种组织结构的优点是加强了纵向与横向部门的联系,不仅灵活性较强,便于沟通,而且发挥了专业人员的作用,具有较大的机动性和适应性;缺点是稳定性较差(图4-4)。

5. 委员会结构 委员会结构常与上述组织机构相结合而发挥作用,主要功能是咨询、合作和协调。委员会成员由来自不同部门的专业人员组成,共同研究各种管理问题。如医院感染管理委员会、医院药事委员会、护理教育委员会、质量管理委员会、职称评审委员会。

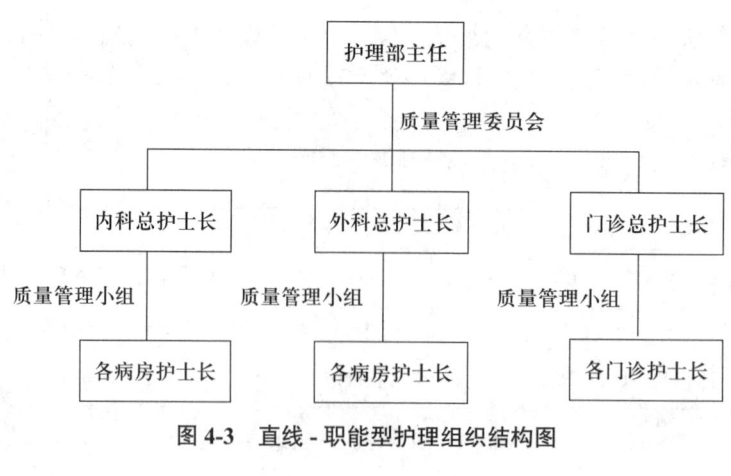

图 4-3 直线-职能型护理组织结构图

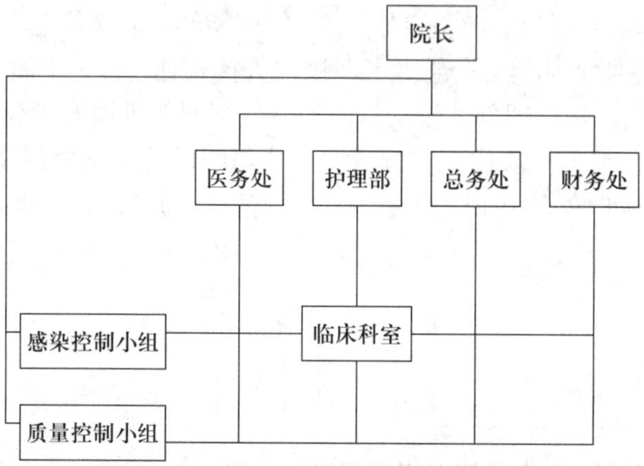

图 4-4 矩阵型护理组织结构图

委员会的优点是利于沟通与协调，可以集思广益，利于集体审议与判断，能够代表集体利益，具有一定的权威性，可以防止权力过分集中，容易得到群众的信任，并且有利于促进管理人员的成长。缺点是费时间、职责分离、有些参与讨论的人不负责执行决议或责任少，以及对落实组织决定不利。

6. 团队结构　团队结构是目前盛行的一种组织形式。团队由来自同一等级，不同工作领域的成员为完成一项任务而组成。这种组织没有从高层至基层间的管理职权链，员工团队可以以他们认为最好的方式安排工作，团队及其成员也对其所负责领域的所有工作活动及结果负责任，通过团队成员共同努力而产生的积极协同作用完成任务。

团队的优点是能够促进成员参与决策，增添民主气氛，彼此高度信任，愿意为高绩效而努力工作。如某儿童医院组建了志愿者专家服务队，由各医院抽调的小儿内科、外科、儿保科等多科室专家组成，团队成员精诚合作，为社区周边儿童提供义诊和健康教育科普等志愿服务。

组织结构经过合理的设计并设立后，并非一成不变。当今社会不断发展，这就要求组织及时调整自身，适应环境变化。我国的护理管理工作，也要随着组织内外环境的变化作出适应性调整。

知识链接

柔性组织和管理

关于柔性的概念最早来自柔性制造系统（flexible manufacturing system，FMS），它侧重于机器柔性、加工路线柔性等技术层面。柔性是指生产系统适应变化的环境或环境带来的不稳定的能力。所谓柔性组织指的是具有不断学习、开拓创新、系统地持续整合内外资源以应对环境变化和因果模糊性挑战能力的组织。柔性组织非常重视组织的敏锐性、适应性、学习性和创新性，常见的表现形式有网络组织、柔性团队、学习型组织和无界限组织等。以学习型组织为例，它是指具有良好学习功能的组织。学习型组织的构建，能够实现员工和组织的共同学习和进步，使员工和组织具备适应环境变化、不断自我调整和开拓创新的能力，为组织正式实施柔性组织管理打下坚实基础。

柔性管理打破了等级观念，使权力结构变得模糊，让管理者和被管理者之间变得平等。组织内部成员只是分工的不同，这种扁平化的组织结构成为未来的发展趋势。扁平化组织高效地收集信息、传递信息和决策，提高了组织的整体绩效水平。

三、组织设计的原则

1. 任务与目标一致原则　组织的存在和发展是以任务和目标为核心的，组织的调整、改造也应以是否实现组织目标为依据。强调各部门的目标与组织的总目标保持一致，分目标必须服从总目标。只有目标一致，才能齐心协力完成工作，如病房、门诊、手术室等部门护理管理目标必须服从护理部的总体目标。

2. 等级与统一指挥原则　等级是将组织的职权、职责按照上下级关系划分，形成上级指挥下级、下级服从上级指挥的垂直等级结构。如护理组织上划分为护理部主任—科护士长—护士长—护士的管理等级结构。只有在组织设计后，遵循统一指挥的原则，才有可能最大限度地防止政出多门、遇事互相推诿，才能保证有效地统一和协调各方面的力量及各部门的活动。统一指挥原则对于保证组织目标的实现和组织绩效的提高具有关键的作用。如果一个下属同时接受两个上级的指导，而这两个上级的指示并不总是保持一致，那么工作就会出现混乱。

3. 专业化分工与协作原则　分工是指把组织的任务、目标分成各个层次、各个部门以及每个人的任务和目标。协作是指明确部门与部门之间以及部门内部的协调关系与配合方法。只有坚持分工与协作的结合，才能提高专业化程度和管理效率。

4. 最少管理层次原则　管理层次是组织结构中纵向管理系统所划分的等级数量。在保证组织合理有效运转的前提下，应尽量减少管理层次，建立一条最短的指挥链。一般说来，组织越大层次越多，但从最高领导层到基层以2~4个层次（级）为宜。随着现代通信设备的应用，出现了加宽管理宽度、减少层次，使组织趋于扁平结构的趋势。

5. 有效管理幅度原则　管理幅度又称管理宽度或管理跨度，指一个管理人员直接有效监督、指挥、管辖其下属的人数。通常因工作性质、难易程度、类型、特点，下属人员的素质、技术水平、经验，管理者的能力、是否愿意授权等不同而异。一般而言，管理层次与管理幅度呈反比例关系，层次越高，管理下属的人数应相应减少，以保证有效管理。所以高层管理者与被管理者人数之比为1∶4~1∶8，而在基层机构中为1∶8~1∶15。在护理管理中，如果管理幅度过宽，管理的人数过多，任务范围过大，管理者则会感到工作压力大；相反，如果管理幅度过窄，管理不能充分发挥作用，容易造成人力浪费。所以，应根据具体条件确立适当的管理宽度，以确保有效的监督和管理。

6. 职责与职权一致原则　职责是担任某个职位须履行的责任，职权是在管理职位范围内被赋予的权利。权利是完成任务的必要工具，职位和权利应对等。授权不应大于或小于其职责，下级也不能超越自身权利范围。上级掌管总的权限，其他权限分配给下级，既统一领导，又分级负责。如果有权无责会助长瞎指挥和官僚主义；有责无权或权力太小，会阻碍或束缚管理者的积极性、主动性和创造性，使组织缺乏活力，不能真正履行相应的责任。

7. 集权分权结合原则　集权是指把权力相对集中在组织较高的领导层中。集权能够强化领导作用，最大限度地发挥组织的权威，有利于协调组织的各项活动。分权是指组织结构中的权力分散到较低管理层，使他们在自己的岗位上就管理范围内的事情作出决策。分权能够调动管理者的积极性，使他们根据需要灵活有效地组织活动。分权后，不同层次管理者对日常例行性业务按照常规措施和标准执行，领导只需必要的监督和指导，下属定期向上级汇报工作。只有在特殊情况时，才向上级报告，由上级亲自处理。这种分权既有利于领导摆脱日常事务，集中精力研究及解决全局性管理问题，也有利于调动下级积极性。

8. 精干高效原则　组织必须形成精简、高效的组织结构形式，以效益作为生存和发展的基础。精简要以能完成任务为前提，做到没有多余环节；部门划分要粗细适当，每个部门都应有明确的职责和适当的工作量，部门的规模应与其任务相适应。

9. 执行与监督分设原则　组织运行过程中，必然会出现多种问题。保证这些问题得到及时发现和解决，需要监督机构的有效监督。监督力度及有效性取决于监督机构的独立性。

10. 稳定性与适应性相结合原则　在组织结构相对稳定时，才能保证日常工作的正常运行。而建立起来的组织结构也不是一成不变的，可以随着组织内外环境条件的变化作出适当的调整。随着人口老龄化的深入和中医药的蓬勃发展，在《进一步改善护理服务行动计划（2023—2025年）》中指出，提升中医护理能力，发挥中医护理在疾病预防、治疗、康复等方面的重要作用，促进中医护理进一步向基层和家庭拓展，向老年护理、慢病护理领域延伸。这就是组织结构的适应性变化。

 考点提示

组织设计的原则。

四、组织设计的程序

组织设计是一个复杂的工作过程，基本过程包括以下步骤：

1. 确定组织目标　在科学预测和决策的前提下，提出组织的总目标。该目标要以充实、完善的信息情报为基础。

2. 确认和划分业务工作　在逐步分解组织目标的基础上，根据工作内容、性质及工作之间的联系，将组织活动组合成具体的管理单位，并确定其业务范围和工作量，进行工作划分。如医院护理任务按照呼吸、消化、内分泌等划分不同的病区，护理工作按照各病区的专业范围依次被分派到群体或个人。

3. 提出组织结构的基本框架　是组织设计中至关重要的一步。按照组织设计的要求，决定组织的层次及部门结构，设计各个管理层次、部门、岗位及其权责，形成层次化的组织管理系统。在设计组织框架时，要认真处理好管理幅度以及管理层次的关系、横向与纵向的协调关系，以保证信息传递及反馈的灵活便捷。

4. 明确职责和权限　按照所管辖的工作内容，明确规定各管理层次、各管理部门以及每一职位的权限和责任。一般用职位说明书或岗位职责等文件形式表达。

5. 确定组织的运作方式

组织运作式的确定主要包括以下3方面。

（1）设计联系方式：以利于上下管理层、同级管理部门之间的信息交流、控制和协调等。

（2）设计管理规范：以确定各项管理业务的工作程序、工作标准和管理人员应采用的管理方法等，并使之成为管理层次、管理部门和管理人员的行为规范等。

（3）设计各类运行制度：包括各部门中人员配备制度、绩效评价和考核制度、激励制度、人员培训制度等方面的设计。

（4）决定人员配备：按照岗位和技能要求，选择并配备恰当的管理人员和员工。

（5）形成组织运作程序：根据组织目标及设计要求，对组织设计进行审查、评价及修改，并确定正式组织结构及组织运作程序，颁布实施。

（6）调整组织结构：为使组织高效运行，还需要根据组织运行情况及内外环境的变化，及时对组织结构进行调整，使之不断完善。

> **考点提示**
>
> 组织设计的程序。

第三节 组织文化

案例 4-3

目前，随着我国新医改政策的推进，公立医院在建设中会将两家或多家医院进行资源重组、整合。医院整合的实质是一种医院文化的融合，其中护理文化属于医院文化的一部分，也随着重组发生了转变。某市医院护理部对整合后医院的护理文化建设进行了一系列实践与探索。成立了护理文化专班建设小组，构建护理文化建设体系；完善物质文化建设，创建安全、温馨、舒适的科室环境；引导护理人员进行行为文化建设，提高其岗位认同感；创建规范化培训等制度，将制度落地，加强制度文化建设。通过以上文化内涵建设的举措，提高了该院护理品牌形象和竞争力，实现了护理水平高质量发展。

问题与思考：

1. 上述案例中提到的护理组织文化是什么？
2. 在护理管理中如何开展护理组织的文化建设？

组织机构的整体表现依赖于相互协作的团队精神，依赖于个人将自己的才能和努力倾注到集体利益中去。良好的组织文化可以作为黏合剂，解决好个人与集体之间的关系。

一、组织文化的概念与特征

（一）组织文化的概念

组织文化是指组织在长期生存和发展过程中所形成的价值观、团队意识、管理风格、行为准则、思维方式、工作作风、传统习惯和团体归属感等群体意识的总和，属于管理的软件范围。

组织文化以思想观念的形式调控成员的行为，对组织结构和制度管理工作起着补充和强化作用。组织文化有广义和狭义之分，广义的组织文化也可分为硬文化和软文化。硬文化是组织的物质状态、技术水平和效益水平等，其主体是物。软文化是组织在发展过程中形成的具有自身特色的思想、意识、观念等意识形态和行为模式，以及与之相适应的组织结构和制度，其主体是人。狭义的组织文化是指组织所形成的具有自身个性的经营宗旨、价值观和道德行为准则的综合。组织和个体一样具有特定的性格和特征，可以用严格、友善、创新、保守等加以描述。

（二）组织文化的特征

1. **独特性** 每个组织都有其独特的组织文化，由不同的国家和民族、地域、时代背景，以及行业特点形成。每个组织都在特定的环境中生存与发展，所面临的历史阶段、发展程度，以及自身固有的文化积淀不同，每个组织在各具特色的实践活动过程中，建立起了区别于其他组织的思想意识、价值观念和行为准则，形成了自己的独特性，所以组织文化必然具有组织的个性特征。

2. **相对稳定性** 组织文化是逐渐积累而成的，具有在一定时期之内的相对稳定性，不会轻易变化，但也不是一成不变的，随着组织的发展以及组织生存环境的变化，组织文化也会发生改变。一个组织中，精神文化比物质文化更具有稳定性。

3. **融合继承性** 每一个组织都是在一定的文化背景之下形成的，组织的现象本身就是当时社会政治、经济与文化的折射。组织文化是历史的产物，带有历史的烙印，必然会接受和继承这个国家和民族的文化传统和价值体系。同时，组织文化在发展过程中，也应当吸收其他组织的优秀文化，融合世界上最新的文明成果，不断地充实和发展自我。这种融合继承性使得组织文化能够适应时代的要求，并形成历史性与时代性相统一的组织文化。

4. **发展性** 组织文化随着历史的更迭、社会的进步、环境的变迁以及组织的变革逐步演变和发展。强势、健康的文化有助于组织适应环境变化和变革，而弱势、不健康的文化则可能导致组织发展滞后。

5. **广泛性** 组织文化会渗透到组织的各个方面。一个员工的价值观和服务理念不一定是组织文化的内容，而大部分员工共同的价值观，共同的"以人为本"的服务理念就是组织文化的一种体现。组织文化以共识为基础，广泛影响群体成员的行为方式。以共同的价值观为基础才能达到激励员工的主动性和创造性，增强组织凝聚力、向心力和持久力的目的。

6. **集体性** 组织文化是长期发展过程中，依靠组织全体成员的共同努力才建立和完善起来的，具有集体性。

二、组织文化的功能与构成要素

（一）组织文化的功能

1. **导向功能** 组织文化能使全体员工的思想行为统一到组织发展的目标上来，使得组织中的个体目标与组织的总目标相一致，对个体和组织整体的价值取向和行为起导向作用。

2. **凝聚功能** 当一种价值观被该组织员工共同认可后，就会成为一种黏合剂，从各个方面使其成员团结起来，强化团体意识，促使每个成员对组织有强烈的归属感、使命感、责任感，将组织的生存与发展视为己任，从而产生巨大的向心力和凝聚力，形成相对稳固的文化氛围，凝聚成一种无形的合力与整体趋向。

3. **激励功能** 以人为中心的组织文化，使人的价值受到重视，人格得到尊重和信任，会激发组织内劳动者的积极性，从而更加自信自强和热爱本组织，团结进取，能够提高工作效率。通常具有良好组织文化与精神氛围的组织集体，组织内环境比较和谐，人们都有坚定的事业追求和高尚的道德情操。他们能把对组织发展的贡献与自己的成就密切连接在一起而努力奋斗。

4. **约束功能** 组织文化可以通过无形的软性约束和制度约束，调控组织的经营活动和员工的行为，在共同的文化气氛中，让组织成员不仅注重自我利益和个人目标，更考虑组织利益与群体目标，并利用人们的从众和服从心理促进成员进行自我控制。

5. **效率功能** 组织文化一方面能通过增强组织成员个体的活力,来提高组织整体活力;另一方面要求组织内部的管理体制以开放型的体制代替传统僵硬、封闭的行政管理体制,以提高组织效率。

6. **辐射功能** 组织文化作为社会文化大系统的子系统,对外围的宏观社会群体具有辐射功能。组织文化通过塑造良好的社会形象,提高组织在社会大环境中的知名度和声誉,得到全社会的尊重与支持,从而收获良好的社会效益。例如,慈善组织已成为扶贫济贫的代名词,而同仁堂、九芝堂等老字号则构成了中华民族文化的一部分。

(二)组织文化构成要素

1. **物质层** 是现代组织文化结构中最表层的部分。表层文化主要由组织的工作场所、办公设备、建筑设计、布局造型、社会环境以及生活环境等构成。它是形成组织文化精神层和制度层的条件。

2. **制度层** 是组织文化的中间层次,它使组织物质文化和精神文化有机地结合在一起。主要是指对组织和成员的行为进行规范和约束从而产生影响的部分,是具有组织特色的各种规章制度、员工行为准则和道德规范的总和。它集中体现了组织文化对成员和组织行为的要求,反映了人与人的关系。制度层规定了组织成员在共同的活动中应当遵守的行为准则,主要包括组织的领导体制、组织机构和管理制度三方面内容。

3. **精神层** 即组织的精神文化,是一种观念文化,属于深层组织文化,是全体成员共同信守的基本信念、价值标准、道德规范等因素的总和。它是组织文化的核心和灵魂,反映了人与自身角色的关系。它是物质文化和制度文化构成的体现。组织的建筑设施、组织规章制度、管理机制等本身并没有构成组织文化,从其中折射出来的精神面貌、价值观念,以及思想意识等才能反映出组织文化。

因此,组织文化的基本要素包括组织精神、组织观念、组织价值观、组织道德、组织素质、组织行为、组织制度、组织形象等。

三、护理组织文化建设

(一)护理组织文化的含义

护理组织文化是在一定的社会文化基础上,形成的一种具有护理专业自身特征的群体文化,是为全体护理人员共同接受的价值观念和行为准则,决定着护理经营管理的决策、领导风格以及全体护理人员的工作态度和工作作风。是全体护理人员在实践中创造的物质成果和精神成果的集中体现,能最大限度地调动护理人员的工作积极性和潜能,凝聚护理组织内各种力量于共同的宗旨之下,齐心协力实现护理组织的奋斗目标。

(二)护理组织文化的内容

护理组织文化内容丰富,分为显性和隐性两大类。显性内容是以精神的物化产品和行为作为表现形式,通过直观的视听器官能感受到,符合组织文化实质的内容,主要包括护理组织目标、护理组织制度、护理组织环境、护理组织形象等。隐性内容是组织文化最重要的部分,直接表现形式为精神活动,具有文化的特质,主要包括护理组织价值观、护理组织精神和护理组织理念等。

1. **显性内容**

(1)护理组织目标:既包括一定时期内护理服务数量和质量的预期指标,也包括护理服务的最佳效益和护理组织文化的预期结果。

(2)护理组织制度:是在医疗护理实践活动中所形成的,对人的行为带有强制性并能保障一定权利的各种规定。从组织文化的层次结构看,组织制度属于中间层次,它是精神文化的表现形式，是物质文化实现的保证。护理组织制度是医院文化建设的重要组成部分。切实可行、行之有效的各项护理规章制度是保证护理工作正常运行、协调各级各部门之间关系以及护理组织与其他组织关系的纽带，也是护理组织的宗旨、价值观、道德规范与科学管理的反映。

（3）护理组织环境：包括组织的内环境（如护理人员的人际关系）和外环境（如医院所处的政治环境、文化环境）。

（4）护理组织形象：是社会公众和内部护理人员对组织的整体印象和评价，是护理服务质量、人员素质、技术水平、公共关系等在社会上和患者心目中总的印象，是护理组织文化的外貌。由外部特征表现出来的组织形象称表层形象，如组织环境、标志、服装、纪念物，这些都给人以直观的感觉，容易留下印象。通过经营实力表现出来的形象称为深层次形象，它是组织内部要素的集中体现，如护理人员素质、护理服务质量、技术水平、管理水平。表层形象以深层形象为基础。在护理工作中，应坚持质量、患者、利益与社会信誉并重的原则。成功的护理组织形象，有利于提高护理组织的凝聚力和竞争力。

2. 隐性内容

（1）护理组织价值观：价值观是人们对客观事物及其意义的总体观点和看法，是人们评价事物重要性和优先次序的标准。组织的价值观是组织运转过程中为获得成功而形成的基本信念及行为准则。价值观是护理组织文化的核心。不同组织有不同的价值观。护理组织信奉什么样的价值观，也就是护理组织的目标是什么，维护什么准则，什么是组织鼓励的，什么是组织反对的，这些问题的不同答案都会形成相应的工作作风和行为准则。

（2）护理组织精神：是经过组织成员长期奋斗和培养逐步形成的。它反映了组织成员对组织的特征、形象、地位等的理解认同，也包含了对组织未来发展和命运所抱有的理想和希望。它反映了一个组织的基本素养和精神风貌，成为凝聚组织成员共同奋斗的精神源泉。组织精神可以达到规范护理人员的行为，提高护理组织凝聚力的目的，是护理组织文化的象征。如护理组织提倡的救死扶伤、爱岗敬业、团结互助、乐于奉献、开拓进取、创新求实、科学严谨等精神。

（3）护理组织理念：是护理组织在提供护理服务过程中形成和信奉的基本哲理，是护理组织文化的重要内容。它决定了护理工作的价值取向和护理人员的奋斗目标。如医院的护理管理理念为：医院应致力于为患者提供高质量的护理服务和合理的资源分配，充分发挥和运用护理人员技术；医院的组织环境应能促进对护理人员专业知识、创新能力、开放思想、团队合作、伦理道德观念的培养；一个现代化的医院必须具备严谨的管理、精湛的技术、优质的服务和宜人的环境。

（三）护理组织文化的建设过程

1. 分析诊断　首先全面收集资料，对本院护理团队存在的文化系统进行分析、诊断。分析现有的组织文化中哪些是积极向上，有利于医院创造效益和与时俱进，并对社会发展有利的；哪些是保守落后，不利于开展工作和谋求发展，需要被摒弃和淘汰的，以确立护理组织文化建设的目标。

2. 归纳总结　在分析诊断的基础上，进行整理、归纳和总结，保留优秀的组织文化内容并加以完善和条理化，用恰当严谨的文字表述出来，形成整个护理团队的制度、规范、口号及守则。

3. 自我设计　在现有组织文化的基础上，动员组织护理团队成员共同参与组织文化设计。通过对各个设计方案的比较、提炼、归纳、融合，以组织成员的信念、意识和行为准则为基础，将共同理想、组织目标、社会责任和职业道德融合于一体，设计具有特色的医院护理组织文化，最终更好地服务大众。

4. 倡导强化　大力提倡新文化，让新观念渗透到每个人。在管理过程中，通过各种手段强化新的价值观念，使之逐渐成为约定俗成，为广大护理工作者接受和认可。

5. 实践提高　在护理活动中，把新的价值观应用于实践，进一步把感性认识上升为理性认识，更好地指导护理工作的开展。

6. 适时发展　任何一种组织文化都会随着组织变革而不断改变，来顺应组织变革的需要。当组织的内外条件发生变化时，组织必须不失时机地丰富和发展组织文化，使组织文化在不断更新中得到完善和优化。

总之，组织文化建设是一种管理理念，它强调以人为本。只有尊重人，把人看成管理中最重要的因素，才能不断适应现代社会发展的要求。护理管理者可通过价值观、组织精神、组织理念等因素分析，以营造成功的护理组织文化为管理模式，将护理管理工作推向新的发展高峰。

第四节　组织变革

案例 4-4

重症监护室（intensive care unit，ICU）往往收治的是危重症患者，对护理人员要求高。传统的护理管理模式，只关注救治患者的疾病而忽视了护理管理过程。某医院学习、借鉴既往护理管理成功经验，结合医院实际情况、未来发展方向和患者需求等，对医院 ICU 护理管理进行了一系列大刀阔斧的组织变革，取得较好效果。特别是在护理质量方面，如病房管理、护理流程、护理技能成绩显著，降低了护理不良事件的发生，保证了患者安全，提升了患者满意度。

问题与思考：
1. 上述案例中提到的组织变革有哪些？
2. 在护理管理中如何应对组织变革的阻力？

随着时代的变迁，组织也需要调整以适应环境的变化。组织变革指的是对原有组织结构和功能的调整、革新和再设计。组织变革需要遵循一定的规则和方法，本节就组织变革的动力和阻力等进行介绍。

一、组织变革的动力

推动组织发展和变革的动力包括内部和外部两方面的因素。

（一）组织变革的内因

内因指组织的内部环境的变化，包括组织战略目标的选择与调整、组织成员价值观的改变、工作人员素质的提高、组织运行过程中产生的矛盾等因素。如病房内护理人员学习了现代护理的新概念，出现了观念的转变，而提出工作内容和对患者护理方式的变革要求。推动组织变革的内部环境因素主要包括：

1. 适时调整组织机构　组织机构必须与组织的目标相一致。组织机构一旦需要根据环境的变化而被调整，新的组织机构职能必须能得以充分的保障和体现。

2. 保障信息交流畅通　随着外部不确定性因素的增多，组织决策对信息的依赖性增强，为了提高决策的效率，必须通过变革保障信息沟通渠道的畅通。

3. 克服组织低效率的要求　组织长期一贯运行极可能出现低效率现象，可能是由于机构重叠、权责不明，也有可能是因为人浮于事、目标分歧。组织只有变革才能制止组织效率的下降。

4. 快速决策的要求　决策的形成如果过于缓慢，常常可能导致组织因决策的滞后或执行中的偏差而错失良机。为了提高决策效率，组织必须通过变革对决策过程中的各个环节进行梳理，以保证决策信息的真实、完整和及时。

5. 提高组织整体管理水平的要求　组织在成长的每一阶段都会出现新的发展矛盾，为了达到新的战略目标，组织必须在人员的素质、技术水平、价值观念、人际关系等各个方面都进一步改善和提高。

（二）组织变革的外因

组织是从属于社会大系统的一个子系统，它必须适应外部环境。当外部环境发生了变化，组织也要进行相应的改变。只有顺应时代的发展需要，组织才能获得新的发展机遇。如城镇职工医疗保险制度的改革要求各医院改变经营管理策略。推动组织变革的外部环境因素主要包括：

1. 整个宏观社会经济环境的变化　政治、经济政策的调整、经济体制的改变，以及市场需求的变化等，都可能引起组织内部深层次的调整和变革，并且直接影响组织的发展方向和成员的行为。

2. 科技进步的影响　知识经济的社会，科技的发展日新月异，新产品、新工艺、新技术、新方法层出不穷，对组织的固有运行机制构成了强有力的挑战。

3. 资源变化的影响　组织发展所依赖的环境资源对组织具有重要的支持作用，如对原材料的过度依赖。要及时根据资源的变化顺势变革组织。

4. 竞争观念的改变　基于全球化的市场竞争将会越来越激烈，竞争的方式也将会多种多样。组织若要适应未来竞争的要求，就必须在竞争观念上顺势调整，争得主动，才能在竞争中立于不败之地。

5. 服务内涵不断丰富　随着社会进步，医疗卫生服务内涵也由以往单纯治疗、护理患者转向为全社会的人群提供健康服务。医疗卫生服务组织为了保持在竞争中的优势，就必须根据社会需求不断开发新业务，提高服务质量，同时还必须对服务成本进行有效控制。例如，随着脑血管意外、车祸等情况的发生率提高，医院应在康复治疗护理服务方面扩大服务范围。

二、组织变革的阻力

（一）组织变革的阻力来源

组织变革意味着打破原有状态，建立新的组织状态。在组织内，任何变革都会不同程度地遭遇组织和成员的抵制。一方面，这有一定的积极意义，如果没有阻力，组织行为会变得随意而混乱。另一方面，变革阻力还可成为一种冲突源。冲突发生有益于对变革优缺点的充分论证，使变革更为完善。变革的阻力来源于个体、组织自身两个方面。

1. 个体阻力　变革中个体阻力源于人类的基本特性，如知觉、个性和需要。变革导致个人对未来产生不安全感和恐惧感。以管理者为例，变革就要精简机构，这会影响某些管理者的地位和权力。他们害怕失去某些既得利益和手中的权力，因而会阻挠变革，对变革持消极态度。组织中的个体抵制变革的因素有习惯、安全、经济、对未知的恐惧和选择性信息加工 5 个方面。

2. 组织阻力　组织对变革的抵制主要有以下 6 个方面：

（1）结构惯性：指组织习惯于原有的结构与工作模式。例如组织的制度规范化了工作说明书、规章制度和员工遵从的程序，这些固有的机制保持了稳定性；组织变革时，结构惯性即成了反作用力。

（2）有限的变革点：组织由一系列相互依赖的子系统组成，一个子系统的变革必然会影响其他的子系统，其他子系统为维护其稳定性而成为阻碍因素。

（3）群体惯性：指组织中群体规范行为。当个体想改变群体的行动，群体规范就会成为约束力。

（4）组织中的变革可能会威胁到专业群体的专业技术知识：如分散化的个人计算机可以使管理者直接从主要的部门获得信息，对集中化的信息部门所掌握的专业技术构成了威胁。

（5）任何决策权力的重新分配都会威胁到组织长期以来形成的权力关系：如在组织中引入参与决策或自我管理的工作团队的变革，就常常被基层主管和中层主管视为一种威胁。

（6）组织中控制一定数量资源的群体常常视变革为威胁，变革时在资源分配中获利的群体，会因此而感到忧虑。

（二）组织变革阻力的应对

为了确保组织变革的顺利进行，必须事先针对变革中的种种阻力进行充分的研究，并采取一些具体的管理对策。

1. 应对个人阻力

（1）信任关系的建立：变革推动者耐心地让员工了解变革的理由，改变错误认识，员工就很少会感觉到变革推动者实施的变革会威胁到他们，并认识到变革给组织带来的益处。信任关系一旦建立，则会降低阻力。

（2）共同参与：美国许多知名的公司都让员工帮助制订（共同制订）主要的变革项目，这样就可以避免成员对变革的抵制，因为员工不可能抵制那些自己参与决策的变革。因此，当那些可能会受变革影响的员工在变革的早期就参与进来，他们通常会对变革表现得非常积极而不是抵制。

（3）激励机制：用某种有价值的条件换取阻力减低。如阻力来自有影响力的个人，可经协商形成某一奖励方案使其个人需要得到满足。有些员工害怕自己不能胜任一项新的任务，变革推动者可提供给他们新技能的培训或者给他们一个短期的带薪休假，让他们有时间平静下来考虑，并最终意识到自己的担心是没有依据的。裁员措施对留下来的员工是机遇，工作可以被重新设计，从而提供给员工新的挑战和新的责任。提高员工福利待遇，如加薪、职务升迁、灵活的工作时间或者增加工作自由度，都能够成为减少员工抵制变革的措施。

2. 应对团体阻力

（1）了解阻力来源：管理层应当把组织中支持变革和反对变革的所有因素进行分析判断，了解弱点，采取有效措施，增强支持因素，削弱反对因素，进而推动变革的深入进行。

（2）解除阻力：为了避免组织变革可能会造成的重大失误，使人们坚定变革成功的信心，必须采用比较周密可行的变革方案，并从小范围逐渐延伸扩大。特别是要注意调动管理层变革的积极性，尽可能削减团体对组织变革的抵触情绪，力争使变革的目标与团体的目标相一致，提高员工的参与程度，同时创新组织文化并渗透到每个员工的行为之中，才能使露出水面的改革行为变得更为坚定，也才能够使变革具有稳固的发展基础。

总之，无论是个人还是组织都有可能对变革形成阻力。变革成功的关键在于尽可能消除阻碍变革的各种因素，缩小反对变革的力量，使变革的阻力尽可能降低，必要时还应该运用行政的力量以保证组织变革的顺利进行。

三、组织变革的程序

科学、完整、有计划的组织变革，应包括确定问题、组织诊断、实施变革、效果评价4个步骤。

1. **确定问题** 评估现存组织内外环境，提出组织结构改变的目标和问题。
2. **组织诊断** 收集相关资料和情报，进行变革因素分析，诊断组织现状，发现变革征兆。
3. **实施变革** 运用现有组织资源优势制定改革方案，通过寻找机会、提出构想、迅速行动、坚持不懈，具体实施变革计划。
4. **效果评价** 在变革完成后检查、分析、评论变革的效果和存在的问题，及时进行反馈。

知识链接

力场分析法

从组织变革的角度看，组织变革会受到各种因素的影响，变革能否达到预期目的存在不确定性。针对这种不确定性，美国社会心理学家库尔特·勒温（Kurt Lewin）提出了力场分析法，他将物理学中"力场"的概念应用到组织变革中，该方法认为：组织处于一种动态平衡状态，其中推动事物发生变革的力量是驱动力，试图保持原状的力量是制约力，当驱动力或制约力发生改变，这种平衡状态将会被打破，为了促使变革发生，驱动力必须超过制约力，从而打破平衡。关于组织变革实施过程的理论模型主要包括解冻—变革—再次冻结的3个阶段理论。

"解冻"即为打破组织目前现有的驱动力和制约力之间的平衡状态，使旧的组织规则和组织愿景不再具有约束力和指导意义；"变革"是指组织改变行为的过程，在这一过程中，组织将会寻求树立新的组织愿景，解决问题的新方法。"再冻结"是指使驱动力与制约力再次达到平衡状态，让新形成的状态长久地稳定下来。

四、组织变革在护理管理中的应用

（一）适时调整护理组织系统，适应社会发展需求

护理组织系统是医院组织系统的一个重要组成部分，在组织结构和规模、服务理念和行为规范、角色定位等方面都需要适应社会和医院的整体要求，如创新开展"扁平管理体制""责任制整体护理组模式""全程无缝优质护理""护理人员层级管理"等。通过临床护理组织结构的变革，丰富护理人员角色和岗位，拓展护理服务领域，提高护理组织系统效能，适应社会发展。

（二）扎实推进责任制整体护理，提升护理服务质量

责任制整体护理是一种现代临床的护理制度，它以患者为护理重点，即推行"以患者为中心"的服务理念，包含了对患者的身心方面的整体护理，致力于保护患者的生理、心理、家庭以及社会等方面的健康。如由责任护士对患者的身心健康进行有目的、有计划的整体护理，其中包括了从患者入院到出院后整个流程，全程由责任护士进行全面、精细的护理，构建"患者至上"的组织文化。全面推行责任制整体护理的服务模式，为患者提供更加规范、优质的护理服务。

（三）创新管理机制，推动护理技术变革

进一步明确医院内部护理管理职能，逐步完善医院护理管理体制和运行机制，提高护理管理的科学性、规范性，逐步建立起责权统一、职责明确、精简高效、领导有力的护理管理体制，为推动护理技术变革奠定基础。技术变革通常涉及新仪器设备、新技术的使用，以及自动化与数字化的管理等。如许多医院的组织机构安装了复杂的管理信息系统，提供适时的管理数据，对数据的管理，使管理更标准、客观。技术变革在护理工作中主要体现在护理技术方法改

进以及护理用具的研制、改良和应用方面,如"鸟巢式多功能新生儿护理用具""新型口腔护理用具""伤口敷料用的辅助器具"等护理用具的研发和应用。

有变革才会有发展,只有保持组织变革,培养这种开发性、灵活性的环境,护理事业才能更加充满生机与活力。

思政园地

深刻把握习近平文化思想的重大意义

体系化、学理化是理论创新和发展的必然要求和基本规律。习近平新时代中国特色社会主义思想的发展是一个不断丰富拓展并不断体系化、学理化的过程。随着实践进程的深化,党的理论创新成果越来越丰富。习近平总书记在新时代文化建设方面的新思想新观点新论断,内涵十分丰富、论述极为深刻,是新时代党领导文化建设实践经验的理论总结,丰富和发展了马克思主义文化理论,构成了习近平新时代中国特色社会主义思想的文化篇,形成了习近平文化思想,进一步丰富发展了党的创新理论的科学体系。习近平文化思想高屋建瓴、精辟深邃,具有很强的政治性、思想性、指导性,为进一步做好宣传思想文化工作指明了方向,必须深入学习领会、坚决贯彻落实。

本 章 小 结

本章介绍了组织的概念及组织设计、组织文化、组织变革等内容。学习本章内容,能够对组织、我国的卫生组织系统和医疗护理组织有更深刻的认识。组织设计、组织文化和组织变革这些内容比较灵活,需要结合实际情况加深理解才能更好地应用于实际工作。

思 维 导 图

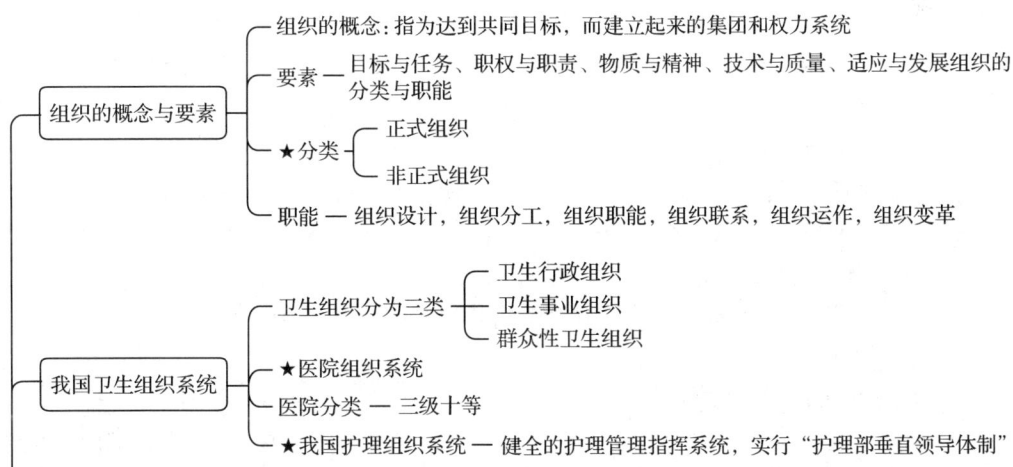

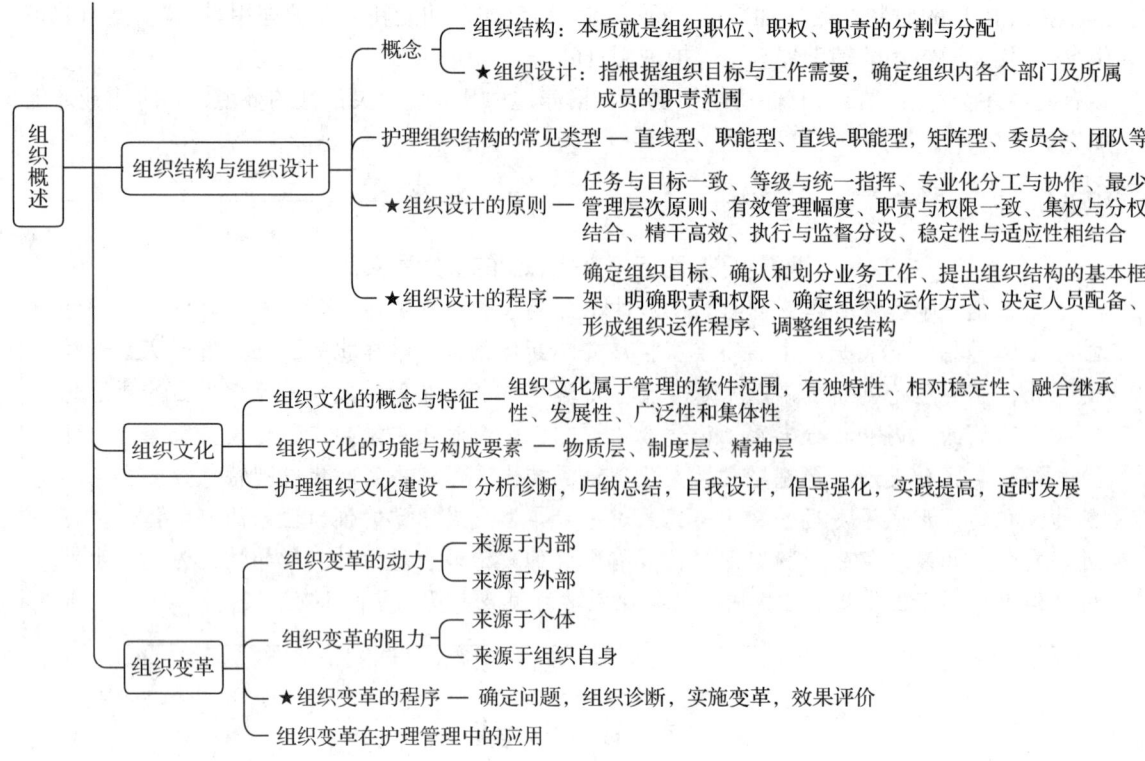

自 测 题

一、选择题

A_1/A_2 型题

1. 管理幅度是指
   A. 管理者直接有效管理下层人员数
   B. 管理人员的素质
   C. 管理者的权力
   D. 管理者的影响力
   E. 管理者的领导能力
2. 正式组织的特点不包括
   A. 组织的目标具体
   B. 正式组织的权力由组织赋予
   C. 正式组织的结构松散
   D. 正式组织的信息沟通渠道是由组织规章提供的
   E. 讲究效率
3. 直线型结构的优点包括
   A. 组织内部关系不明确
   B. 组织内各部门目标清晰
   C. 组织成员的责任不明确
   D. 组织结构复杂
   E. 适合规模较大的组织
4. 主要起咨询、合作、协调作用的组织类型是
   A. 直线型
   B. 职能型
   C. 委员会
   D. 矩阵型
   E. 直线 - 职能型

5. 关于管理层级和管理幅度的关系描述正确的是
   A. 高层管理者与被管理者人数之比为 1∶1
   B. 管理层次与管理幅度无关
   C. 管理层次与管理幅度成正比
   D. 管理层次与管理幅度成反比
   E. 在保证组织有效运转的前提下，应尽量增加管理层次
6. 组织变革的内部原因不包括
   A. 适时调整组织机构   B. 保障信息交流畅通
   C. 克服组织低效率的要求   D. 宏观社会经济环境的变化
   E. 提高组织整体管理水平的要求
7. 某医院的床位数是 600 张，采取的护理管理组织结构合理的是
   A. 护理部主任、科护士长、病房护士长三级负责制
   B. 护理部主任、科护士长二级负责制
   C. 不设护理部主任，只设总护士长
   D. 护理副院长、护理部主任、病房护士长三级负责制
   E. 总护士长、病室护士二级负责制
8. 某医院的护理部近期着手于组织结构和管理制度的优化，如岗位职责和工作流程、新入职护士规范化培训制度、员工奖惩条例，同时狠抓落实，使护理管理工作规范化、科学化、制度化。这里具体体现了护理组织文化的
   A. 护理组织价值观   B. 护理组织制度   C. 护理组织形象
   D. 硬件设施   E. 护理组织技术水平
9. 某护士被临时抽调到医院的质量工程委员会工作 1 个月，在这期间，该护士的直系领导还给她安排了一些本科室的工作任务。这种多头领导的状态违背了组织设计的
   A. 最少管理层次原则   B. 有效管理幅度原则   C. 执行与监督分设原则
   D. 等级与统一指挥原则   E. 稳定性与适应性相结合原则
10. 某医院护理部定期开展各类护士关爱项目，包括定期开设"情绪管理""冲突管理""护士腰痛预防"等课程，开放心理小屋，以释放护士压力。这些属于组织文化构成要素的
    A. 物质层   B. 制度层   C. 精神层
    D. 领导体制   E. 组织机构

A₃/A₄ 型题
（11～12 题共用题干）
某市三级医院为稳定护理队伍，出台了包夜班奖励政策和哺乳期护士弹性工作制，有效提升了实际在岗率。小李护士对医院有较高的认同度，并以积极的心理投身临床护理工作，还加入了中华护理学会，进行培训学习。
11. 案例中的中华护理学会属于
    A. 卫生事业组织   B. 卫生行政组织   C. 群众性卫生组织
    D. 医学研究机构   E. 康复机构
12. 根据案例可以得知该医院的床位数不少于张
    A. 100   B. 200   C. 300
    D. 400   E. 500

二、简答题

1. 组织的职能主要有哪些?
2. 组织设计的程序具体步骤是什么?

三、案例分析

刚刚上任的护士长小李最近正在忙于病区的全面管理，经常指导本病区的护理人员完成工作任务，主持会议、组织查房和考核绩效。为进一步提高护理质量，她先私下了解了护理人员对本病区的部分规章制度的一些想法和诉求，并结合实际情况提出了修改本病区的部分规章制度和护理人员岗位职责的一些意见和建议，在她的建议下还设置了病区"心语墙"和"医患互动留言区"，受到了护士和患者的认可。

【问题】

1. 结合上述案例，请说一说护理组织文化的内容包括什么?
2. 如果你是护士长小李，你将如何进行护理组织变革?

（王　硕）

第五章 护理人力资源管理

第五章数字资源

学习目标

知识目标：
1. 简述护理人力资源管理的概念、特点和基本原则。
2. 描述护理人力需求的配置依据与配置原则。
3. 了解护理人员的成长与发展内容及原则。

能力目标：
1. 能结合临床案例，正确运用护理人力配置原则与方法计算护理人员数量。
2. 能结合临床案例，正确运用培训原则，制订护士培训计划。
3. 能理解护理人员绩效考核原则和方法，正确运用分层管理体系。

素养目标： 树立具有"以人为本"的护理人力资源管理理念。

案例 5-1

某三级甲等医院，建院 70 周年具有悠久的发展历史。在 2020 年新领导班子调整后，不重视护理队伍建设，使得该院护理质量逐年下降，护理纠纷不断出现，护士离职率大幅度上升，护士工作的满意度不高。尤其近半年，多个病房护士长向护理部反映护士人手不够，经护理部调查发现：部分优秀的编外护士离职。分析护士离职的主要原因是：①工资待遇不理想，绩效分配不合理；②医护关系较差，护士身心疲惫；③年轻护士认为不被重视和培养，缺乏个人发展空间。

问题与思考：
1. 什么是护理人力资源管理？
2. 护理人力资源的特点有哪些？
3. 护理人力资源管理的内容有哪些？

托马斯•彼得斯说："企业或事业唯一真正的资源是人，管理就是充分开发人力资源以做好工作！"可见，人力资源管理在组织建设与管理中具有举足轻重的地位。党的二十大报告指出，必须坚持"人才是第一资源"，深入实施"人才强国战略"，坚持"人才引领驱动"。组织要重视识别人才、培养人才、成就人才、激励人才及留住人才，这些都是人力资源管理的内容，所以人力资源是组织中最重要的资源之一，也是组织在激烈竞争中赖以生存的核心资源。因此，护理人力资源管理是护理管理职能的核心任务，也是组织发展最为关键的问题。

第一节 护理人力资源管理概述

一、护理人力资源管理的概念与特点

（一）护理人力资源的基本概念

1. 资源（resource） 是指自然界和人类社会中一切可被人类开发利用、客观存在的各种物质的总和，包括自然资源和社会资源。

2. 人力资源（human resource） 指以人的生命机体为载体的社会资源，是能够推动社会发展具有劳动能力的人的总和。劳动能力包括知识、技能、经验、体力、品性与态度等。是对一定范围内的人员，通过投资开发而形成的具有一定体力、智力和技能的生产要素资源形式。

3. 护理人力资源（human resource of nursing） 指在医疗卫生服务机构从事护理工作，具有一定护理专业知识、技能和职业素养的各层次护理人员。

4. 人力资源管理（human resource management） 是利用人力资源实现组织目标的过程，是对人力资源有效开发、合理配置、高效利用和科学管理的制度、法令、程序和方法的总和。

5. 护理人力资源管理（human resource management of nursing） 指应用现代管理学的基本理论和技术，对护理组织的人才需求进行科学有效的规划、选聘、培训、配置、使用、开发与评价的过程。

（二）护理人力资源的特点

1. 主观能动性 护理人力资源作用的发挥取决于护理人员个体在医疗卫生服务机构中的实际工作状况，一方面表现为个体对组织目标的认同和对护理工作的态度，另一方面表现为个体工作的努力程度和工作方式受本人的意志支配程度。

2. 可变性 人的工作能力不是一成不变的。可变性指人力资源具有可塑性、再生性和可开发性的特点。在特定的时间和执业范围内，通过工作经验的累积和不同形式的培训及教育，能够强化胜任岗位的能力。对护理人员潜在的工作能力进行开发利用，也会使护理人员的职业素养和综合能力产生不同程度的变化。另外，人作为生物有机体，将经历生、老、病、死的生命周期，护理人员在不同阶段，其劳动力有所不同。

3. 组合性 科学合理的人员组合是人力资源管理的重要内容，组合性体现在人员协同作用所达到的效果。护理管理者在进行人员岗位安排时，如果注意人员之间个人能力的互补与协助，则出现 1+1>2 的效应，能充分发挥每个护理人员的潜能，提高组织对护理人力资源的使用价值。反之，由于人员安排不当而影响个人能力的发挥，或因此而产生人力的耗损，则出现 1+1<2 的现象，直接影响护理工作效率和人力资源的使用价值。

4. 流动性 表现为人员的流动和人力派生资源的流动。护理人员的流动主要有跨部门、跨单位、跨地区、跨国度 4 种形式。人力派生资源的流动指由人创造的科技成果在不同空间上的流动，如资源共享和成果转让。中国加入世界贸易组织后，人力资源的国际市场化步伐加快，使护理人力资源及由人力派生的成果资源在空间的流动越来越频繁。

5. 两面性 人力资源的投入和开发都是消费，往往早于人力资源作为生产资源而产生的收益或价值。因此，人力资源具有两面性。人力资源的投入或消费是必然的，而其收益却不尽相同。所以，要做好人力资源规划，使人力资源投入开发发挥最大效能，收获更大的产出或收益。

 考点提示

护理人力资源管理的概念与特点。

二、护理人力资源管理的作用

人是最重要的财富和资源,任何组织的发展都离不开对人的管理。护理人力资源管理是对护理人员开发、选聘、使用和培养的全过程,其目标是实现医院组织目标和个人价值。实现组织目标和个人价值是人力资源管理的目标。通过人力资源的科学化管理,做到人尽其才,才尽其用,职得其人,人得其职,充分调动广大护理人员的主动性、积极性和创造性,取得最大的使用价值,为组织创造最大效益,提升组织的竞争力。同时,通过人力资源管理发现人才,培养胜任岗位、有发展空间的优秀人才,使个体潜能得到最大限度的发挥,为降低服务成本,提高服务质量提供有力保证。

三、护理人力资源管理的内容

1. 人力规划　是人力资源管理的主要任务。一是对组织护理人力的总体规划,包括人力总体需求与供给预测、人力短缺与过剩预测、人力资源规划的定期评价与调整等。二是对护理人力子系统的规划,包括人员的更新、晋升、培养开发和配备规划等。

2. 识人　是指招聘和选拔人员的过程。人力资源和护理管理部门在人力资源现状分析后,根据业务范围评估及工作岗位需求制订人力资源规划,明确所需护理人员的数量和质量要求。组织通过多种渠道和方法寻求足够数量具备相应岗位任职资格的申请人,以确保从众多申请人中选拔出最适合的人选与具体岗位相匹配。

3. 育人　正所谓"千里马"是选出来的,而优秀的员工是培养出来的,所以人员培训是人力资源管理的核心内容。护理人员是实践型人才,可以采取基于成人学习的721法则,即70%在岗位上训练,20%向他人学习,10%培训的形式进行继续教育培训(图5-1)。培训内容包括新护士岗前培训、轮科培训、专科护士培训、护理管理专项培训、护理教育专项培训及护理科研专项培训等。通过课堂教育或阅读学习10%的理论知识,经过专家或上级护理人员20%的指导,进行70%的实践,使其在职业道德、工作态度、知识水平、业务技能等方面得到不断提高和发展,实现护理服务产出的最大化。

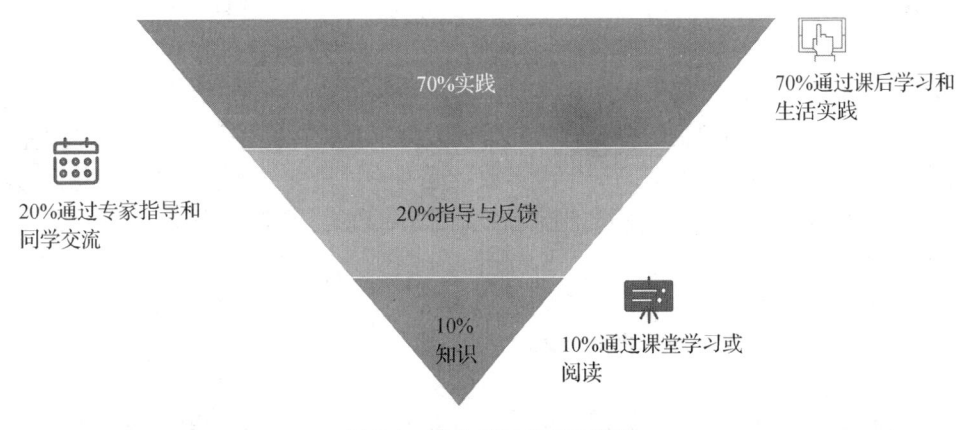

图 5-1　成人学习的 721 法则

4. 用人　是指管理者将护理人员分配到具体的岗位,赋予其具体的职责、权力,使之进入工作角色,完成组织任务的过程。应遵循以下原则:①人岗匹配原则;②用人所长原则;③用人不疑原则;④公平竞争原则。

5. 留人　保留优秀人员是人力资源管理必不可少的环节。留住人才的重要举措有:①建立合理的薪酬与绩效体系,实现同工同酬、多劳多得、优绩优酬,体现护理人才的市场价值;②制定护理人员职业安全与健康维护相关政策和措施;③按照国家劳动政策提供相应的医疗、养老、工伤保险和各种福利待遇;④做好心理环境建设,建立公平公正的工作氛围;⑤建立行为激励机制,制定合理的奖惩制度,同时根据个体需求采取不同的激励措施,提供个人发展空间;⑥重视人文关怀,从细节入手,关心护理人员个人生活。

6. 评人　素质评价的意义在于:一是帮助护理人员检查工作中的不足,促进业务能力不断提高和持续改进,以提高个人竞争力和组织整体效率;二是评价结果作为组织和管理部门对护理人员作出关于奖惩、培训、调整、升迁、离退、解雇等人事决策的依据。

四、护理人力资源管理的基本原则

1. 体系原则　护理人力资源管理在人力规划、识人、育人、用人、留人、评人等方面都要制定与组织发展目标相一致的计划或方案。计划或方案需要兼顾各个方面,形成一个紧密的管理体系。

2. 定岗定责原则　根据医院发展和工作需要,设置相应的岗位,明确岗位职责、任职条件及绩效考核要点等要素。根据任职条件招募合适人员,人员按照岗位职责进行绩效考核。做到人岗相适、人尽其才,充分发挥人力资源的作用。

3. 公平原则　在护理人力资源管理的招聘遴选、培养、使用及绩效考核等方面,均要做到一视同仁,公平对待。

4. 取长补短原则　在护理人力资源管理过程中,要善于发现护理人员的优点,将其放在合适的岗位,发挥更大的作用。护理工作是协助实践类工作,需要人力结构合理,形成互补,达到"1+1>2"的效果。

第二节　护理人力资源配置

案例 5-2

某三级甲等医院,近期招聘了 10 名新毕业的护理人员。而重症医学科、消化内科、神经外科、儿科均向护理部提出申请,需要增加护理人力。重症医学科申请理由是工作繁重,压力大,上个月科室有 2 人离职,现人手明显不足;消化内科申请理由是科室护士年轻者较多,正值生育年龄,备孕、怀孕的护士增多,有效的护理人力不足;神经外科申请理由是科室目前护理人员年龄结构分布不均,高年资的护士占多数,近一段时间夜班频繁,经常抱怨而影响护理人员的满意度;儿科申请理由是科室增加核定床位 8 张,现有护理人力不足。

问题与思考:

1. 护理部应如何进行人员分配?
2. 根据什么原则方可满足各科室的用人需求?

护理人力资源配置是医疗卫生机构对护理人力资源诸多结构要素的配置和利用,其结果直接影响护理质量、护理服务、护理安全以及医院的整体服务效率。在医疗卫生机构整体医疗服务水平稳步提升的今天,护理人力资源配置已经成为护理人力资源管理的重要环节。

一、护理人力需求测算

医疗卫生服务机构内编配护理人员的基本方法是:在已确定的组织编制原则指导下,综合考虑影响人员编制的因素,通过测定护理劳动量,计算出人员编制数和编制比例。

（一）比例配置法

医疗卫生机构根据各医院的规模，通过全院护士总数与实际开放床位数之比、病区护士总数与病区实际开放床位数之比及特殊科室护士总数与实际开放床位数之比来确定护理人力配置的方法。比例配置法是现医疗卫生机构护理人力资源配置的常用方法之一。卫生行政主管部门在《三级医院评审标准（2022版）》及国家三级公立医院绩效考核中，均对以上的比例配置做了基本要求，作为临床护理人员配置的参考依据。原则上临床护理岗位护士数量占全院护士数量不低于95%。要根据临床科室特点、患者病情轻重和临床护理工作量，按照责任制整体护理的工作模式配置数量适宜、结构合理的护士。二级及以上医院全院病区护士与实际开放床位比不低于0.5∶1。

表5-1 专科护理人力资源配置标准

专科名称	编配项目	配置标准
手术室	护士总数与手术间（台）之比	3∶1
重症监护室	护士总数与病床数之比	（2.5~3）∶1
急诊抢救室	护士总数与抢救床之比	三级医院（2~2.5）∶1
		二级医院（1~1.5）∶1
产科	助产士与产床之比	3∶1
儿科	护士总数与床位数之比	（0.5~0.6）∶1
新生儿科	护士总数与病床数之比	（1.5~1.8）∶1

【例】某三级医院重症监护室病床数为25张，急诊抢救室抢救床6张，其重症监护室和急诊抢救室分别至少需要配备多少护理人员？

【解析】重症监护室护理人员的编制按（2.5~3）∶1的配置标准，即25×（2.5~3）=63~75人；三级医院急诊抢救室的编制按（2~2.5）∶1的配置标准，即6×（2~2.5）=12~15人。

（二）按实际工作量计算法

1. 适用范围　临床护理人员的定编。
2. 编制依据　各科室/部门工作岗位的实际工作量、员工的工作效率、工作班次及出勤率、核定床位数及床位使用率。
3. 计算方法

（1）工时测量法：通过观察法和自我记录法，对完成某项护理工作任务全过程的每一环节，必须进行的程序和动作所耗费时间的测定。包括直接护理和间接护理两个部分。直接护理即每日面对面直接为服务对象提供护理服务的护理活动，如晨间护理、肌内注射、输血、输液、测量生命体征。间接护理则是为直接护理做准备的项目，以及沟通与协调工作所需要的护理活动，如晨间会议、交接班、书写记录、参加医师查房、抄写和处理医嘱、输液及注射前的准备工作、请领物品。此项测量方法可作为临床护理工作量测量和护理人员配置的有效依据。

（2）患者分类法：根据患者的病情、自理能力及医疗服务需求等方面进行分类；一般根据患者病情，分别给患者提供特级护理、一级护理、二级护理及三级护理；不同的护理级别，其直接护理和间接护理的总工时存在差异，从而预测或配置相关专科护理单元的护理人员编制数。在对每项护理项目测定工时的基础上，还需依据分级护理要求的护理内容，测定各级护理中每位服务对象在24小时内所需的平均护理时数，依此来计算实际工作量。

公式一：应编护理人数=（各级护理所需时间总和/每名护理人员每日工作时间）×（1+机动数）

公式中，机动数包括公休假及婚丧假、探亲假、病假、事假、产假等因素，依据1978年原卫生部《编制原则》规定，机动数为17%～25%，一般以20%计算，也应按医疗机构实际情况计算机动数。

【例】某病房患者总数40人，其中：一级护理9人；二级护理16人；三级护理15人。经测定，各级护理中每位患者24小时内所需平均护理时数分别为：4.5小时、2.5小时、0.5小时。按病房40张床测算，一日间接护理项目所需时间13.3小时。

应编护理人员数＝[（4.5×9+2.5×16+0.5×15+13.3）/8]×（1+20%）=15.19人，即该病房护理人员编制为15人。

（3）根据床位数及病床使用率，计算应编护理人员数。

公式二：应编护理人员数＝[（床位数×床位使用率×平均护理时数）/每名护理人员每日工作时间]×（1+机动数）

平均护理时数＝各级患者护理时数总和/病房患者总数

床位使用率＝（实际使用床位/核定床位数）×100%

【例】某病房有床位40张，床位使用率90%，平均护理时数3.3小时，每名护士每天工作8小时，机动编制数占20%。

应编护理人员数＝[（40×90%×3.3）/8]×（1+20%）= 17.82人，即该病房护理人员编制为18人。

考点提示

护理人力需求的常用测算方式。

二、护理人力需求配置原则

护理人力资源是医院人力资源管理的重要组成部分。在护理人力需求配置过程中，人员配置是否合理，比例是否恰当，直接影响到护理工作效率、护理质量、服务道德和成本消耗，进而造成护理人员的流动。人力资源配置包含3项任务：一是人员在组织内各部门或单元间的分配，确保在核定岗位配备一定数量和质量的人员，有效促进组织目标的实现；二是人力资源在部门或单元内的科学排列和组合，侧重于对人力资源潜力的开发与利用；三是人力资源结构之间的适配度，需要考虑护理人员的专业知识、专业技能及性格特点等因素，做到人尽其才、人岗相适。因此，护理管理部门在进行人力需求配置时应遵循以下原则。

（一）**依法依规合理配置**

为适应社会需要和专业发展，护理管理部门应按照卫生行政主管部门要求合理设置人员结构比例。国务院印发《国家卫生健康委办公厅关于进一步加强医疗机构护理工作的通知》中指出：原则上临床护理岗位护士数量占全院护士数量不低于95%，二级及以上医院全院病区护士与实际开放床位比不低于0.5∶1。要保障临床护理需求，采取有效措施优先保障临床护士人力配备到位。

（二）**科学配置与优化结构**

为适应社会需要和专业发展，护理管理部门应在分析护理业务范围、种类和服务对象需求的基础上，科学确定护理人员配置数量及类别，合理设置人员结构比例。人员数量虽重要，但素质更重要，护理人员职称、学历和年龄梯队应由三角形向橄榄形结构比例发展，才能适应护理专业的科学性、服务性及连续性的特点。

（三）能级对应与人岗匹配

护理人员的个体素质包括年龄、性别、性格、气质、价值观、工作动机、专业知识、专业技术水平、职业认同感与工作经验等，影响整个护理单元整体工作效率。要求护理管理部门在分析个体素质特点与岗位要求的基础上，实现个人与具体岗位的最佳组合，重视能级对应，做到人尽其才，才尽其用，有效利用护理人力资源，确保各级人员责、权、利相一致，以调动护理人员工作积极性和主动性，既提高工作效率，又节省人力。

（四）动态调整与成本效率

人力资源管理的出发点是以最合理的人力投入，获得最大的组织效益。伴随护理专业的发展，服务对象的变化，医疗体制、制度、机构等方面不断变革，客观上要求护理人员的配置实现动态管理。因此，在护理人力资源配置过程中，护理管理部门要重视对人力资源的合理排列和组合，根据护理工作任务和工作量的变化，不断对人员配置进行动态调整，确保人员能进能出、能上能下、合理流动，以提高工作效率，降低人力成本。

三、护理人员的排班

排班是护理管理者的一项常规工作，是在充分考虑护理工作任务、工作程序、人力、物力和时间等因素基础上，对护理人力需求作出系统、弹性、科学的安排。目的：①达到以满足服务对象需要为基础的管理目标；②使每位护理人员明确职责与任务，提高工作效率；③为合理应对各种突发、紧急情况作准备。因此，科学合理排班是有效利用人力资源，保证临床护理质量的关键。

（一）排班原则

1. **满足需求原则**　在排班过程中，护理管理者应首先考虑满足服务对象的需要，保证其获得全方位的优质护理服务。为适应24小时不间断护理的特点，要求各班次护理人力在质量和数量上，要能够完成所有当班护理任务，通过合理有效的人力安排，使各班次相互衔接，以保证护、教、研等工作顺利进行。

2. **结构合理原则**　根据护理人员不同层次结构，如学历、工作年限、职称及个人能力等合理搭配人力，做到各班次护理人员的专业能力和专科护理水平相对均衡，尽量缩小各班次人员在技术力量上的悬殊。从职业成长和发展的角度分析，既有利于新老人员的"传帮带"，保证护理人才的培养，也有利于更好地应对各种紧急、突发情况，避免因人力安排不当而出现护理薄弱环节，保证临床护理质量。

3. **效率至上原则**　护理管理者应掌握本部门或单元的工作规律，分清主、次、缓、急，全面掌握护理人员情况，按职上岗、能级对应。同时考虑群体中的智能因素，使不同个体的知识和能力水平充分发挥和相互配合，达到相互协调，取长补短，在保证护理质量的前提下，把人员的成本消耗控制在最低限度。

4. **公平原则**　护理管理者排班时应根据护理工作需要，按工作量安排人力，保持各班工作量均衡，合理安排各班次人员。针对节假日等特殊时期的排班，应以一视同仁的态度，爱护和体谅所有人员，使护理人员产生公平感和满意感。

5. **人性化原则**　护理管理者排班时应尽量满足护理人员合理的需求与特殊需要，提升个人满足感，达到人力运作的最大效果。同时在一定时间内保持人员的稳定性，保证护理人员休息及学习时间的相对固定。

6. **弹性原则**　指根据单位时间工作量的不同合理安排人力，即增加工作高峰时段人力，减少工作低峰时段人力，提高人员利用率，避免人力浪费。排班时配备机动人员，确保在遇到突发事件或紧急情况时，可随机调整。

7. 分层使用原则　护士长应对科室护理人员进行分层次管理，N1级承担基础性护理工作；N2级承担一般性的专科护理工作；N3、N4级护士承担专业性强、难度大的护理工作。规划护理人员的职业生涯，做到人尽其才。

（二）排班类型：

依据排班权力的归属分为3种。

1. 集权式排班　指排班者个人决定排班方案，一般由护理部或科护士长负责所有部门或单元护理人员的排班。优点：排班者掌握全部护理人力资源，可根据各部门或单元的工作需要、服务对象的实际需求灵活调配人员。缺点：难以照顾所有服务对象的需求；降低护理人员的满意度。

2. 分权式排班　最常见的排班方式，指排班者依据护理工作实际需要和护理人员个人意愿排班。排班者一般为部门或单元的护士长。优点：排班者能充分了解人力需求状况进行有效安排，也能够照顾护理人员个别需要。缺点：护士长无法调派其他部门或单元人员；因需广泛征求护理人员意愿，故排班花费时间较长。

3. 自我排班　指由护理人员依据事先确定的排班原则进行自我协调排班，可自行选择自己想上的班次，以激励护理人员的自主性及提高其满意度。优点：护理人员自主性增高；护士长节省排班时间；人员调班次数减少；改善护理人员与护士长的关系，促进团体凝聚力。缺点：难以保证各班次护理人员层次结构的合理。

（三）排班方法

1. 周排班法　以周为周期的排班方法即为周排班法，是我国大部分医院采用的一种排班模式。其特点是周期短，灵活性强，能根据具体需要进行动态、弹性调整。

2. 周期性排班法　每隔一定周期使各个固定班轮回，使护理人员熟悉排班规律及值班与休假时间，以利于个人安排。适用于护理人员结构合理稳定、服务对象数量和危重程度变化不大的部门或单元。根据单位人力配置情况决定轮回周期，一般4周为一个周期。优点：①排班模式相对固定，护理人员预先知道值班及休假时间；②护理人员可公平地获得休假机会；③排班省时省力，上班人力固定；④班次变化少，调班少。

3. 小时制排班法　该排班法让护理人员在各班次时间较为均衡，一般分为8小时制、10小时制、12小时制、24小时制等。8小时制即为三班制，其每日按照日班、晚班、夜班安排，适用于病情复杂、护理工作量较重的护理单元。当服务对象多时可适当增加白班力量。12小时制为两班制，其每日按照日班、夜班安排，适用于病种单一、病情较轻、护理工作量不重的护理单元。

4. APN排班法　将24小时分为A、P、N 3个班次，各班时间根据不同科室情况调整，如A班7：30—15：30、P班15：00—22：30、N班22：00—8：00。优点：①保证护理工作的连续性，减少交接班次数、降低交接班环节中的安全隐患；②加强P、N班薄弱环节中的人员力量；③由高年资护士担任A、P班责任组长，对疑难、危重患者护理工作进行把关，保障护理安全；④利于护理人员更好地安排工作和生活，避开上下班高峰。

5. 功能制护理排班法　功能制护理是一种以疾病为中心的护理模式，根据医嘱内容完成任务将护士分为"治疗护士""办公室护士""巡回护士""给药护士"等类型进行排班，再将工作时间分为白班、中班、早班、晚班、夜班等。该模式特点是护士分工明确，便于组织管理，技术相对熟练，节省人力。

6. 整体护理排班法　整体护理是继功能制、责任制护理之后的一种新型、科学护理模式。工作内容包括患者入院、出院、出院后保健指导，病历资料，出院后随访工作，是为患者身心提供整体、全面、连续护理服务的一种排班方法。

（四）影响排班的因素

1. 组织政策　排班与人力编制数量、人员结构密切相关。如编制人数与群体结构合理，则排班顺利；若人力不足、新成员多或同级别段人员集中，则不易搭配。

2. 人员素质　护理人员的学历、职称、专科能力、沟通能力都是排班搭配考虑的重要因素。

3. 护理方式　护理方式不同，人力需求与人力安排方法亦不同。个案护理、责任制护理及整体护理需多用人，功能制护理则节省人力。

4. 单元特性　由于不同的护理单元各有其工作的特殊性，因此在排班方法或人员编制方面有差异性。

5. 工作时段　全日各班次护理工作量不同，如白班、晚班、夜班的工作负荷依次减轻，在人员安排上也应依次减少。节假日的护理工作量可能会比非节假日少，但有危重患者时所需护理时数则增加，在排班时要考虑各种突发事件的应对，做到弹性排班。

6. 排班方法　医院因不同的管理方式和学科特点，采取不同的排班方法。

 考点提示

护理人员的排班原则及其影响因素。

四、护理人员岗位分类与设置原则

岗位是组织要求个体完成的一项或多项责任以及为此赋予个体的权力的总和。岗位分类是指所有的工作岗位按其业务性质分为若干职位种类，按责任大小、工作难易、受教育程度及技术要求高低分为若干职位等级。岗位设置与岗位管理是提高医院资源配置与使用效率的有效途径。

（一）护理岗位分类

1. 依据护理分工不同　分为护理管理岗位、临床护理岗位、其他护理岗位。护理管理岗位指从事护理管理工作的岗位，包含护理部管理岗位和护士长岗位；临床护理岗位指护理人员为服务对象提供直接护理服务的岗位，包括病区护理、重症护理、门急诊护理、手术室护理等岗位；其他护理岗位指护理人员为服务对象提供非直接护理服务的岗位，如消毒供应中心、健康管理中心和医技科室等护理岗位。

2. 按责任大小、工作难易及技术要求　护士职称则划分为主任护师、副主任护师、主管护师、护师、护士。对应3个职称等级，主任护师、副主任护师为高级职称，主管护师为中级职称，护师、护士为初级职称。也有实施"能力进阶模式"，将护理岗位分为N0~N4五个层级，每个层级应以护士业务能力及技术水平为主要指标，结合护士相应的职称体系，同时考虑护理工作年限和受教育程度等因素进行逐级晋升，每个层级都赋予了不同的工作职责；

3. 依据专业方向侧重点不同　依据专科领域不同分为急救护理、危重症护理、康复护理及社区护理等岗位。此外，我国部分医院根据人力资源配置情况和专科护士培养范围，设置专科护士、总带教和护理科研秘书等岗位。

知识链接

我国专科护士培养发展历程

我国内地专科护士培养起步较晚，20世纪80年代，有专家相继提出发展专科护理，培养专科护士的观点；20世纪90年代末，有文献报道专科护士的相关内容。2002年，中华护理学会与北京协和医学院护理学院、香港危重症护士协会联合举办"重症专科护士培训班"，开启了中国内地专科护士培训的先河。2007年，原卫生部办公厅印发《专科护理领域护士培训大纲》，对临床护理技术性较强的重症监护护士、手术室护士、急诊护士、器官移植专业护士和肿瘤专业护士等5个专科护理领域的护士培训进行指导和规范。随后，全国各地专科护士培养进入了快车道。

（二）护理岗位设置原则

岗位设置指根据组织社会功能、任职资格、职责任务、工作需要和工作标准设置岗位的工作过程。护理岗位设置应遵循科学管理的原理及行业特点，结合组织情况、工作目标和任务，做到人、事、岗三者匹配，使护理人员的价值得到体现，组织运行效率得到提高。在进行岗位设置时应遵循以下原则。

1. 按需设岗原则　既保障服务对象安全和临床护理质量，又保证组织的高效与灵活。护理岗位的设置应根据组织的性质、规模、功能、任务和发展趋势等因素，从护理工作需求角度设置护理岗位类别和数量，以有效完成护理工作所需岗位的最低数为标准。坚持因事设岗，避免因人设岗，做到科学合理、精简高效，避免人力资源的浪费。

2. 能级对应原则　科学合理的护理岗位设置应注意能级与岗位的对应，做到将每位护理人员按其优势特长、能级高低分配到合适的岗位上，优化人力资源配置，最大程度发挥在岗护理人员的作用与潜能。

3. 权责利匹配原则　权责利是否对等，直接影响护理人员工作能力及积极性的发挥。在进行护理岗位设置时，应保证每个岗位权责利匹配，在其位，谋其政，担其责，实现同工同酬、多劳多得、优绩优酬。

4. 按岗聘用原则　按照岗位职责要求合理配置护理人员，用人所长，竞聘上岗，并进行动态调整，保证不同岗位护理人员的数量和能力素质能够满足工作需要。特别是临床护理岗位招聘时，应充分考虑到岗位工作量、技术难度、专业要求和工作风险等，以保障护理质量与安全。护理管理岗位除具备一定的业务素质外，还须具备一定管理知识、理论和技能。

5. 统筹兼顾原则　大力推动护理学科发展，营造良好护、教、研的各项人才发展氛围，通过岗位设置吸引人才和留住人才，统筹结合需要在岗位设置中有所兼顾，形成护理与多学科交叉融合共同发展的良性局面。

（三）护理岗位说明书

岗位分析是指通过收集数据、工作要素分析，对特定护理工作的实质进行评价，确定工作的具体特征，由此形成工作描述，通过观察和研究，对某岗位的性质进行全面评价，获得确切信息的过程。包含4个要素：①分析岗位的工作内容及任职条件，便于岗位人员配置和考核；②确定岗位固有的性质；③确定组织内岗位之间的相互关系和特点；④确定组织成员在履行职务时应具备的知识、技术、能力与责任。

岗位分析的结果就是岗位说明书，包含岗位基本资料、任职资格、工作责任和绩效考核要点等要素；部分岗位需要确定风险防控点。基本资料是对岗位的名称、性质、岗位关系、协作关系等与工作相关的环节所做的书面说明。任职资格是根据岗位胜任力拟定的任职条件，其包括文化程度、工作经验、有关岗位的技术和能力要求、工作态度、生活经历、健康状况，以及各种特殊能力要求等。

护理岗位说明书是各级组织在充分做好岗位分析的基础上，根据岗位职责，结合工作性质、工作任务、责任轻重和技术难度等要素，明确岗位所需护理人员的任职资格后形成的，针对任职岗位的详细介绍。现以某综合医院主管护师的岗位说明书为例，介绍岗位说明书的内容和格式（表5-2）。

表 5-2 主管护师岗位说明书

一、基本资料

岗位名称	主管护师	岗位关系	监督带教	护师、护士、见习及实习护士
所属部门	普外科		请示汇报	护士长
岗位编号			外部关系	各业务科室和相关职能科室

二、工作内容

（一）岗位目标

在护士长领导下，负责普外科一定范围内的临床护理、教学、科研和预防工作。

（二）岗位职责

1. 在护士长领导下，在主任护师和副主任护师指导下工作。
2. 对病房护理工作质量负有责任，发现问题及时解决问题，把好护理质量关。
3. 解决本科室护理业务上的疑难问题，指导危重、疑难患者护理计划的制订和实施。
4. 负责指导本科室护理查房和护理会诊。
5. 对本科室发生的护理差错、事故进行分析鉴定，并提出防范措施。
6. 配合护士长组织本科室护师、护士进行业务培训，拟定培训计划，制作课件，负责讲课。
7. 配合护士长组织护理学院学生的临床实习和见习，负责授课、考核和评定成绩。
8. 配合副主任护师和护士长制订本科室护理科研和技术创新计划，并组织实施，指导全科护师、护士开展护理科研工作。
9. 协助本科室护士长做好行政管理和队伍建设。

三、任职资格

（一）基本要求

性别：不限。

年龄：不限。

执业资格：执业护士，获得主管护师资格证

工作经验：具备 5 年以上护师工作经验和一定的管理经验。

学历要求：大专及以上学历。

专业要求：护理/助产专业。

（二）知识技能

1. 掌握：专科常见疾病的临床表现，主要护理诊断和护理措施；基础护理学、解剖学、病理生理学、临床药理学的相关知识。
2. 熟悉：整体护理和护理程序，诊断学相关理论知识，本专科常用诊疗护理技术。

（三）其他要求

1. 掌握一定的管理学知识和技能，有较丰富的教学和科研经验。
2. 有较敏锐的病情观察能力和较强的应急处理能力。
3. 工作认真负责、细心周到，有一定的创新性，具有较强的服务意识和奉献精神，具有良好的职业道德素质和团队协作精神。
4. 知晓医疗护理相关的法律法规。

四、绩效考核要点

1. 医院各种医疗规章制度执行、检查与落实情况。
2. 本岗位护理工作量、护理质量与工作效率，护理差错与事故发生情况和任务目标完成情况，结合患者、医生和其他护士的评价情况。
3. 对普外科护理专业知识和操作技能的掌握程度。
4. 对下级护士的带教情况。
5. 课题、著作、论文、专利、成果发表情况。
6. 具有良好的职业道德和敬业精神，严格遵守医德规范，认真履行岗位职责。

第三节 护理人员招聘与遴选

案例 5-3

某市一所三级甲等医院神经外科，有床位 40 张，床位使用率一直保持在 90%。

该病区原有护理人员编制 13 人，近半年内先后有 3 位高年资护理人员辞职离开医院。离开原因是忙于护理工作，没有培训进修学习计划，没时间开展科研，感觉无发展前途。现在科室护理人员多为年轻护士，其中已怀孕 2 人，还有 3 人表示有意愿怀二胎。对此，护士长很担心护理工作质量，急需增加护理人员。

问题与思考：
1. 护理人员招聘与遴选时应遵循哪些原则？
2. 护理人员招聘与遴选的程序是什么？

护理人员招聘与遴选是指在护理空缺岗位分析的基础上，根据工作需要和应聘者条件，采取科学有效的方法选择并录用具备资格的护理专业人员的活动过程，是护理人力资源开发的关键环节，一般由人力资源部门与护理管理部门共同完成。合理选聘护理人员是增强组织核心竞争力，提高护理质量的前提和保证。

一、招聘与遴选的原则

1. **公开**　进行人员招募时，招聘单位要把职位的种类、数量、要求及考核方式等及时公开，创造一个平等竞争的环境，可吸引大批应征者，让应聘者充分展示自己的知识和才华，从而有利于医院选聘到合适人员。此外，招聘考试成绩、名次、是否录用等信息均需要即时公开。遴选一般指院内选拔，设置岗位要求，向全院公开发布遴选公告，资格审查、考试考核及录用情况均由上级部门或医院纪检部门全程监督，并向全院发布。

2. **平等**　招聘遴选过程对所有应聘选拔人员一视同仁，提供均等的聘用考核机会，从基本素质、心理特点、能力特长等方面进行考察，避免人为制造一些不平等或倾向性条件，如对性别、身高、相貌、婚姻状况等提出特殊要求。

3. **竞争**　招聘遴选时应遵循公平竞争的原则，制定客观公正的考核量化标准及流程，尽量做到多人及多个环节进行考核，实现优胜劣汰，防止论资排辈或只注重学历不看能力等现象，为应聘者营造良性竞争环境。

4. **择优**　通过科学考评，择优录取工作能力强、理论水平高、具有真才实学的护理人才。按岗位要求及条件录用，做到职得其人、用其所长、人尽其才，满足组织用人需求。

5. **注重职业素养**　选聘时重视护理人员的政治素质和业务素质，尤其注重对护理事业的热爱和奉献精神，要求具备实干精神和毅力，有敏锐的观察能力和科学思维能力，善于思考和分析，有一定的应变和心理抗压能力。

6. **合法合规**　招聘遴选过程必须符合国家法律法规和医院招聘遴选管理制度，不得发布招聘遴选相关的虚假信息，不得有歧视行为，禁止招聘未成年人入职等情况。

 考点提示

护理人员招聘与遴选的基本原则。

二、招聘与遴选的程序

护理管理部门首先评估护理人力需求情况，综合考虑自然减员、辞职、病房扩充、专科发展等因素，根据岗位、学历和资历需求明确人员增补的种类与数量，拟订招聘计划。然后，与人力资源部共同商议确定招聘人员岗位数量及要求。成立公开招聘及院内遴选小组，由主管院长、人力资源部主任、护理部主任及科护士长组成。最后，人力资源部门负责实施具体招聘遴选计划。护理人员招聘的程序包括以下8个步骤。

1. 发布信息　在确定人员需求和招聘计划后，发布招聘信息，吸引应聘者参与招聘。招聘信息内容：①医院简介；②招聘职位性质及形式；③招聘职位的工资等报酬待遇；④应聘者的资格条件（年龄、学历、专业、工作经历、身体条件、对知识与技能的特殊要求等）；⑤报名方式、截止时间及需要提供的相关资料；⑥招聘考试的方式、入围比例及录取情况等。

2. 初步筛选　人力资源部门和护理管理部门根据应聘者递交的简历及相关材料，对应聘者的个人情况和任职资格，根据部分的岗位信息严格进行资格审查，初步筛选符合条件的人员，剔除不符合条件的应聘者；并向社会公布资格审查通过人员名单及信息。

3. 招聘考核　该阶段属于必要环节，目的是保证应聘者的质量能够满足护理工作岗位的需要。考核方式包括：理论知识和护理操作技能考核。若是招聘护理管理、科研、教学专职人员，除专业知识考核外，还需进行与该岗位相关的知识考核。

4. 招聘面试　考核成绩符合要求者进入面试环节。面试是组织评价者与应聘者面对面进行考核的过程，具有直观性，目的是考察应试者对护理岗位的适合程度。面试内容根据招聘岗位的不同要求，可以选择：人力资源部门根据应聘者资格认定、理论知识、相关技能考核成绩及面试情况进行综合评定，比较应聘者与相应岗位要求是否匹配，以及进行应聘人员之间的比较，确认应聘入围者人选并向社会公开发布结果。

5. 录用体检　由人力资源部门组织应聘入围者进行体格检查，属于必要环节，目的是确认其身体状况是否符合岗位要求，能否胜任岗位工作。

6. 试用考察　指在实际工作中对拟聘人员进行思想品德、劳动纪律、实际工作能力和身体素质进行的有时间期限的考察工作。《劳动合同法》对试用期做出了以下规定：同一用人单位与同一劳动者只能约定一次试用期；劳动合同期限三个月以上不满一年的，试用期不得超过一个月；劳动合同期限一年以上不满三年的，试用期不得超过二个月；签订三年以上固定期限和无固定期限的劳动合同，试用期不得超过六个月；试用期满，由具体试用部门针对拟聘人员在试用期的表现作出考核评定，以供人力资源部门和护理管理部门在招聘决策时参考，对不符合条件和不胜任工作的拟聘人员予以辞退。此期间需完成合同的签订、人员安排、岗位考核及岗前培训等工作。

7. 录用评价　要求人力资源部和护理管理部门对留用的拟聘人员所有资料进行全面审查，包括信用、政审及护士执业资格证获得情况，以保证为组织挑选合格的人员。在录用决策中，应尽量避免错误的录用和错误的淘汰。医院与符合录用条件的拟聘人员在双方自愿的条件下，签订聘用合同。合同期限和具体岗位、待遇均由双方协商确定。

8. 工作评价　针对招聘过程、人员录用结果、试用考察等环节进行总结分析。包括测算获得的护理求职人员数量和质量情况，每位受聘人员的工作胜任和工作成功程度，以及招聘过程投入和产出效率的总结分析。

> **知识链接**
>
> **分粥**
>
> 有七个人曾经住在一起,每天分一大桶粥。要命的是,粥每天都是不够的。一开始,他们抓阄决定谁来分粥,每天轮一个。于是乎每周下来,他们只有一天是饱的,就是自己分粥的那一天。后来他们开始推选出一个道德高尚的人出来分粥。强权就会产生谄媚,大家开始挖空心思去讨好他,贿赂他,最后整个小团体乌烟瘴气。然后大家开始组成三人的分粥委员会及四人的评选委员会,互相攻击扯皮下来,粥吃到嘴里全是凉的。最后想出来一个方法:大家轮流分粥,但分粥的人要等其他人都挑完后拿剩下的最后一碗。为了不让自己吃到最少的,每人都尽量分得平均。大家快快乐乐,和和气气,日子越过越好。

第四节 护理人员的成长

案例 5-4

某三级甲等医院护理部张主任,非常重视护理人员的内涵建设,于是提出"加强护理内涵建设,提高护理人员归属感"的年度工作目标。她认为基础理论和护理技能是护理人员重要的内涵培养内容,所以组织了一次全院的护理操作比赛。之后她准备开展全院不同年龄阶段的理论考试,提高护理人员的理论水平。她的做法受到了一些护士们的批评,认为这种方法不适应现代护理发展的需要,护理人员想学一些新的护理知识而不是考试与比赛,并希望组织开展一些大家都感兴趣的活动,缓解工作压力。

问题与思考:
1. 张主任的做法是否正确?如果不正确,应该如何改善?
2. 护理人员培养的原则和方法有哪些?

随着人民群众对健康需求的不断提升,广大护理人员面临着更大的挑战。但目前国内仍存在护士的短缺和高离职率等需要关注的问题。降低护士离职率、改善临床护理服务质量,优化护理人力结构,均需要做好护理人员的职业生涯管理。

一、护理人员职业生涯管理

(一)概念

护理人员职业生涯管理是指医院的人力资源和护理管理部门,依据医院发展目标,剖析影响护理人员职业规划的各种因素,协助护理人员确定职业生涯的发展目标,安排合适的岗位,科学合理地私人定制培训计划,从而实现医院及个人发展目标双实现的管理办法。

(二)职业生涯规划的步骤

1. 评估与诊断 任何一个护理人员做职业生涯规划时,首先要认真地自我评估,即对个人的健康状况、教育背景、兴趣和技能进行全面、准确、详细的评估,并结合医院发展目标及其他社会大环境综合分析。分析得越清楚,规划的可行性越大。最后得出结论,要能回答几个核心问题:我能做什么?医院需要我做什么?我应该做什么?我应该怎么做?这样才能完成个人的自我岗位诊断。

2. 明确职业生涯发展目标 每个护理人员都要经历职业评估阶段、职业发展阶段、职业成就阶段、职业后期阶段等4个阶段。根据不同的阶段确定发展目标,从而调整个人的知识结构、技能水平及职业心态。

3. 制订职业生涯的发展计划 职业生涯的发展途径有院内和院外两个方面。院内以纵向发展为主,即职务和职称的纵向晋升;其次是平行岗位的横向发展,以达到人岗相适的目标。院外发展的形式包括跳槽至其他同级别的医院或离开医疗卫生行业,进入适合自己或与医学其他的相关行业发展。

（三）护理人员职业发展规划的注意事项

1. 职业发展方向要与个人的兴趣相一致 护理人员只有做自己感兴趣的事情,才能将事情做好。

2. 职业发展计划要遵循取长原则 在职业发展中,能充分发挥护理人员的优势,能提高其工作的成就感和满意度,也能提高其对职业发展的自信心,提升职业生涯规划的管理力度。

3. 将组织目标与个人目标有机结合 职业生涯规划不能只考虑护理人员个人的兴趣、爱好和优势,需要结合社会环境和组织目标统筹管理,护理人员个人才能有长足的发展和进步。

4. 职业发展规划是动态调整的 护理人员需要不断学习新知识、新技能,注重各方面素质的提高,根据社会环境、组织目标及个人目标,适时调整发展计划,促进职业发展规划顺应护理学科的发展。

二、护理人员的分层管理体系

为加强护理队伍建设,促进护理质量持续改进,目前多采用护理人员分层管理办法,实现护理人员由身份管理向岗位管理的转变。

分层管理是指根据各层次护理人员的准入标准、能力标准聘用不同层次人员,让其承担相应层级的岗位工作内容,并在此过程中配以相应的绩效考核制度、激励制度等,以期在现有的人员编制情况下,提高护理人员工作满意度,稳定护理队伍,同时为服务对象提供专业化、人性化的护理服务,保证服务对象安全和改善护理质量。其内涵可分为护理人员分层培训和护理人员分层使用两个方面。

（一）分层管理的内涵

1. 分层培训 依据护理管理学理论和能级对应原则,对不同年龄、职称、学历和工作能力的护理人员按照层级要求进行阶梯式培训,对履行不同岗位职责时所需的专业知识与护理技能,制订有针对性的培训与考核计划。如新护士岗前培训、规范化培训、专科护士培训、管理专项培训、护理教学专项培训和护理科研专项培训等。

2. 分层使用 根据护理人员的职称、学历、个人工作能力及年资将护理人员进行分层管理,不同层级护理人员承担相应层级的工作,如责任护士,负责专科护理、新技术开展,疑难技术管理,并参与专科护理质量管理、教学、科研等工作。

（二）分层管理的制度

1. 明确分层标准 分层管理要求每一层级均有明确的划分标准、能力要求和工作职责,护理管理部门应科学设置护理岗位,并明确各级岗位的职责及标准、所应具备的能力和培训重点。

2. 确保质量与安全 护理人员根据其所在层级要求参与分层培训与考核,使其具备该层级能力,并进行质量控制。建立个人技术档案,对各层级护理人员的理论水平、操作能力考核成绩记录档案。同一单位或同一班内各岗位层级、年资、职称、能力应互为补充,满足护理工作需要,确保优质护理服务质量与安全。

3. **严格提升制度** 层级进阶一般从 N0—N1—N2—N3—N4 逐层进阶,各层级护理人员按其年资、经验和能力等择优上岗。但个别能力强、学历高者可采用跳跃式进阶,低职高聘以发挥护理人员的潜能。

4. **落实综合量化考核** 按照层级不同制定不同的岗位薪酬体系,建立科学合理的绩效管理机制,为组织正确识别人才和合理使用护理人员提供客观依据。

(三) 护理分层管理

根据护理人员所在的层级不同,对其能力的要求和培训内容也不同,层级越高,所应具备的能力也就越强。以某医院护理分级管理制度为例说明(表 5-3)。

表 5-3 护理分级管理制度

层级	资质要求	能力要求	晋级条件	专业能力培训重点
N0	新毕业临床工作未满 1 年的护士	1. 在上级护士指导下完成病情较轻患者的临床护理工作 2. 能正确执行基础护理操作 3. 掌握本岗位职责及各项护理工作制度	1. 取得护士执业证书 2. 理论考核、临床实践能力测试成绩达标 3. 完成 N1 临床专业培训,考核合格 4. 每年完成规定的院内培训学时 5. 绩效考核合格	1. 常见疾病诊疗、病情观察及护理 2. 临床常用护理技能 3. 常用药物的相关知识 4. 临床常用检验项目正常值及临床意义 5. 应急预案 6. 护理文件书写规范
N1	临床工作满 1 年以上的护士	1. 独立完成病情较轻患者的临床护理 2. 能参与重症患者的护理 3. 能正确熟练地执行基础护理操作 4. 能执行本科室常见专科护理及技术操作 5. 具备良好护患沟通能力	1. 在护士执业注册有效期内 2. 理论考核、临床实践能力测试成绩达标 3. 完成 N2 临床专业培训,考核合格 4. 每年完成规定的院内培训学时 5. 每月完成一例个案报告	1. 临床专科护理和技能 2. 重症患者护理 3. 临床个案分析 4. 护理质量标准 5. 不良事件的报告、教育和培训
N2	1. 本科学历,临床工作满 2 年以上 2. 专科学历,临床工作满 3 年以上 3. 综合能力较强,工作 2 年以上护士	1. 具有护理病情较重患者的能力 2. 能参与重症患者的护理 3. 能正确熟练执行本科室常见专科护理及技术操作 4. 具有对低年资护士进行工作指导的能力并参与带教	1. 在护士执业注册有效期内 2. 理论考核、临床实践能力测试成绩良好 3. 完成 N3 临床专业培训,考核合格 4. 每年完成规定的院内培训学时 5. 每月完成一例重症个案报告 6. 每年完成规定的继续教育学分 7. 绩效考核合格	1. 危重症患者诊疗及护理 2. 护理质量管理及质量持续改进 3. 护理教学能力

续表

层级	资质要求	能力要求	晋级条件	专业能力培训重点
N3	1. N2岗位满2年的主管护师 2. 综合能力较强，工作3年以上的护师	1. 具有护理危重症患者的能力 2. 能够组织、实施危重症患者抢救，开展护理查房、疑难病例讨论及护理带教 3. 能承担本科室内高风险、高难度护理及技术 4. 能参与护理科研及病房管理工作	1. 在护士执业注册有效期内 2. 理论考核、临床实践能力测试良好 3. 完成N4临床专业培训，考核合格 4. 每年完成规定的院内培训学时 5. 每月指导下级护士完成个案或重症护理报告	1. 特殊专科护理能力 2. 护理管理能力 3. 护理科研能力
N4	1. 副主任/主任护师，N3护理岗位满3年以上 2. 获得专科护士资格证书、N3护理岗位满3年的主管护师	1. 具备危重患者护理及全院专科会诊的能力 2. 具有独立、准确评估、判断、处理本专业疑难、复杂护理问题的能力 3. 具有修订并完善技术内涵、技术流程，不断提高专业技术水平的能力 4. 掌握本专业新技术、新业务，具有较强的讲课能力 5. 具有科研教学能力、能够运用科学的管理方法指导病房质量持续改进	1. 在护士执业注册有效期内 2. 理论考核、临床实践能力测试成绩优秀 3. 承担及指导院级以上课题1～2个 4. 每年完成规定的院内培训学时 5. 发表论文的数量和质量符合规定 6. 每年完成规定的继续教育学分 7. 绩效考核合格	1. 护理管理能力 2. 专业发展能力

备注：专业能力培训重点是指各层级护理人员在承担相应级别护理工作期间，应接受下一级别护理人员的专业能力培训，以便在该层级期满以后顺利晋升到下一层级。

三、护理人员的培养

随着医疗体系的改革与发展，护理队伍不断壮大，面临护理队伍偏年轻化的局面，医学科学技术发展日新月异，护理人员只有不断学习，才能保持自身的专业能力，适应发展的要求。在管理过程中，护理管理者必须将护理人员培养放在首位，发挥护理人员的潜在能力，满足医疗市场和服务对象的需求，提高工作效率和满意度，同时促进护理人员自身发展，动护理人员个人职业的全面发展和自我实现。

（一）培养原则

护理人员的培养包括新护士岗前培训、规范化培训、专科人才培养、护理管理人才选拔和培养等方面。护理管理部门在制订护理人员培养计划时应遵循以下原则。

1. **长期规划与当前需要相结合** 护理人员培养必须从组织的发展目标和发展战略出发，着眼于组织及护理专业的发展，有计划、有目的、有组织地制订长期规划，做到学用一致并持之以恒，为组织发展服务。同时从当前工作实际出发，制订短期计划，做到按需施教，使护理人员的职业素质和工作效率不断提高，以满足护理学科发展需要。

2. 基础训练与专科训练相结合　基础理论、基本知识、基本技能的教育是护理人员的基础训练，是提高护理质量的先决条件，也是每位护理人员实现理论向临床实践转变的重要环节。随着医学的发展及各专科新业务、新技术的发展，需要培养一批具有丰富的专科护理理论知识和熟练技能的护理专科人才，进一步提高专科护理水平。

3. 专业能力与综合素质培养相结合　理人员培养不仅要注重护理人员专业能力，也需要不断拓宽护理人员的视野和思维，使其职业素养、医德医风、文化知识、人际交往能力、信念、理想、人生观和价值观、科研和创新能力等综合素质不断提升，充分发挥人才的作用，为护理学科发展作出贡献。

4. 普遍培养与重点培养相结合　组织中每位护理人员均有接受培训和教育的权利，护理管理部门要做好对整体护理团队的全员培训计划。在普遍进行一般训练及全面素质提升的基础上，抓好骨干队伍的建设，重点是对护理技术骨干、护理管理者和护理教学科研骨干。重点培养对象不仅要熟练掌握护理技术，还要求掌握好难度大的新业务、新技术等方面的护理技术，在护理队伍中能起到示范及骨干作用。

（二）**培养方法**

1. 专科培养与科室轮转　是建立护理人才库，作为培养后备力量的主要途径。护理管理部门制订计划，对护理人员进行分期、分批在内、外、妇、儿、急危重症等主要科室轮转，通过实践扩大业务知识面，并选拔人才，有针对性地进行各专科技能培训。

2. 专家讲授与自主学习　通过高年资护士指导、开展专题讲座等形式了解护理新业务、新技术及新理论，提高护理人员的整体水平。自主学习是培养护理人员养成自主学习习惯的重要而有效的方法。护理管理部门根据护理工作的实际情况和发展需要规定学习内容，明确要求和示范辅导，通过个人自学达到学习效果。护理人员本人也可根据个人爱好自定学习内容。

3. 技能培养与素质教育相结合　主要通过床边教学、护理查房、病例讨论、应急演练等方法，从护理实践中培养、提高运用护理程序的工作方法和实际工作能力。

4. 院内培训与院外交流相结合　院内通过读书报告会、疑难病例讨论会等形式交流个人心得，参加理论与操作集于一体的短期培训以提高护理人员业务水平。院外通过参观考察、学术交流、国内外进修及访问学者等形式，不断提高护理人员的业务水平。

5. 鼓励继续教育学历提升　护理人才学历水平各异，医院应制定鼓励员工提升学历的制度及政策，护理管理部门为临床人员提供提升学历教育的平台和途径，从而提升医院护理人员的整体学历结构，不断优化护理人才队伍，全面提高护理服务水平。

 考点提示

护理人员的培养原则及方法。

四、护理人员的绩效考核

绩效考核是指对各级护理人员工作中的成绩和不足进行系统调查、分析和描述的过程，是护理管理中常用于控制护理质量的工具，也是人才选拔、人事晋升、员工培训、薪酬分配等工作的有效载体。

随着医疗卫生事业的市场化、医疗改革的不断深入，建立客观系统、科学有效、便于操作的绩效考核体系，能对护理人员起到激励、鞭策和指导的作用，有利于提高护理人员的工作满意度，提升护理工作质量，提高工作效率；护理管理者能通过绩效考核发现人才、培养人才、使用人才和提拔人才。

（一）绩效考核关键指标

包含工作量、护理质量、职业发展和基本素质四部分。

1. 工作量　主要体现在基础护理、护理操作、健康教育、护理文件书写、护理级别和班次等方面。

2. 护理质量　从岗位职责完成情况（工作效率）和服务对象满意度两方面考核。

3. 职业发展　从教学能力、科研能力、奖励、成果或贡献等方面进行考核。

4. 基本素质包括　①能级管理，如职称、工作年限和学历；②自身素质，如职业道德、劳动纪律、工作态度、沟通能力和协作精神。

（二）绩效考核原则

1. 全面综合考核原则　绩效考核内容不但要与聘任岗位要求相匹配，而且考核内容还应对政治思想、遵纪守法、道德品质、工作态度、专业知识水平、专业技术能力等进行全面、综合的评价。

2. 公正公开原则　组织绩效考核必须走群众路线，将考核中各环节置于群众的监督之下，广泛听取各方面的意见。除本单位或部门人员外，还可聘请第三方或外单位专家参与，让群众及有关专家根据考核标准评议，最后得出公正的考核结果。

3. 可靠性与有效性相结合　可靠性即信度，指考核结果的可重复性。一种测量工具由同一考核人员或不同考核人员在不同时间和地点对同一目标进行测量，均得到相同的结果，则其考核结果真实可靠。有效性即效度，要求考核时根据考核目标选择合适的测量工具，包括考核内容、标准、方法等。技能考核通过考核技术操作和观察行为表现；理论知识考核通过试卷笔试等。考核不同职称、不同类别人员应使用不同的标准，使其有效地评定实际能力。通过绩效考核结果，对于岗位胜任力强，工作业绩出色的护理人员实行奖励性绩效，对这部分护理人员的工作成果予以肯定；对于不能胜任岗位职责的护理人员给予惩罚性绩效措施，建立危机感，全面促进护理工作的改进。

4. 定量考核与定性考核相结合　多用客观指标，少用主观指标。用客观数据反映岗位工作中的实际情况，防止考核人员考核中出现评分标准掌握过宽或过严，避免主观性和片面性。

5. 反馈与调节相结合　及时将考核结果反馈给护理管理部门及考核对象，以便护理管理部门不断地调整对护理人员考核的标准，并及时修改各级护理人员培训计划，不断为提高护理管理质量提供依据。

> 考点提示
>
> 护理人员绩效管理的内容及原则。

（三）绩效管理流程

绩效管理是一个系统、循环的管理过程（图5-4）。绩效管理流程是绩效计划制订、绩效计划实施、绩效计划评价、绩效考核结果运用、绩效考核反馈、绩效计划改进的持续流程。

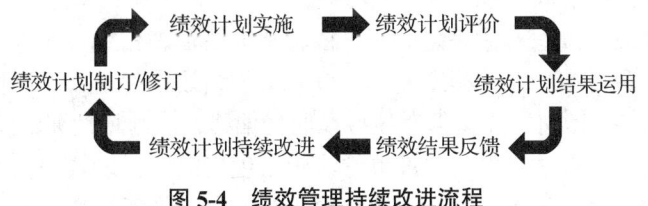

图 5-4　绩效管理持续改进流程

1. 制订绩效计划　是绩效管理的起点，组织根据岗位职责，确定绩效考核目标和考核标准，并对绩效考核目标进行动态调整，绩效考核目标和标准必须充分体现组织的绩效期望，并获得被考核者的认可。

2. 绩效计划实施　确定绩效计划后，被考核者按照工作计划实施工作，考核者对被考核者工作中的行为、过程和表现进行记录、监督和反馈。在实施过程中，出现偏移现象，要动态调整考核目标和标准。从而提高绩效计划的有效性和可靠性。

3. 绩效计划评价　是保障绩效管理有效性的关键环节。按照绩效计划中考核周期、考核团队、考核目标和考核标准严格执行。测评绩效目标的完成程度，可以从中发现问题、改进问题、进行根因分析，提高工作效率。

4. 绩效考核结果运用　绩效考核结束后，考核结果须及时运用管理工具进行根因分析，并与被考核者的职业规划、绩效待遇及晋升等事项挂钩，发挥其最大效能。

5. 绩效考核反馈　绩效考核结果分析后，对于发现的问题，找到的主要原因及关键点。考核者均需要与被考核者进行有效沟通，以利于绩效计划的有效进行。绩效沟通反馈贯彻于整个过程的各个环节。

6. 绩效计划的改进　通过绩效考核反馈，了解被考核者在绩效计划实施过程中的实际情况，结合绩效计划实施过程中的考核不合格原因，制定绩效方案和工作改进方案，形成更为有效的绩效计划，从而确保工作的高效开展。

（四）绩效考核方法

1. 行为特征评定法　指按照护理人员的行为特征对其进行评价，包括被考核者的自我鉴定和考核者的评语。自我鉴定是被考核者通过书面或口头的形式对某一个阶段绩效进行评价，并提供获得的荣誉奖状、考核情况及成绩情况；评语是考核者对被考核者通过书面或口头语言进行评价。优点：简单易行。缺点：不能避免人为主观因素的影响。

2. 评分法　指将相同岗位的工作实绩设计成不同的分数和等级，如5分—优、4分—良、3分—中、2分—差、1分—劣，由考核者对被考核者评出不同的分数或等级。优点：省时省力，容易测量。缺点：制定某些考核项目和区分等级时较困难。

3. 关键事件法　将被评价人员在工作中的有效行为和无效或错误的行为记录下来作为评价依据的方法。护理人员的某种行为对部门或组织的工作和效益产生积极或消极的重大影响，这样的事件称为关键事件，护理管理者应及时记录下来。使用这种方法的绩效评价应贯穿整个评价阶段，不能集中在工作的最后几周或几个月。在绩效评价后期，评价者应该综合这些记录和其他资料对护理人员业绩进行全面评价。

4. 量表评定法　指通过对绩效考核内容逐一量化对被考核者进行考核。优点：有统一的量化指标，较容易比较。缺点：对量表的信度和效度要求较高。主要包括图尺度考核法、行为锚定等级考核法等。

（1）图尺度考核法：是最简单、最普遍的绩效考核方法。该考核法须制定不同考核等级的定义、说明（绩效构成要素、指标等）和相应分数；考核者针对每一个绩效构成要素或指标，按照既定等级进行考核，得出与实际绩效相符的分数；将所得分数汇总即为最终的考核结果。该方法比较实用且设计成本低，但考核主观性强，各因素未考虑权重。

（2）行为锚定等级考核法：是关键事件考核法和考核量表相结合的方法，即用具体行为特征的描述来表示每一种行为标准的程度差异。该方法的绩效维度提高了评估信度，有利于员工明确自己的问题从而持续改进工作；但考核存在回忆偏移，易与特性评估法相混淆。

（3）行为观察评估考核法：也是关键事件法中衍生出的一种绩效评估方法。是考核者对被考核者在考核周期内表现出的每一种行为的频次进行考核，将考核结果进行均衡后得出的绩效等级。该方法比较客观，便于向被考核者提供考核反馈；但对考核者的要求比较高。

5. **比例分布法**　是按照事物正态分布的规律，事先确定好各考核等级人数，将所有人员分配到有限数量的类型中去的评价方法。如某部门先将考核等级分成"优秀、良好、一般、合格、较差"，所占总数的比例分别为5%、25%、40%、25%、5%，然后结合被考核员工数量，算出各等级人数，按照每人绩效的相对优劣排序，列入其中某一等级。

6. **目标管理法**　指考核者与被考核者共同制定行为目标和行为标准，定期总结阶段性经验，吸取教训，再设计下一个目标和标准，是最有效的绩效考核方法。此方法较客观，被考核者参与其中可以激励自我认知与促进成长。

7. **平衡计分卡**　是从效益、服务对象、流程和职业规划4个维度进行综合考核评价。达到了内部与外部、激励与结果、长期与近期、定量与定性等多种平衡，从而为医院提供立体、前瞻性研究的考核依据。

8. **全方位绩效考核法**　又称360绩效反馈评价法。指被考核者的上级、同事、下级以及被考核者本人从多角度对被考核者工作业绩进行全方位衡量并反馈的方法。此方法与传统自上而下评价方法的本质区别是信息来源多样，能充分体现考核结果的准确性和客观性。

上述绩效考核方法各有优缺点，护理管理者需要综合运用，必要时采用复合测量的方式进行全面考核，即对同一领域的能力在可能条件下，采用几种考核方法同时进行测量，则一种考核方法的缺点可通过同时使用的其他方法得到弥补。只有这样，才能实现考核目的，对护理人员的成长起到积极促进作用。

思政园地

生命重于泰山

自2019年12月新冠肺炎疫情发生以来，全国卫生健康系统广大干部职工坚决贯彻习近平总书记重要指示批示精神和党中央决策部署，以维护人民群众生命安全和身体健康为最高使命，发扬越是艰险越向前的大无畏精神，临危不惧，义无反顾冲在疫情防控第一线，争分夺秒抢救患者，与病魔进行殊死较量，展开了一场气壮山河的生命大救援，创造了一个个医学奇迹，涌现出一大批感人肺腑、催人奋进的先进集体和个人。

他们当中有的不顾自身病痛，克服家庭困难，放下一切奔赴湖北；有的深入社区，扎实开展流行病学调查和卫生防疫，做好源头管理；有的奋不顾身，夜以继日抢救病患，始终坚守临床第一线；有的勤于思考，不断改进诊疗规范与标准，科学施治提高治愈率；有的技艺精湛，巡回开展感染危险性高的气管插管等操作；有的视患者如亲人，细致入微照护患者和疑似感染者，给予心理疏导；有的刻苦钻研，加快研究药物、疫苗和创新疗法等。

广大医务人员以实际行动为人民群众构筑起生命防线，生动诠释了"敬佑生命、救死扶伤、甘于奉献、大爱无疆"的崇高精神，充分展现了新时代卫生健康工作者的精神风貌、职业操守、意志品质和应急能力。

本 章 小 结

本章从介绍护理人力资源管理的基本概念出发，重点讲解了护理人员的编配、选聘遴选、成长与发展管理。通过了解护理人力资源管理的各个环节，能够充分认识到做好护理人力资源管理是护理管理工作的重中之重。掌握护理人力资源管理的基本内容和方法，对于护理管理者合理使用、调配人员，调动人员积极性，更好地为服务对象提供优质的护理服务，起到一定的帮助、指导和保障作用。

思维导图

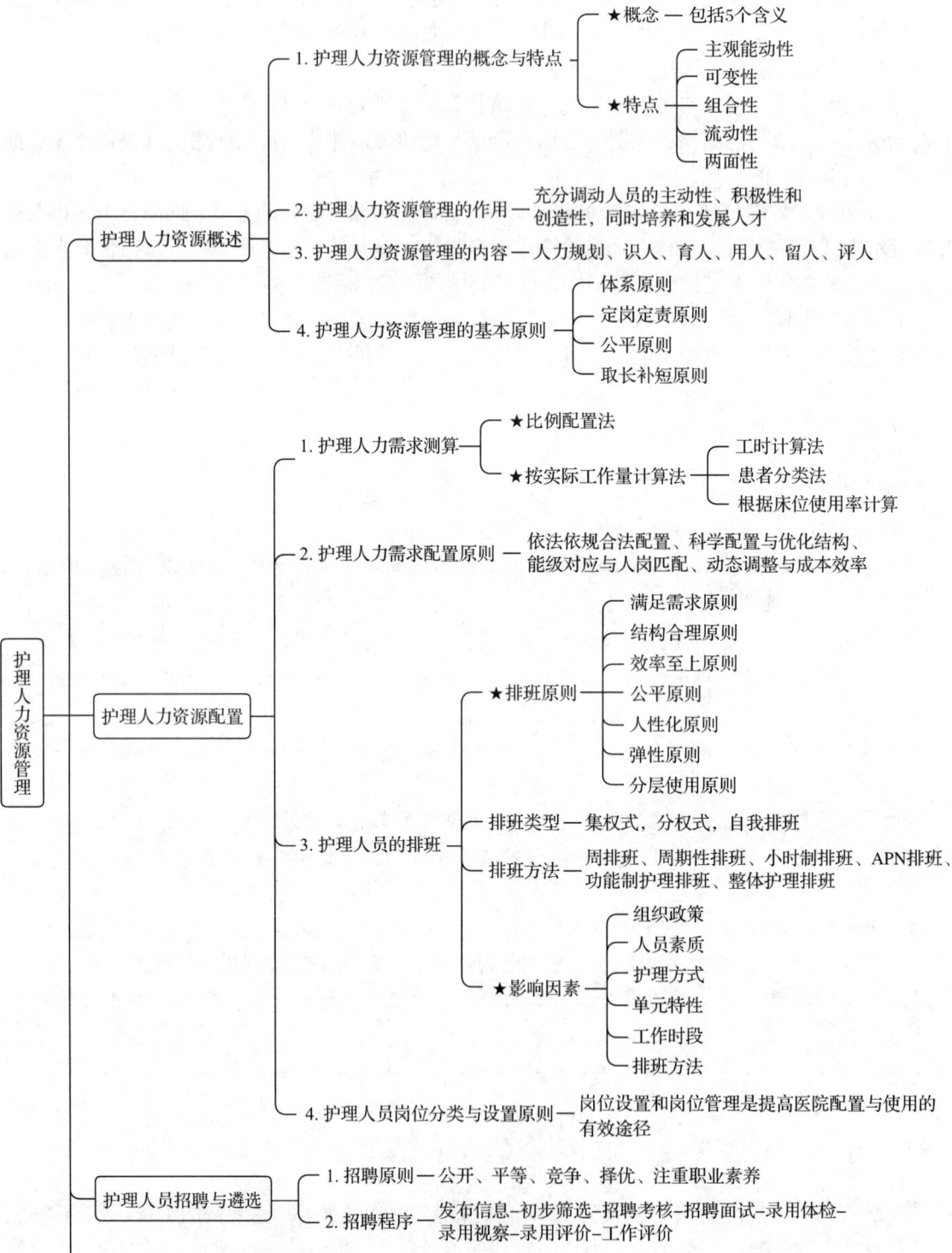

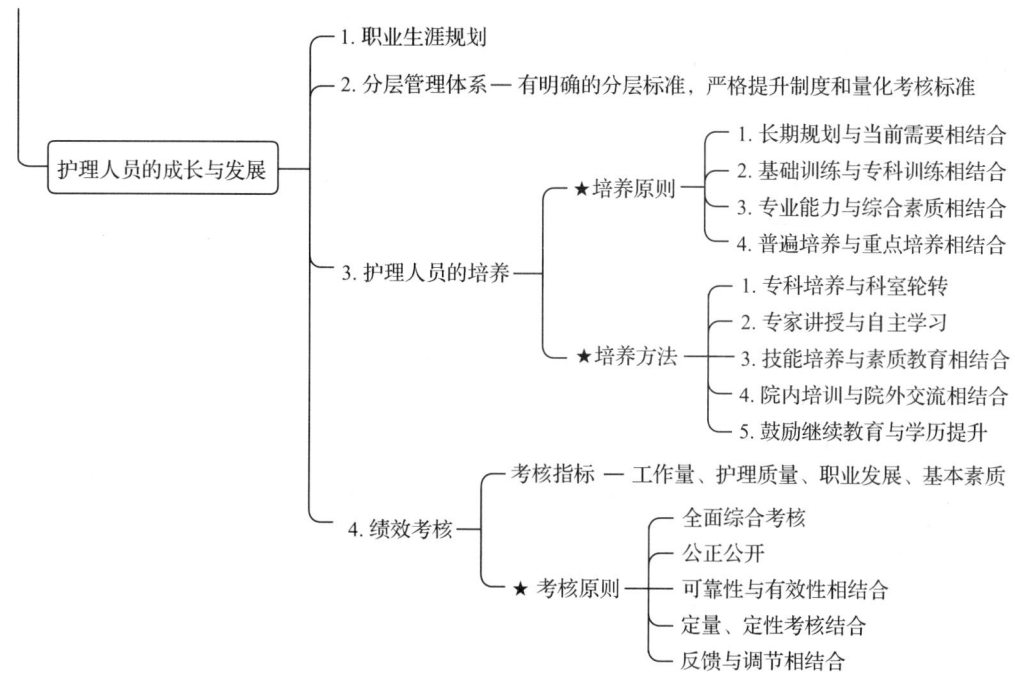

自 测 题

一、选择题

A₁ 型题

1. 以下人员招募方式中，最古老、最基本的方式是
   A. 面试　　　　　　B. 笔试　　　　　　C. 操作考核
   D. 心理测试　　　　E. 面试 + 笔试

2. 根据《三级医院评审标准（2022 版）》，临床护理岗位护士数量占全院护士数量不低于
   A. 70%　　　　　　B. 75%　　　　　　C. 80%
   D. 95%　　　　　　E. 90%

3. 用尽可能少的人力成本，完成尽可能多的工作任务，体现了人力资源配置的
   A. 效率原则　　　　B. 平原则　　　　　C. 结构合理原则
   D. 满意原则　　　　E. 目标原则

4. 护理人员共同协作工作达到 1+1＞2 的效果，体现了人力资源的
   A. 可塑性　　　　　B. 可变性　　　　　C. 组合性
   D. 主观能动性　　　E. 流动性

5. 根据国家公立医院绩效考核人力资源标准，某医院重症监护室开放床位 40 张，护理人员至少配置至
   A. 80 人　　　　　　B. 90 人　　　　　　C. 100 人、
   D. 95 人　　　　　　E.110 人

6. 不属于 N1 级护士所必须具备的能力的是
   A. 业务工作　　　　B. 沟通与协作　　　C. 突发事件应急
   D. 健康教育　　　　E. 教学和科研

7. 在进行人员招募和遴选过程中，将笔试成绩、技能考核成绩、面试成绩及总成绩公布在医院网站上。该行为遵循的原则是
   A. 公开原则　　　　　B. 竞争原则　　　　　C. 平等原则
   D. 择优录取　　　　　E. 量才而用

8. 某医院护理部对所有入职 2 年以上的本科护士每季度轮流进行全院教学查房，该院护理部采取的人才培养途径是
   A. 鼓励个人自学　　　B. 学历教育　　　　　C. 继续教
   D. 护理实践培养　　　E. 学术活动

9. 护理人员排班应遵循的首要原则是
   A. 满足需求原则　　　B. 效率至上原则　　　C. 弹性原则
   D. 公平原则　　　　　E. 结构合理原则

10. 某医院普外科共有床位数 50 张，医院给该科室配备了 12 个医生，20 个护士。该医院配备护士的依据
    A. 医护比 1∶2
    B. 床位与病房护理人员比 1∶0.4
    C. 护医比例 0.6∶1
    D. 按照工作量计算
    E. 按平均工时计算

11. 某医院护理部对入职 5 年的本科护士不间断进行科室轮转、外出学习、进修等培训，对表现突出的予以相应的专科培训。这属于人才培养原则的
    A. 长远规划与短期需要相结合
    B. 基础训练与专科训练相结合
    C. 普遍培养与重点培养相结合
    D. 临床实践能力与综合能力培养相结合
    E. 理论与实践相结合

A₃/A₄ 型题

（12～13 题共用题干）

张护士长在排班时，根据科室工作量，每日安排 8 名护理人员在岗，新老搭配合理，还允许护理人员提出个人排班需求，适当进行人员调整，保证了科室护理工作有条不紊进行。

12. 张护士长允许护理人员提出个人排班需求，遵循的排班原则是
    A. 满足需要　　　　　B. 结构合理　　　　　C. 效率
    D. 按职上岗　　　　　E. 公平

13. 张护士长把护士新老搭配，遵循的分配原则是
    A. 满足需要　　　　　B. 结构合理　　　　　C. 按职上岗
    D. 效率　　　　　　　E. 公平

二、简答题

1. 什么是护理人力资源管理？
2. 简述护理岗位设置原则。
3. 简述护理人员绩效考核管理原则与流程。
4. 简述护理人员培训方法。

三、案例分析

1. 某三甲医院神经外科现有患者50人，其中一级护理患者20人，二级护理患者25人，三级护理患者5人。经测定，各级护理的患者在1日内需要的平均护理时数是一级护理4.5小时，二级护理2.5小时，三级护理0.5小时。50名患者1日内得到的间接护理时数是13.3小时。每名护士每日平均工作时间以8小时计算，机动护士比例为20%。

【问题】

（1）病房每日护理时数的总和是多少？

（2）此科室应编护理人员的人数是多少？

2. 某三级甲等医院，因医院扩建，近几年招聘很多应届毕业生，由于短时间招聘大量应届护理毕业生，护理人力结构偏年轻化，导致护理质量下降，护理纠纷增加，人力成本的提升，引起护理待遇降低，出现了护理人员流失现象，留不住优秀护理人才。

【问题】如果你是新上任的院长，你会如何进行护理队伍的建设？

（王志敏）

第六章数字资源

第六章　护理领导

学习目标

知识目标：
1. 解释领导的定义、影响力分类及领导的作用；描述授权原则及权力运用艺术。
2. 简述领导者影响力的来源；护理管理者领导力提升的策略。

能力目标：
1. 能识别领导和管理的异同点；识别领导者的影响力；区分特征领导理论、行为领导理论、权变领导理论代表人物和主要观点；识别常用的领导艺术。
2. 学会在护理管理中提升领导影响力的方法；能够在生活、学习、工作中实践运用领导理论和领导艺术。

素养目标： 具有严谨的工作态度，理解、关心员工的领导意识。

案例6-1

一位护士，大学毕业后，分在重症医学科病房工作。几年后医院管理人员进行调整，领导决定派她到胸外科担任护士长，原来的老护士长因没有文凭而被调到其他科室。老护士长在原科室工作了十多年，也很有成绩，深受科室同志的好评，只因一纸文凭被迫离开护士长管理岗位，心里很有想法。为此在新护士长上任时，她没有交班，就离开了原科室。新护士长面临了很大的困难，业务不熟，环境不熟悉，管理工作不熟，人员不熟，与科主任也不熟，但任命已经下来，只能上任。新护士长所面临的情况：自己31岁，科室里还有4位护士年长于她，其他12名护士较年轻，本身性格较为内向，从未干过管理。

问题与思考：
1. 列举这位新任护士长面临的主要问题。
2. 在实际的工作中如何发挥领导者的影响力？

领导是管理职能之一，在管理中占据非常重要的地位，大量事实证明，管理的效果很大程度上取决于组织的领导及其领导能力和水平。随着护理学科的发展，护理实践中越来越多的人重视管理，管理职能也越发地重要。故护理管理者要深刻理解领导的涵义，在护理管理工作中发挥领导职能，调动人员的工作积极性，共同实现组织目标。

第一节　领导与领导者

领导是增加有效管理的一个重要方面。明确领导的作用与效能、提高领导者自身素质和影响力，是现代管理者必须掌握的一项基本技能。

一、领导与领导者概述

（一）领导的概念

领导（leadership）是指管理者通过影响下属实现组织和集体目标的行为过程，目的是使下属心甘情愿地为组织目标而努力。

领导包括以下内容：①领导者和被领导者，领导者即实施领导行为的个人或集体，被领导者为领导者的下属、追随者或被影响者，也是个人或群体；②领导者对被领导者能够施加影响；③领导的目的是影响被领导者实现组织目标。

关于领导的概念，不同学者对"领导"一词有不同定义，大致分为以下4种观点：一是将领导看作实现组织目标的行为过程；二是将领导看作影响力；三是将领导看作权力；四是将领导看作艺术。无论哪种观点，其共同之处在于，领导的目的是使个体或群体能够为实现组织的目标而努力。在护理管理中，领导就是护理领导者运用其职权或者自身的创造力、影响力引导和影响护理人员的行为，共同完成护理目标，为患者提供高质量优质护理服务的过程。

（二）领导与管理的区别

领导与管理的含义非常接近，人们习惯将领导和管理当作同义词使用，似乎领导过程就是管理过程，领导者就是管理者。而严格意义上领导和管理既有联系，又有区别。领导与管理两者的区别主要体现在以下5个方面（表6-1）。

表6-1 领导和管理的区别

区别	领导	管理
职能不同	确定方向、制定决策，重点是率领和引导人，发挥人的积极性和创造性	包含计划、组织、人力资源管理、领导和控制职能，重点是管理资源
权力基础不同	以影响力为基础	以职位权力为基础
管理方式不同	具有灵活性和随机性	具有秩序性和稳定性
实践对象不同	特定的组织成员	特定的规则程序
评价指标不同	领导效能	效率和效益

（三）领导与管理的联系

1. **领导是管理职能之一** 在管理职能尚未清晰的时代，管理与领导没有明确的分离。随着管理科学的不断完善和发展，两者的关系得到明确，即管理是领导的母体。

2. **管理和领导具有复合性** 表现在主体身份复合，在组织中，管理者和领导者的身份往往重叠复合，两者都是一种在组织内部通过影响他人的活动，来实现组织目标的过程。

3. **领导与管理相辅相成** 领导活动的目标只有在有效管理活动的支持下才能实现，而管理活动的效益也只有在正确的领导决策指导下才能产生。

总之，领导和管理相互联系又有区别，两者结合得好，就会相得益彰；区别不好，又会相互混淆和干扰。在理想的情况下，管理者就是领导者，但实际情况并非如此，有时管理者并不是领导者，组织赋予管理者某些权力，但仅靠权力并不能保证他们实施有效领导。也有些人具有领导才能但并不是管理者。如医院中的护理部主任、科护士长、护士长都是护理管理者，但不一定是护士群体的领导者。要想成为高效的护理管理者，必须具备高水平的领导才能。

（四）领导者的概念

领导者（leader）是实现领导过程的主体。广义的领导者是指有追随者的人；狭义的领导者是指在正式的社会组织中经过合法途径被任用而承担某一领导职务、履行特定领导职能、拥有一定权力、承担领导责任的个人和集体。无论广义还是狭义，领导者都具有一定的权力或影响力，通过组织、带动、指导、协调组织成员实现组织目标，是组织活动的发动者和推动者，可以是个体，也可以是群体，对领导活动的成败起决定性主导作用。管理学家彼得·德鲁克认为："领导者的唯一定义就是其后面有追随者。"

领导者是一种特殊影响力的承载者，是领导行为的主体，在领导活动中起主导作用，在组织中占据核心地位。与之相对应的是被领导者，被领导者是领导者执行领导职能的对象，两者相互依存、相互影响、密不可分。领导者都具有一定的权利和影响力，通过组织、带动、指导，协调组织成员实现组织目的，是组织活动的发动者和推动者，在领导活动中起主导作用。

在领导过程中，领导者通过指导、激励等影响被领导者，同时被领导者给领导者提供信息来修正其行为。领导职能的完成，需要领导者与被领导者交流和沟通，而且人的感受、能力和心态在不断变化，两者之间的关系也必须不断修正，通过行动不断调整，因此，领导是一种双向的动态过程。

二、领导的作用与领导效能

（一）领导的作用

领导在引导、鼓励和影响组织中个体和群体为实现组织目标而努力的过程中，发挥以下作用：

1. 指挥和引导作用　在组织的集体活动中，领导者通过引导、指挥、指导，帮助组织成员最大限度地实现组织的目标。在整个活动中，要求领导者作为带头人引导组织成员开展实现目标的工作，识别并适应工作中可能发生的各种意外和变化，因此领导具有指挥引导作用。

2. 沟通和协调作用　在组织运行中，由于组织成员的能力、态度、性格、价值观等不同，再加上外界因素的干扰，成员之间难以在思想、行动上保持高度一致。

3. 激励和鼓舞作用　有效领导应当能够使组织成员保持旺盛的工作积极性。组织成员不仅对组织目标感兴趣，而且有着各自的目标和需求。领导的职能可以使领导者充分了解员工的需要，并通过一系列的激励手段尽可能满足组织成员的需要，从而调动组织中每个组织成员的积极性和创造性，实现组织目标。

（二）领导的效能

1. 领导效能（leadership efficiency）　是领导者在实施领导过程中的工作结果、工作状态和行为能力，领导效能是衡量领导者履行职责的领导能力、水平、方法、艺术的综合性标准，是领导活动的出发点和归属。

2. 领导效能构成因素　①领导能力：是领导者行使权力、承担责任、胜任领导工作、完成领导任务必备的基本条件。它是以领导者的品德、知识、经验、心理等多方面素质为基础而形成的行为能力。②领导目标：是取得领导效能的前提。领导目标的实现程度是衡量领导效能的尺度。③领导效率：一般是指领导者从事领导工作的产出同所消耗的人力、物力、财力等资源之间的比率关系，主要受领导者的能力、工作态度、领导环境以及下属的素质和能力等条件的影响。④领导效益：是领导活动的最终效果，具有社会性、公益性和长远性。主要表现为社会效益、经济效益、文化效益、人才效益等，是一个综合性指标体系。

3. 测评　领导效能的测评是对领导者实施领导活动的能力和效果进行综合测试与评价的过程。应根据具体的标准，遵循一定的原则，按照一定的程序和方法，对领导活动进行测评和评价。测评遵循的原则、科学系统原则、客观公正原则、民主公开原则、注重实效原则。测评的内容包括决策效能、用人效能、执行效能、组织效能、组织整体贡献效能。

三、领导者的基本素质

领导者的基本素质是由领导工作的目标要求所决定的。根据岗位目标，领导者应具备以下基本素质，才能实现岗位胜任力。

（一）政治思想素质

坚持四项基本原则，坚持中国特色社会主义道路，坚持为人民服务；有事业心与使命感；为人正直，不谋私利；生活勤俭，不搞特殊化；有正确的工作作风和工作方法；作为一名护理队伍的领导还要热爱护理专业。

（二）业务知识素质

领导者的业务素质按行业特点确定，包括自然科学、社会科学的基础知识和本行业的专业知识。如护理管理人员不仅要具备与护理专业相关的医学基础知识和护理专业知识，还要具备与管理工作有关的社会学、心理学、行为学、领导科学、计算机应用等有关的社会科学、人文科学和行为科学的知识。

（三）工作管理能力素质

领导者工作能力素质主要体现在：预测决策能力、组织指挥能力、协调控制能力、灵活应变能力，培养下属能力、人际交往能力、语言表达能力、改革创新能力、应变适应能力和时间管理能力。

（四）个人身体素质

领导者不仅要具有健康的体魄、精力充沛，还要记忆良好、思维敏捷、判断迅速，这些都是领导者做到有效领导的基础。

四、领导者的职权与影响力

（一）领导者的职权

1. 职位权力（position authority） 是指组织根据管理者所处的职位给予其影响下属和支配组织资源的权力，由组织正式授予，受制度保护。包括以下三类：

（1）法定权力：组织赋予管理者一定的权力，其内容包括决策权、指挥权、人事权、经济权等。其形式具有非人格性、制度性。法定权力通常具有明确的隶属关系，从而形成组织内部的权力等级关系。

（2）奖赏权力：是履行有形奖励（如增加报酬、发奖金、晋升）和无形奖励（如口头表扬、赞许、尊重）的权力。

（3）强制权力：对不服从要求或命令的人进行惩罚的权力。组织中强制权力的实施手段主要有口头谴责、减少报酬、解雇等。

2. 个人权力（private authority） 是源于领导者个人特质的权力，是一种持久性的、可超越时空的影响力。包括以下两类：

（1）专家权力：来源于比下属更多的并且是组织需要的知识、技能、特长等，可以指导下属完成工作任务、实现个人或组织目标。

（2）参照权力：来源于领导者优良的道德品质、思想水平和领导工作作风等个人魅力和吸引力，这些特征可以得到下属的尊重、欣赏，下属愿意学习、效仿领导者的言行，满足个人的需要。

（二）领导者的影响力

领导者的重要任务是"影响"个人或群体的行为。影响力（power）是一个人在与他人交往的过程中，影响和改变他人心理行为的能力。领导影响力就是领导者在领导的过程中，有效改变和影响他人心理和行为的能力。领导者的影响力根据其性质可以分为权力性影响力和非权力性影响力。

1. 权力性影响力（authority power） 指领导者运用上级授予的权力强制下属服从的一种影响力。这种由外界赋予领导者的影响力对被领导者具有强迫性和不可抗拒性。权力性影响力由传统因素、职位因素和资历因素所构成。

（1）职位因素：组织授权，授予某一职位的领导者，使其具有可以强制下级的力量。使下属产生敬畏感，领导者的职位越高，权力越大，下属对他的敬畏感越强，其影响力就越大。如护理部主任的影响力要比科护士长的影响力大，科护士长要比护士长的影响力大。任何人得到组织赋予的领导者的力量，都能获得这种相应影响力。

（2）传统因素：指长期以来人们对领导者所形成的一种传统观念，认为领导者比普通人有权力、有才干，使下属产生服从感。这些观念逐步成为某种社会规范，不同程度地影响着人们的思想和行为。这种影响力源自下属的观念，产生于领导行为之前。

（3）资历因素：领导者的资格和经历在一定程度上决定着领导者的影响力。资历较深的领导者能更容易使下属产生敬重感，如一位有丰富工作经验的护士长在一线管理职位上的影响力比新任护士长更大。

2. 非权力性影响力（non-authority power） 指由领导者自身素质形成的自然性影响力。它源于个人自身的因素，是没有正式规定，也没有合法权力形式的约束力。在它的作用下，被影响者更多地表现为顺从和依赖。这种影响力由以下4种因素构成：

（1）能力因素：领导者的能力主要反映在工作成败和解决实际问题的有效性方面。能力因素是领导者非权力性影响力的实践性要素，一个才能出众的领导者，能够带领团队有效应对各种挑战，实现组织目标带来更大希望，也能增强下属达到目标的信心，使下属产生敬佩感，对领导者也更加信任和拥护领导者的决策。因此护理管理者要注重自身能力、个人素质的提升。

（2）品格因素：领导者在一切言行中所反映出来的道德、修养、品行、个性特征、工作生活作风等，是非权力性影响力的本质要素，也是基本要素。高尚的品格会使领导者有较大的感召力和吸引力，对被领导者起到榜样的作用，让领导者成为下属效仿的典范。例如，92岁护士奶奶章金媛荣获"国际成就奖"，成为首位获取该奖项的中国人，从事临床护理和志愿服务70余年，以守护他人健康和幸福为事业，这和她自身的美好品格是密不可分的。因此，护理管理者都应具有良好的品格，并且不断地修炼自身品格。

（3）知识因素：丰富的知识、先进的技术是为实现组织目标提供保障的基础。领导者的知识越丰富对下属的指导就越准确，越容易使下属信任和配合。例如，一位专业知识丰富的护士长，在处理科室行政管理或技术方面的问题时，能做出正确的判断和有效决策，获得下属更多的信任，从而提高护士长的威信。这种威信会与护士长职权发挥协同作用，大大提高工作效能和个人工作成就感。所以，提高业务知识、技能水平是提高护理管理者影响力的有效途径之一。

（4）感情因素：感情是指人们对外界事物的主观心理反应。如果领导者平易近人、态度和蔼、体贴关心下属，在生活和工作中关心、关爱、帮助解决下属的困难，满足合理需求，下属就会产生亲切感、甘愿与领导者一起为组织目标奋斗。反之，如果领导者与下属的关系紧张，就会造成双方有距离感，降低领导者的影响力。

 考点提示

权力性影响力的构成因素。

3. 权力性影响力和非权力性影响力的特征

特征：权力性影响力的核心是权力的拥有。

（1）权力性影响力的特点：对他人的影响带有强制性，以外推力的形式发挥作用，被影响者的心理与行为主要表现为被动服从。所以，权力性影响力对下属心理和行为的影响是一种外在的因素，影响程度是有限的。

（2）非权力性影响力的特点：对他人的影响不带有强制性，以内在感染的形式隐形地发挥作用，被影响者的心理和行为表现为主动随从和自觉服从。

4. 权力性影响力和非权力性影响力的关系

两者之间既有区别又有联系。

（1）二者的区别：①作用范围不同。权力性影响力受任职部门的限制，在本地区本部门有影响力，离开这个部门，则影响力消失。非权力性影响力与领导者本身特质有关，即使没有部门任职，个人威望也会影响其他人。②作用大小不同。权力性影响力跟随权力的有无和大小而变化，有权力则有影响力，权力大则影响力大。非权力性影响力因人而异，不受部门范围的限制，不会随权力的消失而消失，非权力性影响力大的人可能影响全世界。③作用方式不同。权力性影响力是有形的、外在的，往往通过正式的行政命令发挥作用。非权力性影响力是无形的、内在的，往往通过领导者的自身素质和自身行为发挥作用。④作用效果不同。权力性影响力是组织意志，对组织成员具有不可违抗的约束力，领导者依靠权力限制、奖罚下属，使组织成员被动服从。非权力性影响力是通过领导者的人格力量、典范行为对组织成员产生感召力，使组织成员主动追随。

（2）二者的联系：①共同促进领导活动的实施。权力性影响力从制度范畴，非权力性影响力从思想范畴，协同发力，有效地影响下属，使下属被动服从和主动支持两种反应共存。②相互影响。非权力性影响力既可以增强权力性影响力，也可以削弱权力性影响力。一个品德高尚、知识渊博、才能卓越的人，再拥有组织赋予的权力，影响力会大大增加。一个成功的领导者，必须综合运用权力性和非权力性影响力，其中，非权力性影响力占主导地位，起决定性作用。因此，提高领导者影响力的关键在于不断提高其非权力性影响力。

第二节　领导理论

领导理论是管理学理论研究的热点之一。从20世纪40年代开始，西方管理学家和管理心理学家对领导者的特征、领导的行为和领导环境因素等方面进行了大量的研究，形成了领导理论。按照理论形成的时间和逻辑顺序，传统的领导理论大致分为3种类型：特征领导理论、行为领导理论和权变领导理论。

一、特征领导理论

20世纪20—30年代，有关领导的研究重点主要针对在成功领导上，努力去发现领导者在个性、生理、智力、社会因素等方面的特征。特征领导理论（trait leadership theory）的出发点是：领导效率的高低取决于领导者的特质，找出好的领导者和差的领导者在个人特征方面的差异，由此确定优秀的领导者应具备的特征，再考察组织中的领导是否具备这些特征，就能判断他是否为优秀的领导者。下面介绍几种代表性的特征领导理论：

（一）鲍莫尔的领导品质论

美国的经济学家威廉·鲍莫尔（William Jack Baumol）提出了领导者的10项基本品质：①合作精神，即愿意与他人同事，能赢得他人合作，对人不是压服而是感动和说服；②决策能力，能根据客观实际情况而不是凭主观臆断作出决策，具有高瞻远瞩的能力；③组织能力，能发掘下属的潜能，善于组织人、财、物、时间、信息等资源；④精于授权，既能大权独揽，也能小权分散；⑤善于应变，机动灵活，积极进取，不墨守成规；⑥敢于创新，对新事物、新环境和新观念有敏锐的感受能力；⑦勇于负责，对上下级及整个社会抱有高度的责任心；⑧勇担风险，敢于承担组织发展不景气的风险，有努力开创新局面的雄心和信心；⑨尊重他人，虚心听取他人的意见和建议；⑩品德高尚，被组织中和社会上的人所敬仰。

（二）斯托格笛尔的6类领导特质论

美国管理学家斯托格笛尔（Ralph.M.Stogdill）在其《领导手册》一书中，归纳出6类领导特质：①5种身体特征，精力、外貌、身高、年龄、体重；②2种社会背景特征，社会经济地位和学历；③4种智力特征，果断性、说话流利、知识渊博、判断分析能力强；④16种个性特征，适应性、进取心、热心、自信、独立性、外向、机警、支配力、有主见、急性、慢性、见解独到、情绪稳定、作风民主、不随波逐流、智慧等；⑤6种与工作有关的特征，责任感、事业心、毅力、首创性、坚持、对人关心；⑥9种社交特征，能力、合作、声誉、人际关系、老练程度、正直、诚实、权力的需要、与人共事的技巧等。

（三）彼得·德鲁克的领导特质论

美国管理学家彼得·德鲁克（Peter F. Drucker）在《有效的管理者》一书中指出了5种有效的领导特质，并指出这些特质是可以通过学习掌握的，5种领导特质包括：①知道时间该花在什么地方，系统地安排和利用时间。②致力于最终的贡献，重视成果。③重视发挥自己的、上级的和下级的长处。④聚焦关键领域，确立优先次序，做好最重要的和最基本的工作。⑤能作出切实有效的决定。

领导特质理论发现了与领导力高度相关的领导特质，对于领导者在实际工作中发展和完善自我有一定的指导作用，对培养、选择和考核领导者也有一定的帮助，护理管理者能够具备以上领导特征，无疑有利于护理管理工作的开展。但这些理论没有得出一致性的结论，而且，领导特质对领导效果的影响不清晰，也没有说明领导特质应该达到什么程度。

二、行为领导理论

20世纪50—60年代，领导学研究者将研究的重点转向了领导行为，着重研究和分析领导者在工作过程中的行为表现及其对下属行为的影响，以确定最佳的领导行为。行为领导理论（behavioral leadership theory）主要代表人物有勒温、布莱克和莫顿等。领导行为理论（behavioral theories of leadership）认为：领导者的成功与否，取决于领导者采用什么样的风格和领导方式，形成怎样的领导作风。下面介绍3种有代表性的理论。

（一）卢因领导风格理论

美国著名心理学家库尔特·卢因（Kurt lewin）和他的同事们进行了关于团体气氛和领导风格的研究。通过各种试验，研究最终提出了卢因领导风格理论（leadership style theory of Lewin），确定出3种极端的领导方式。

1. 独裁型领导（autocratic leadership） 也称专制型领导。此领导方式的特点是：领导者把一切权力集中于个人，靠权力和强制命令让人服从独，独断专行；领导者倾向于集权管理，所有工作开展的步骤和技术都由领导者发布；做决策时不与他人商量，下级没有任何参与决策的机会，只有服从；主要依靠权力的影响力来使人服从，维护自己的权威；领导者很少参加群体的社会活动，与下级保持较远的心理距离。这种领导方式权力高度集中，管理的重心主要落在工作任务、工作目标和工作效率。

2. 民主型领导（democratic leadership） 此领导方式的特点是：领导者以理服人，所有决策由组织成员集体讨论决策，权力定位于群体，靠鼓励和信任使下属积极主动工作，下属分工合作，各尽所能；分配工作时会考虑个人能力、兴趣和爱好，下属的工作不具体安排，使其有选择性和灵活性，主要运用非权力性影响力引导和鼓励他人；领导者积极参加团队活动，与下级无任何心理距离；领导者和下级有较为协调的双向沟通。这种领导方式倾向于分权管理，工作中心重在协调人际关系，认为下级只有在受到激励后才会主动工作并富有创造力。

3. 放任型领导（laissez-faire leadership） 此领导方式的特点是：领导权力分散，下属高度独立，由下属确定自己的工作目标以及实现目标的方法，权力定位于组织中的每个成员，工作事先无布置，事后无检查，依靠充分授权让下属受到最少的监控；领导者极少运用权力，给下属高度的独立性，由下属确定他们的工作目标以及实现目标的方法；领导者只为下属提供信息，充当群体和外部环境的联系人，以此帮助下属完成工作任务。

勒温等的研究最早发现，民主型领导方式的工作效率最高，不仅可以完成工作目标，而且成员间关系融洽，工作积极主动，有创造性。独裁型领导风格通过严格管理达到了工作目标，但成员没有责任感，士气低落，情绪消极；放任型领导方式工作效率最低，只达到社交目标而达不到工作目标。后来进一步研究发现了更加复杂的结果。3种领导方式各具特色，适用于不同的环境。领导者需要根据所处的管理层次、工作性质和下属的条件等因素灵活选择主要的领导方式，并辅之其他领导方式。

 考点提示

常见3种领导方式的特点。

（二）领导行为四分图理论

1945年，美国俄亥俄州立大学的研究人员开展了一项关于领导行为的研究。研究人员收集了大量下属对领导行为的描述，罗列了1000多种刻画领导行为的因素，经过筛选概括，最终将领导行为归纳为以下2类：任务型领导和关系型领导。

1. 任务型领导 以工作任务为中心，领导者关注聚焦在完成任务上，通过确定工作目标与要求、建章立制、规范下属的行为，强调组织目标的实现；但是不注重与下属建立友谊，较少关心下属。

2. 关心型领导 以人际关系为中心，关心和强调下属的需要，尊重下属意见，给下属较多的工作主动权，体贴关心下属，乐于与下属建立相互信任、相互尊重的关系。

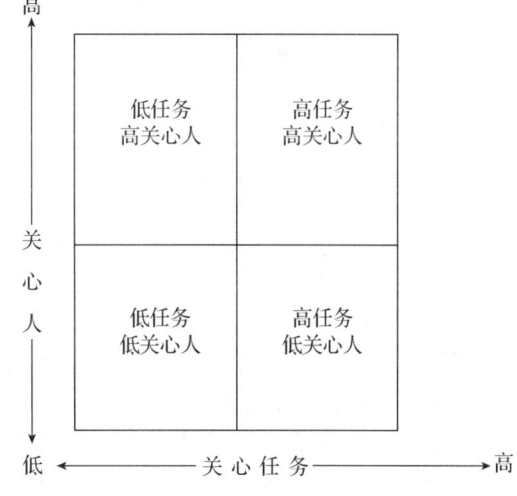

图6-1 领导行为四分图

一个领导者的行为是这两个维度的组合，这种组合用领导行为四分图表示（图6-1），可构成4种基本的领导方式，即高任务低关心人、高任务高关心人、低任务高关心人、低任务低关心人，称为领导行为四分图，也称二维构面理论。

 考点提示

常见3种领导方式的特点。

（1）低任务低关心人：既不关心人也不重视工作，不关心下属，也不执行规章制度，工作无序低效。

（2）高任务低关心人：注重工作任务和目标完成，严格执行规章制度，建立良好的工作秩序和责任制，但是不注重关心下属，忽视人的感情和需要，不与下属交流，是比较严厉的领导者。

（3）低任务高关心人：注重关心下属，经常与下属交流，与下属关系融洽，重视营造和谐的气氛。但是工作任务关心少，执行规章制度不严格。

（4）高任务高关心人：对人的关心和工作的关心放在同等位置。严格执行规章制度，建立良好的工作秩序和责任制，同时关心下属，经常与下属交流，积极调动下属的主观能动性。

后续研究发现高任务高关心人领导风格，较其他3种领导风格更能使员工在工作中取得高效工作和满足感。

（三）管理方格理论

在领导行为四分图的基础上，美国得克萨斯大学的管理心理学家罗伯特·布莱克（Robert R.Blake）和简·莫顿（Jane S.Mouton）提出了管理方格理论，并构造了管理方格（图6-2）。每一方格代表一种领导风格，其中有5种典型的领导风格。

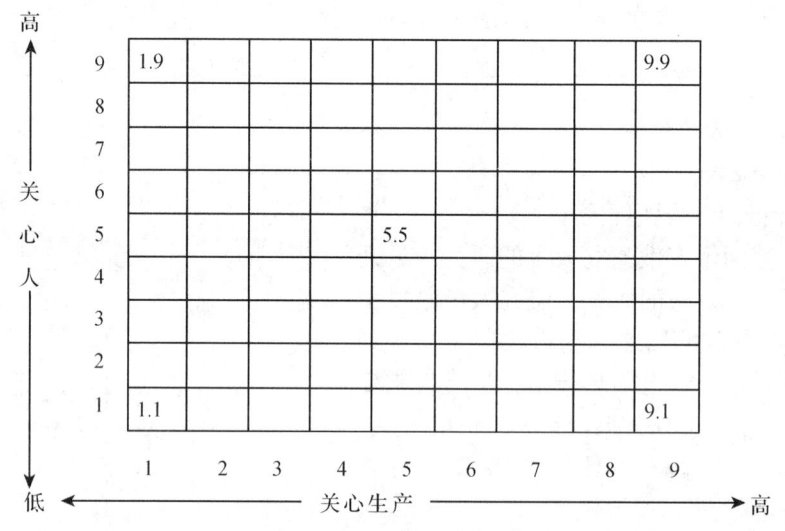

图6-2 领导行为四分图

1. 协调式管理　即9.9型管理。领导者对生产和人都极为关心。这种管理方式的领导者善于把组织目标和个人需求有效结合，既重视组织的各项工作任务，又能通过激励、沟通等手段，使成员不仅相互尊重、信赖，还能相互配合，实现组织目标和任务的完成，并建立良好的人际关系。布莱克和莫顿认为这是最理想有效的领导类型，但较难做到，应是领导者努力的方向。

2. 权威式管理　即9.1型管理。领导者十分关注任务完成，也注重组织和安排，但是很少关注下级的发展和士气，虽然能达到一定的工作效率，但不注重人的因素，不关心人。

3. 中庸式领导　即5.5型管理。领导者对工作和人都有适度的关心，保持工作与满足人的需要之间的平衡，维持一定的工作效率和士气。这类领导者往往缺乏创新性，满足于维持现状。

4. 贫乏式领导　即1.1型管理。领导者对工作和人都不关心，不认真履行岗位职责，只是把上级的指令传达给下级，最低限度地完成组织工作和维系组织人际关系。

5. 俱乐部式管理　即1.9型管理。领导者对人高度关心，关心组织成员的需求是否得到满足，重视人际关系，强调自己和下属的感情，努力创造友好的组织气氛，但对生产很少关心，难免目标难以实现。

布莱克和莫顿认为，5种典型的领导风格中，贫乏式管理效果最差，其次为俱乐部式管理，协调式管理效果最佳。中庸式管理和权威式管理在不同情境下效果不同，权威式管理在短期内工作效率较高，在任务紧急和员工素质较低时可以应用中庸式管理，但不利于组织长期发展。管理方格理论为领导者正确评价自己的领导行为，培训发展管理人员，掌握最佳的领导方式提供了有效的指导。

行为领导理论虽然在特征理论的基础上有了较大的发展，但忽视了环境因素对领导有效性的影响。同样的行为在不同的环境中可能会导致不同的结果，因此，越来越多的研究聚焦在环境因素对领导有效性的影响，形成了权变领导理论。

考点提示

管理方格理论的几种模式。

三、权变领导理论

权变领导理论（contingency leadership theory）认为，领导是一种动态的过程，领导的有效性不仅取决于领导者的特征和行为，还取决于领导者所处的具体环境。权变是指行为主体根据环境因素的变化而适当调整自己的行为，以达到最佳的效果。权变领导理论是在不同环境下，如何选择对应的领导方式，最终到达理想效果的领导理论。下面介绍3种经典的权变理论。

（一）权变理论

美国华盛顿大学心理学家和管理学家弗莱德·费德勒（Fred Fiedler）在大量研究的基础上提出了有效领导的权变领导模式。他提出，任何领导方式均可能有效，主要在于领导方式和环境是否适应。

费德勒将领导方式归纳为任务导向型和关系导向型，并开发了"最难共事者问卷"（表6-2），用以鉴别不同的领导方式，并将影响领导有效性的情境因素归纳为3个方面。

表6-2 费德勒最难共事者问卷

										得分
1. 快乐的	8	7	6	5	4	3	2	1	痛苦的	
2. 友善的	8	7	6	5	4	3	2	1	敌意的	
3. 排斥的	1	2	3	4	5	6	7	8	接受的	
4. 紧张的	1	2	3	4	5	6	7	8	轻松的	
5. 疏远的	1	2	3	4	5	6	7	8	亲近的	
6. 冷漠的	1	2	3	4	5	6	7	8	热情的	
7. 支持的	8	7	6	5	4	3	2	1	反对的	
8. 厌恶的	1	2	3	4	5	6	7	8	喜欢的	
9. 争吵的	1	2	3	4	5	6	7	8	和谐的	
10. 阴沉的	1	2	3	4	5	6	7	8	鼓舞的	
11. 开放的	8	7	6	5	4	3	2	1	防备的	
12. 诋毁的	1	2	3	4	5	6	7	8	忠诚的	

									续表
									得分
13. 不值得信任的	1	2	3	4	5	6	7	8	值得信任的
14. 体贴的	8	7	6	5	4	3	2	1	不体贴的
15. 卑鄙的	1	2	3	4	5	6	7	8	正派的
16. 令人不愉快的	1	2	3	4	5	6	7	8	令人愉快的
17. 不直率的	1	2	3	4	5	6	7	8	直率的
18. 仁慈的	8	7	6	5	4	3	2	1	苛刻的
									总得分:

说明:如果总得分在57分及以下,意味着测试者处于不利状态,他喜欢任务导向型的工作风格。任务导向型的领导任务中不是好同事就不可能是好朋友,完成工作任务比建立良好的人际关系重要得多;如果得分在58~63之间,意味着测试者处于中间状态,喜欢不受约束的领导风格,具有一定的独立性;如果得分在64分及以上,意味着测试者处于有利状态,是喜欢关系取向型的领导风格,当然这种领导风格不一定能取得高的领导绩效,因为LPC高分领导者认为人际关系比工作要重要。

1. 上下级关系　是指下属对领导者的信任、尊重、爱好和愿意追随的程度,也是领导对下属的关心关爱程度。如果双方高度信任、相互支持,属于相互关系好,反之则属于关系差。这是最重要的因素。

2. 任务结构　是指工作任务明确程度和下属对工作负责程度。当任务是常规、具体、明确、容易理解、有章可循时,属于任务结构明确性高,反之,当任务复杂、无先例、没有标准程序时,则属于任务结构明确性低或不明确。这是次重要因素。

3. 领导者职权　是指领导者所处职务相关联的正式权力的大小,以及领导者在整个组织中从上到下所取得的支持程度。如果领导者对下属的工作任务分配、职位升降和奖罚等有决定权,属于职位权力强,反之,则属于职位权力弱。这是最不重要的因素。

费德勒将3种情境因素组合成了8种环境类型,3个条件都具备是最有利的环境,3个条件都不具备是最不利的环境。不同的情境类型适合的领导风格不同,只有两者匹配良好,才能取得有效的领导。当环境条件处于最有利和最不利两个极端时,都适宜采取任务导向型领导风格。而中间状态的环境,则适宜采取关系导向型领导方式(表6-3)。

表6-3　费德勒权变理论模型

对领导的有利性	有利			中间状态				不利
上下级关系	好	好	好	好	好	差	差	差
任务结构	明确	明确	不明确	不明确	明确	明确	不明确	不明确
领导者职权	强	弱	强	弱	强	弱	强	弱
领导方式	任务导向型			关系导向型				任务导向型

费德勒将领导风格认定为领导者的一种人格特质,是不容易改变的特征。因此,提高领导效率可通过两种途径来实现,一是选择领导者以适应环境,二是改变环境条件以适应领导者。

(二)领导生命周期理论

领导生命周期理论(life cycle theory of leadership)也称情境领导理论(situational leadership theory)。最初由俄亥俄州立大学心理学家科曼(A. Korman)于1966年提出,后由管理学家保罗·赫塞(Paul Hersey)和肯尼斯·布兰查德(Kenneth Blanchard)发展完善。该理论的主要观点是:成功的领导要选择合适的领导风格,而领导风格的依据是下属的成熟度。

成熟度（maturity）是指个体对某项工作所具备的能力和意愿程度，包括工作成熟度和心理成熟度。工作成熟度是指一个人从事工作所具备的知识和技术水平。工作成熟度越高，完成任务的能力则越强，越不需要他人的指导。心理成熟度是指从事工作的动机和意愿。心理成熟度越高，工作的自觉性越强，越不需要外力激励。根据工作成熟度和心理成熟度的水平，成熟度划分为4个等级。

（1）M1（不成熟）：工作能力低，动机水平低。缺乏接受和承担任务的能力和意愿，既不能胜任工作，心理又缺乏自信。

（2）M2（初步成熟）：工作能力低，动机水平高。初知业务，愿意承担任务，但缺乏足够的能力，有积极性但没有完成任务所需要的技能。

（3）M3（比较成熟）：工作能力高，动机水平低。具备了工作所需要的技术和经验，但没有足够的动机和意愿。

（4）M4（成熟）：工作能力高，动机水平高。不仅具备了独立工作的能力，而且愿意并具有充分的信心来主动完成任务并承担责任。

该理论将领导行为分为工作行为和关系行为两方面，又将这两方面分为高低2种情况，组合成了4种领导风格。

（1）命令型（高工作-低关系）：强调直接指挥，与下属采取单向沟通的方式，明确规定工作目标和工作规程，告诉他们做什么，如何做，何时做，在何地做等。适用于不成熟（M1型）的下属。

（2）说服型（高工作-高关系）：领导者除了向下属布置任务外，还参与过程和下属探讨怎样进行，以双向沟通的方式对员工的意愿和热情加以支持，并向员工说明决定，通过解释和说服获得下属的认可和支持。适用于初步成熟（M2型）的下属。

（3）参与型（低工作-高关系）：上级与下级共同决策，领导者给下属提供支持，加强交流沟通，鼓励下属参与决策，对下属的工作一般不作具体指导，促使其搞好内部的协调沟通。适用于比较成熟（M3型）的下属。

（4）授权型（低工作-低关系）：领导者充分授权下属，鼓励下属自己作决定并承担责任。适用于成熟（M4型）的下属。

下属成熟度和领导风格的匹配见图6-3。领导生命周期理论主要强调对于不同成熟度的员工，应采取不同的领导风格，才能做到最有效的领导。这就启发领导者必须创造条件帮助员工从不成熟逐渐向成熟转化，将使用人和培养人结合起来，注重人才开发。

（三）路径-目标理论

路径-目标理论由加拿大多伦多大学教授马丁·埃（M. Evans）首先提出，其同事罗伯特·豪斯（Robert House）和华盛顿大学教授特伦斯·米切尔（Terence Mitchell）予以扩充和发展。该理论认为：领导的主要职能是帮助下属达到他们的目标，并提供必要的指导和支持，以确保他们各自的目标与组织的总体目标相一致；领导者的效率以能激励下属达到组织目标并在工作中使下属得到满足的能力来衡量。路径-目标理论关注两个方面：一是下属如何建立工作目标和工作方法、路径；二是领导者所扮演的角色，即如何帮助下属完成工作的路径-目标循环。

该理论确定了4种领导风格：①指导型领导：领导者明确告知下属工作任务的预期目标、日程安排、工作要求、规章制度等，并在下属完成任务的过程中，给予充分具体的指导。②支持型领导：领导者平易近人，与下属友善相处，关心下属的需要，公平待人，尊重下属，能在下属需要时提供帮助。③参与型领导：领导者与下属一同探讨工作，征求下属的意见和建议，允许下属参与决策。④成就导向型领导：领导者对下属有较高的期望，提出有挑战性的目标，要求下属有高水平的表现，鼓励下属并充分相信下属的能力。

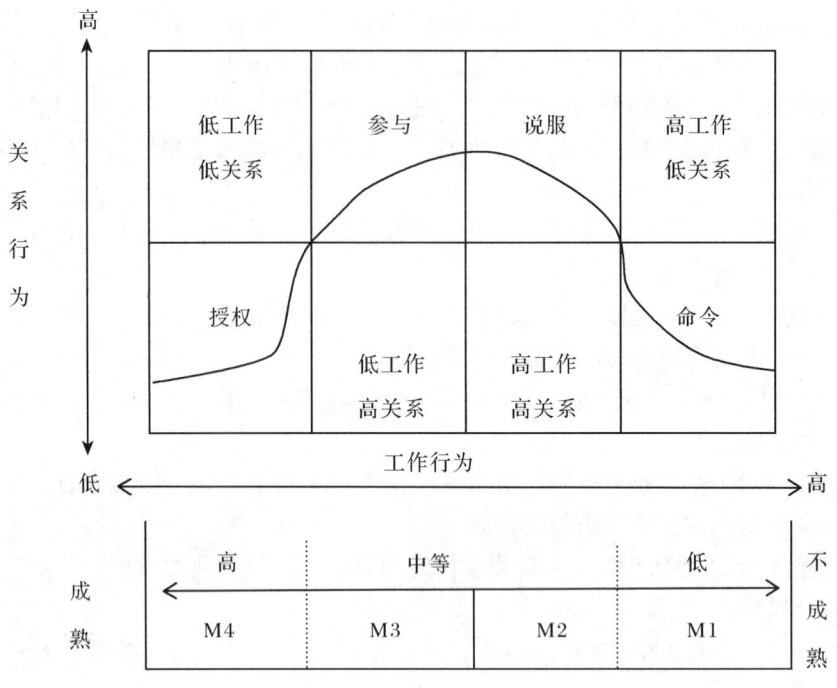

图6-3 领导生命周期理论模型示意图

该理论也提出领导风格要适应情境因素，并提出影响选择领导风格的情境因素。①下属的个人特点：主要包括下属对个人能力的认识，如受教育程度、对参与管理和承担责任的态度、对成就的需要、领悟能力等。②工作场所的环境特点：主要包括任务结构、正式权力系统和工作群体的特点。

领导风格与情景因素相匹配，当下属认为自己能力不强，则喜欢指导型领导方式；相信内因决定事情成败的人更喜欢参与型领导方式，相信外因决定事情成败的人则愿意采取指导型领导方式。当任务结构明确时，领导者宜采用支持型领导风格，为下属提供保障。当任务结构不明确时，参与型领导风格效果更佳，因为参与才能明确目标和实现目标的路径。

第三节 领导艺术

领导艺术是指领导者在领导方式方法上表现出来的创造性和有效性，它是领导者品格、学识、智慧、能力、作风等在领导实践中的具体体现。领导者善于运用领导科学的一般原理、方法、原则等，对做好领导工作具有指导作用。领导艺术是凝聚人心的艺术。常用的领导艺术包括授权艺术、权力运用艺术、创建高效能团队艺术、提升领导执行力艺术以及用人、处事、协调、理财等领导艺术。

一、授权艺术

（一）授权的概念及意义

授权（authorization）是指不影响领导者原来工作责任的情形下，将职责范围内的某些特定的任务改派给某位下属，并给予执行过程中所需要的权力。授权者对被授权者有指挥权、监督权，被授权者对授权者有汇报情况及完成任务的责任。

护理管理者适当授权有助于其从日常事务中解放出来，集中精力专心处理重大问题和统揽全局；也可以提高下属的工作积极性，增强其责任心，并增进工作效率，弥补护理者自身才能的不足，发挥下属的专长；还可以增长下属的才干，锻炼和提高下属的工作能力，有利于后备管理人员的培养。

（二）授权的原则

1. 明确目标　授权者需要向被授权者阐明所授权任务应该达到的目标，使被授权者能够在清晰的目标指引下开展工作。目标不明确，被授权者无从下手，无所适从。

2. 合理授权　护理管理者可以根据工作任务的性质、难度，兼顾下属的工作能力等条件，选择将适当的任务授权给合适的人。

3. 以信为重　护理管理者授权应建立在相互信任的基础之上，要充分信任下属，给予下属适当自主权和灵活性，避免过多干涉，让下属畏手畏脚。当然授权不等于放任，要进行必要的监管和指导。

4. 量力授权　护理管理者向下属授权，应当视自己的权力范围和下属的能力而定。管理者一旦授权不当，或造成大权旁落，或造成下级的权小责大，就会使组织目标受到影响，目标难以实现。

5. 带责授权　护理管理者授权一般分为授权授责和授权留责两种。前者可以增强下属的责任感，也带给下属责任压力。后者将权力下授，并不能减轻管理者的责任，可以增强下属的信赖感，但容易出现滥用权力。无论哪种形式的授权，管理者都是责任的主要承担者，要主动承担责任，有利于树立管理者的权威。

6. 授中有控　护理管理者授权不是完全放权，授权之后，授权者必须有效地对被授权者实施指导、检查和监督，真正做到权力能放、能控、能收，确保权力得到恰当使用。

7. 宽容失败　管理者应该宽容下属的失败，不过分追究下属的责任，并同下属共同承担责任，分析原因，总结教训。但宽容不是迁就，不能不讲原则、降低工作标准，要执行规范和原则。

 考点提示

授权的原则。

（三）授权的过程

1. 确定授权对象　护理管理者须考虑授权对象的能力和意愿，以保证授权对象有能力和动力完成任务。通常被授权者应具有高尚的职业道德，精通业务、善于灵活机智地完成任务，有创新能力及合作精神。

2. 明确授权内容　护理管理者须明确授予的权力范围，告知任务范围、工作要求、时间进度、责任、考核标准等。明确上级提供的支持和指导，以便于被授权人顺利行使权力完成任务。

3. 授权后的监督与跟踪　护理管理者要对授权对象进行监督跟踪，了解工作进展和遇到的问题，及时予以纠正偏差。如果出现原则性错误，管理者要及时收回权力。

4. 授权效果评估　护理管理者要及时总结和评估下属的任务完成情况，找出问题，分析原因并改进管理方法。

（四）授权的方法

1. 目标授权法　是管理者根据下属所要达到的目标而授予下属的权力。管理者将组织目标进行分解，由各层次各部门成员分别承担，并相应地授予权力和责任。这种授权可以避免授权的盲目性和授权失当，使下属齐心协力，共同努力实现组织目标。

2. 充分授权法　管理者在分派任务时将完成任务所必需的组织资源交给下属，并准许其发挥主观能动性，自行定制方案。充分授权能极大地发挥下属的积极性、主动性和创造性，并能减轻主管的工作负担。

3. **不充分授权法** 管理者在分派任务时，赋予下属部分权限，要求下属提出一整套完整的行动计划，经过上级选择审核后，批准执行，并将部分权力授予下属。采用不充分授权时，上下级需要在方案执行前，统一认识，保证授权的有效性。

4. **弹性授权法** 综合运用充分授权和不充分授权的混合授权方法。当工作任务复杂，管理者对下属的能力、水平没有把握，或环境条件多变时，适宜采用弹性授权法。管理者可根据实际需要，及时予以调整，是一种动态的授权。授权变动时，管理者要给予下属合理的解释，以取得理解。

5. **制约授权法** 当管理者的管理跨度大，任务繁重，精力不足时，易导致工作目标出现疏漏或者不能按时完成。将某项任务的授权，分解成若干部分，分别授权不同的个人或部门，并使之相互制约，可以有效地防止工作中的疏漏。这种授权适用于性质重要、环节复杂的工作。

6. **逐渐授权法** 授权前应充分了解下属的品德和才能。当管理者对此不完全了解时，就可以逐步授权，先在小范围内授权，根据工作成效逐步扩大，避免不当授权造成较大的损失。

7. **引导授权法** 管理者在授权时，要充分肯定下属行使权力的优点，充分激发其积极性，同时，也要指出他的不足，给予适当的引导，防止偏离目标。特别是下属出现失误时，管理者更应当善于引导，提供支持，帮助纠正失误，尽可能减少损失。

（五）授权的注意事项

1. **授权规范化** 授权前将下属需要的职、权、责、利等规范化、制度化，既要保持其相对稳定，随时关注其进展情况，根据形势的变化和工作需要适当调整，防止下级越权和滥用职权。

2. **充分调动下属的积极性** 授权后管理者要引导下属树立上下级共同对工作负责的观念，鼓励下属大胆用权，充分发挥主观能动性，积极主动地工作，最大限度地发挥人才优势。

3. **保持沟通渠道畅通** 授权后要及时监督、指导、反馈下属的工作状况，保证信息传递渠道通畅，使下属明确要求、责任和权力范围，上级能及时得到下级的意见和想法，使工作顺利开展。

4. **积极承担责任** 授权不等于推卸责任，在充分信任下属的基础上勇于承担责任，解除下属的后顾之忧，才能让下属放心大胆地工作。

5. **克服偏爱心理** 管理者要努力发现每个人的特长，人尽其才，充分调动更多下属的积极性。避免总是授权给某一人或几个人，而另一些人失去工作热情，能力得不到提升。

二、领导执行力艺术

执行往往是领导工作最艰苦的环节，需要能力、信心、耐心，更需要解决问题的艺术。领导执行力的强弱关系到组织目标的完成效果和组织核心竞争力，护理管理者要掌握有效执行的科学方法，提高领导的执行力。

（一）领导执行力的概念

领导执行力（leadership execution ability）是指在既定的战略和愿景前提下，组织对内外部可利用的资源进行综合协调，制定出可行性的战略和规划，制定具体的方案加以实施，监督和检查执行过程，以完成预定目标的能力。领导执行力包括执行动力、执行能力、执行保障力3个基本要素。

（二）提高护理管理者领导执行力的策略

1. **调整和提高执行力** 护理管理者既是责任人，也是执行人，不仅制定策略和下达命令，还参与执行,并在执行中发现策略存在的问题,及时调整。同时,护理管理者要重视护士执行力培养,执行力才是组织的核心。

2. 消除结构和制度缺陷　护理管理者要通过组织改革和制度建设将执行的精神落实到组织程序中,按照组织战略构建合理的组织结构,优化流程,强化制度的权威性、一致性和合理性,确保执行过程的顺畅。

3. 提高领导者自身的执行力　护理管理者要充分了解护士,并参与到战略计划的实施中;要掌握组织的实际情况,设定明确的目标及优先顺序;要持续跟进执行进程,帮助护士清除工作中的阻碍因素。

4. 善于使用有良好执行力的人　护理管理者要成为能以身作则、带领他人完成任务的人;富有激情、精力充沛,用自己的信念和自信感染他人,有效激励他人的人;敢于承担风险的勇气、果敢决断的能力和坚定的信念的人。

5. 形成执行的组织文化　护理管理者要树立正确的价值观,制定行为规范,营造组织执行力文化,为护士树立典范,用组织文化影响护士的行为。

三、权力运用艺术

1. 法定权的运用　领导者运用法定权力时应注意:①礼貌地提出要求,简明扼要,确保下属理解;②确定提出的要求在自己的权限范围内;③解释提出这些要求的理由;④选择正确的下达指令渠道;⑤定期行使权威强化下属的服从意识;⑥坚持要求下属执行合法要求并跟踪要求的执行情况;⑦对下属的诉求做出回应。

2. 奖酬权的运用　有条件的奖酬会让下属服从组织的规定或领导者的特定要求。许诺奖赏可以是明白告知,也可以隐约暗示。在下列情况下,行使奖酬权最可能使下属服从:①下属服从的行为表现能够被有效评估,能准确衡量工作绩效;②向下属提出要求时兼顾任务的性质及下属的技能、自信心以及提供的支持等,使下属感觉要求是可以达到的;③奖赏要有吸引力;④奖赏要保证兑现;⑤工作要求合理合法。

3. 强制权的运用　成功的领导者应尽量避免使用强制权,以免引起下属的反感和敌视,甚至攻击。在使用强制权时要注意以下几点:①告知下属工作要求和处罚规定,使其了解违纪的后果。②行使处罚要迅速而一致。③在处罚前有足够的忠告,最好采取逐步的方式,由轻到重,除非是非常严重的违纪;领导者在警告的同时,应明确指出对下属的期望。④在处罚前充分调查了解事实真相。⑤调整情绪,从帮助下属的角度真诚地提出期望和建议。⑥维持处罚威信,有错必罚。⑦处罚程度必须与组织的规定、政策一致,要与违纪的严重性相匹配。⑧尽量避免公开处罚。

4. 专家权的运用　建立和运用专家权时应注意:①建立专家形象:领导者应让下属、同事和上级了解自己的教育经历和相关工作经验和显著成就,以增加专家影响力。②维持形象:要精心维护专家形象,不随意评论不熟悉的事情。③果断而自信地处理危急事件:在危急时刻,领导者要能挺身而出,提出正确的处理意见,即使不确信能有效应对危急事件,也要冷静而自信地处理。④保证信息准确:领导者掌握学科发展的相关信息,通过理性地说服而行使专家权。⑤重视下属感受:说服下属的过程中,要重视下属感受,避免伤害下属的自尊心。

5. 参照权的运用　参照权来自下属对领导者的忠诚、敬仰和个人情怀,这种参照需要长时间培养。建立和使用参照权应采取以下方式:①关心下属:领导者应关心下属的需求和感受,公平对待每个人,做他们的代言人和利益维护者。②角色塑造:领导者应为下属树立适当的角色行为范例。保持积极的工作态度,言而有信,使下属愿意追随。③适当采用个人名义向下属发出呼吁，告诉下属这项工作非常重要，需要下属的支持。但这种请求不能频繁采用，否则会透支信用，降低领导者的影响力。

四、创建高效能团队艺术

（一）团队的概念

团队（team）由两人或两人以上组成，相互依赖、具有共同愿景、技能、互补、通过彼此协调各自的活动最终实现共同的目标。团队是一种特殊的工作组合，通过其成员之间相互帮助、信任、合作和承担责任，产生群体的协作效应，使团队的绩效远远大于单个成员绩效的总和。

（二）高效能团队的概念

高效能团队是指发展目标清晰、完成任务前后对比效果显著增加的团队，工作效率相对于一般团队更高。团队成员在有效的领导下相互信任、沟通良好、积极协同工作。

（三）高效能团队的特征

1. 目标清晰明了　高效能团队成员都必须明确将要为团队完成哪些工作以及如何完成。
2. 成员掌握必备技能　高效能团队成员都有实现目标所必需的技术和能力，具有良好合作的品质。
3. 相互信任　团队成员对彼此的品行和能力深信不疑，这种信赖成为提高工作绩效和决策质量的心理基础。
4. 高度忠诚　成员对团队具有认同感，表现出高度忠诚，愿意为团队的目标实现发挥自己最大的潜能。
5. 沟通良好　团队信息共享，相互理解、内部团结，获得心理支持。
6. 化解冲突　团队成员以高超的技能克服和化解冲突，达到充分的理解和信任，最终化解冲突。
7. 拥有有效领导者　拥有可以为团队提供指导和支持、为团队引进变革和激励、帮助团队度过艰难时期的优秀领导者。
8. 良好的支持环境　有来自内外的良好支持环境，包括资源共享、合理调配人力资源、正常的运行机制。

（四）创建高效能团队的工作步骤

1. 明确团队使命和目标　明确团队的目标、任务、职权和性质，据此建立高效能团队。
2. 选择并培训成员　选择具备实现目标所需技能的团队成员，根据本人意愿纳入成员并开展必要的培训。
3. 构建组织结构　科学合理设置岗位，明确分工与合作，明确岗位职责和权力。建立畅通的沟通渠道，鼓励成员相互理解和尊重。
4. 制定团队战略　制定实现目标的总体战略实施方案。
5. 完善制度体系　建立健全激励制度、绩效考核制度、培训制度、薪酬福利制度等。
6. 凝聚团队力量，激发团队潜能　鼓励和引导团队成员以目标为导向，不断突破自我，发掘个人潜能，为团人做出最大的贡献。

 考点提示

创建高效能团队的措施。

思政园地

三湾改编

1927年9月29日至同年10月3日，毛泽东在江西省永新县三湾村，领导了举世闻名的"三湾改编"。从政治上、组织上保证了党对军队的绝对领导，是我党建设新型人民军队最早的一次成功探索和实践，标志着毛泽东建设人民军队思想的开始形成。

三湾改编初步解决了如何把以农民及旧军人为主要成分的革命军队建设成为一支无产阶级新型人民军队的问题，保证了党对军队的绝对领导，奠定了政治建军的基础。同时，三湾改编的三项重要内容之一——实行民主主义，也对团结广大士兵群众、瓦解敌军起到了巨大作用，从这个意义上说，三湾改编又丰富了我党早期的统一战线思想，从理论和实践上对统一战线工作做出了很大贡献。毛泽东创造性地确立了"党指挥枪""支部建在连上""官兵平等"等一整套崭新的治军方略。三湾改编是中国共产党建设新型人民军队最早的一次成功探索和实践。

本 章 小 结

领导是管理工作中一个非常重要的职能，管理的效果很大程度上取决于组织的领导及其领导能力和水平。领导者和管理者既有区别又有联系，领导者的影响力来源于权力性和非权力性，每一个领导者均需要合理科学地应用和发挥自己的影响力，有效地影响个体或群体实现组织目标。提高领导力，需要掌握一定的领导理论，理论决定我们能看到什么、有什么样的思维和视野。本章介绍了3种领导理论：特征领导理论、行为领导理论和权变领导理论。领导是一门科学也是一门艺术，本章介绍了4种领导艺术：授权艺术、领导执行力艺术、权力运用艺术和创建高效能团队艺术。这些现代领导理论的学习和实践，结合自身素养提高，可促进护理管理者在组织中做好领导职能，提升自己的领导才能。

思 维 导 图

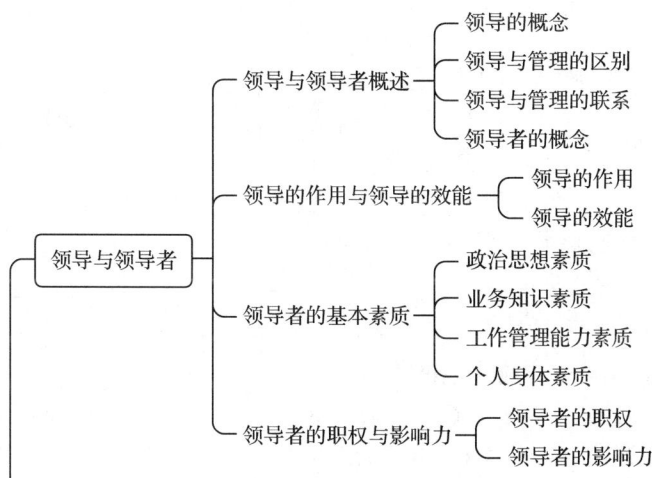

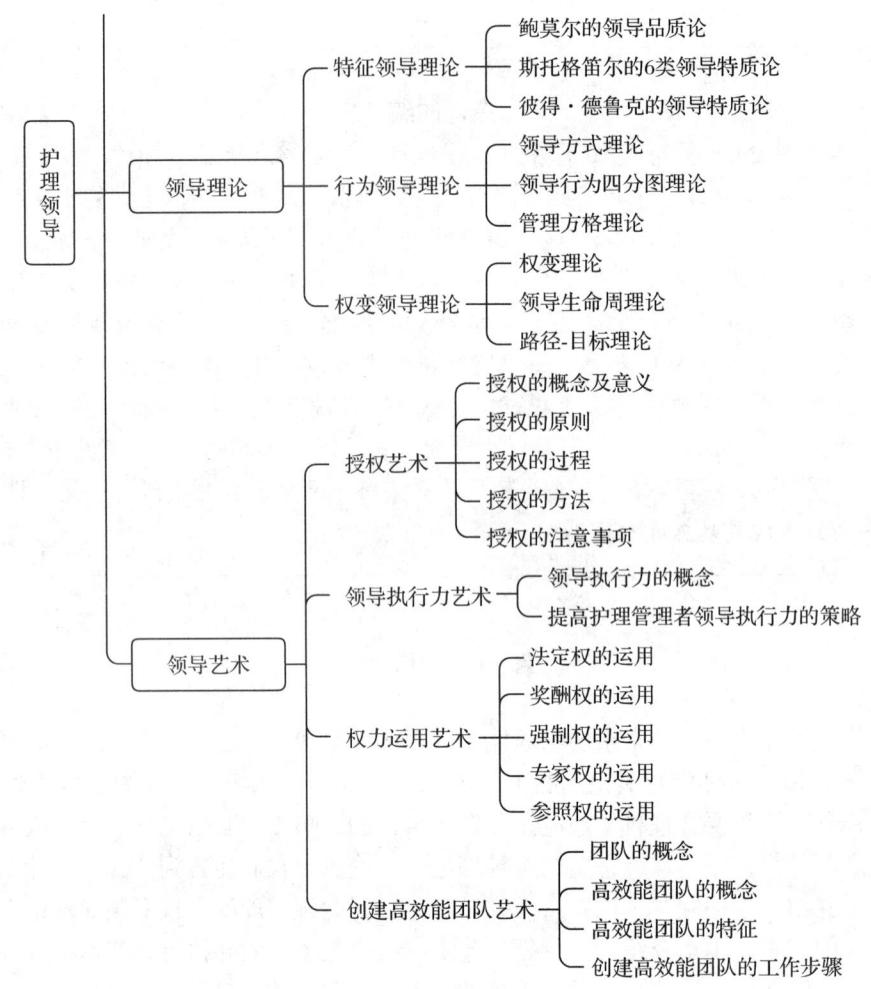

自 测 题

一、选择题

A_1/A_2 型题

1. 下列属于领导者权力性影响力构成因素的是
   A. 感情因素　　　　　B. 能力因素　　　　　C. 知识因素
   D. 品格因素　　　　　E. 职位因素
2. 领导者的非权力性影响力的特点是
   A. 由外界赋予地影响力　　　　　　　　B. 具有强迫性和不可抗拒性
   C. 影响力广泛而持久　　　　　　　　　D. 随职位升高而增强
   E. 使下属的心理与行为表现出被动和服从
3. 下列属于双因素理论中激励因素的是
   A. 员工的福利待遇　　B. 工作环境条件　　　C. 人际关系
   D. 工作成绩得到认可　E. 员工的工资水平
4. 在管理方格理论中，贫乏管理的领导行为类型是
   A. 1.1 型管理　　　　B. 1.9 型管理　　　　C. 5.5 型管理

第六章 护理领导

　　D. 9.1 型管理　　　　　　E. 2.5 型管理
5. 根据情境领导理论，型成熟度构型的含义是
　　A. 能力低，动机水平低　　B. 能力低，动机水平高　　C. 能力高，动机水平低
　　D. 能力高，动机水平高　　E. 无能力，无动机水平
6. 领导的权利包括
　　A. 用人权、管理权、奖罚权　　　　　　B. 经济权、管理权、决定权
　　C. 奖罚权、用人权、决策权　　　　　　D. 奖罚权、决策权、管理权
　　E. 用人权、决定权、经济权
7. 吴某是某医院护理部主任，你认为下面哪一项与她的领导职能无关
　　A. 向下属传达她对护理管理工作目标的认识
　　B. 签订护理用品的购货协议
　　C. 召集各科护士长讨论和协调评估工作的落实情况
　　D. 制订全院护理工作计划
　　E. 合理调配全院护理人力资源
8. 某医院外科护士长张洋为本科学历，掌握丰富的医学护理基础知识和技术专长，护士们遇到专业上的问题都愿意请教张护士长，他都能给他们满意的解答。因此，护士们都很信任护士长，愿意接受护士长的领导做好病房的护理工作。张洋护士长对护士的这种影响力起作用的因素是
　　A. 职位因素　　　　B. 才能因素　　　　C. 知识因素
　　D. 资历因素　　　　E. 品格因素

A₃/A₄ 型题

（9～10题共用题干）

　　某三甲医院刚刚成立了胸外科，王某被任命为护士长。新科室成立之后，从其他科室调过来好多护士。护士来自不同的科室，工作习惯也不同，资历也不同。李某为了更好地管理科室，根据护士的不同情况制定了相关管理策略。
9. 王护士长为了提升自己在科室的影响力，应主要提升
　　A. 非权力性影响力　　B. 权力性影响力　　C. 职位影响力
　　D. 法定影响力　　　　E. 资历影响力
10. 护士小张刚刚毕业，参加工作1年，工作水平一般，但是热情很高，积极主动学习，属于初步成熟型员工。根据领导生命周期理论，对于小张，李某适宜采用的领导方式为
　　A. 命令型（高工作-低关系）
　　B. 说服型（高工作-高关系）
　　C. 参与型（低工作-高关系）
　　D. 授权型（低工作-低关系）
　　E. 成就导向型

二、简答题

1. 授权的基本原则是什么？
2. 在使用强制权时有哪些注意事项？

三、案例分析

　　某医院是一家三级甲等综合性医院，习惯于传统的管理模式，在医疗体制改革新形势下，

医院需要高质量发展，面临很多新的挑战，传统管理方式的弊端渐渐暴露。医院领导班子经过调研分析、集体讨论决定，实行部门"一把手"负责制。护理部设立了一名主任，三名副主任。新任护理部主任为人正派，思想端正，工作经验丰富，判断决策能力强。她认为，既然一把手负责，那就应该自己说了算，因此，她几乎什么事情都不与三位副主任商量，除了布置工作与副主任交流很少，三位副主任在工作中很被动。虽然决策速度提高了，但常常出现失误。共事一年，三位副主任对她怨声不断，同事关系紧张，护理部的工作起色不明显。

【问题】
1. 这位新任主任的领导风格属于哪种领导风格？这种类型的领导风格有什么优缺点？
2. 你认为新任主任应该如何改进领导方式？

（袁 芳）

第七章　护理激励

第七章数字资源

学习目标

知识目标：
1. 描述激励和激励策略的概念、激励的模式及原则；归纳各激励理论的主要观点。
2. 理解内容型激励理论、行为改造型激励理论、过程型激励理论的主要观点及在护理管理中的应用。

能力目标：
能根据激励的原则和方法，在学习、生活以及工作实践中逐步学会正确运用激励策略。

素养目标：
进一步理解激励原则和策略，能针对性地采取激励措施、调动护理人员的主观能动性和积极性。

案例 7-1

某科室新晋护士长为护士创建了业务档案、制定了绩效考核办法。护士业务档案主要包括技术考核、竞赛、科研、创新以及患者满意度等内容。根据护士业务档案和护士绩效考核办法量化护士个人绩效成绩。护士个人绩效考核总分 = 医德医风（25%）+ 护士长考核（20%）+ 护理部考核（20%）+ 住院患者满意度（35%）+ 加分减分项目。护士业务档案和护士个人绩效考核具有权威性，也为今后护士晋升、绩效分配、评优评先提供翔实、客观的依据。

护士业务档案和护士绩效考核办法实施后，科室护士奋发向上。年长护士战斗力满满，年轻护士努力发表论文、发明专利、做课题，踊跃参加各种技能比赛，科室工作氛围积极向上，业绩不断攀高。

问题与思考：
1. 新晋护士长为什么能激发护士的工作积极性？
2. 针对上述现象，应选择何种类型的激励理论予以解释？

激励概念用于管理，是指运用科学有效的方法激发员工的工作动机，促使他们将潜在的巨大内驱力释放出来，努力去完成组织的任务，实现组织的目标。

第一节　激励概述

美国管理学家贝雷尔森（Berelson）和斯坦尼尔（Steiner）认为，"一切内心要争取的条件、希望、愿望、动力都构成了对人的激励。它是人类活动的一种内心状态"。人的一切行动都是由某种动机引起的，动机是一种精神状态，它对人的行动起激发、推动、加强的作用。

一、激励的概念

激励是指激发和鼓励。《辞海》中对激励的解释是"激动、鼓励、使振作"。"激"在行动之前，是激发一个人，使其有意愿、有兴趣、有信心去干；"励"在行动之后，是对一个人行为的评价和反馈。

 考点提示

激励的概念。

现代管理学中的激励（motivation）是指利用外部诱因影响人们的内在需求或动机，从而加强、引导和维持行为的活动过程，就是通常所说的调动人的积极性。激励的出发点是满足组织成员的各种需要，激励的最终目的是实现组织目标和个人目标的统一。在护理管理中，激励是护理管理者科学、有效地调动护理人员工作积极性，促使其提高工作效率、实现组织目标的过程。

激励的五要素：①激励主体，即实施激励的组织或个人；②激励客体，即激励的对象；③激励目标，即激励主体期望激励客体的行为成果；④激励因素，即能激发客体努力工作的事物；⑤激励环境，即激励过程所处的环境，它会影响激励效果。

 考点提示

激励的五要素。

二、激励的模式

激励是通过外部刺激来激发人的行为动机的一个持续的心理过程。激励模式是指波特（L.W.Porter）和劳勒（E.E.Lawler）以期望理论为基础建立的综合激励模式。这个过程的基本模式为：需要—动机—行为—目标—需要被满足或未被满足—新的需要或调整需要，通过反馈构成循环（图7-1）。激励的过程就是满足的过程，通过满足人的需要，激发人们发挥高水平的主观能动性，向既定目标奋斗。从护理管理的角度来理解，激励就是在科学地分析人员需要的基础上，不断激发、引导护理人员发挥高水平的主观能动性，向着组织所希望的方向发展，从而实现组织的预期目标。所以，有效的激励只有符合护士的心理和行为活动的客观规律，才能达到激励的目的。

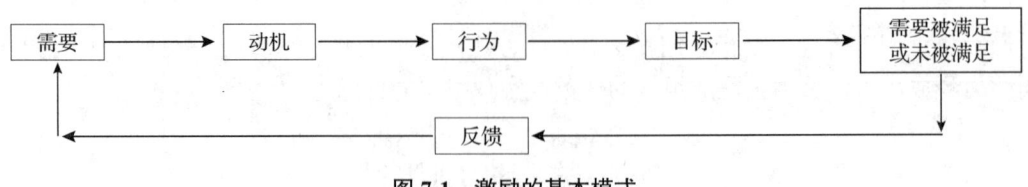

图7-1 激励的基本模式

 考点提示

激励的基本模式。

> **知识链接**
>
> **激励的作用**
>
> 纽约巴鲁克学院经济学和金融学教授弗朗西斯（C.Francis）曾经说过，你可以买到一个人的时间，你可以雇一个人到固定的工作岗位，你可以买到按时或按日计算的技术操作，但你买不到热情、你买不到创造性、你买不到全身心的投入，你不得不设法争取这些。
>
> 美国哈佛大学的威廉·詹姆士教授在对职工激励的研究中发现，按时计酬的职工仅能发挥其能力的20%～30%，而如果受到充分的激励，则职工的能力可以发挥80%～90%，其中50%～60%的差距是激励工作所致。也就是说，同样一个人在通过充分激励后所发挥的能力相当于激励前的3～4倍。
>
> 因此，激励是挖掘潜力的重要途径。以调动人的积极性为主旨的激励是人力资源开发和管理的基本途径和重要手段。

三、激励的作用

激励是当代人力资源管理的一项重要内容，在人力资源管理中发挥着特有的功能。

（一）有利于调动护士工作积极性、提高组织绩效

护士工作积极性是由一种动机或需求而激发的自身内在动力，从而努力去实现某一目标。目标实现后，护士会权衡自己为实现目标所付出的努力是否值得，如果值得，这种行为会得到巩固和强化。因此有效地激励能使护士自觉、主动、充满信心地完成护理工作，以提高护理组织绩效。

（二）有利于激发人的潜能

激励最显著的特点就是内在驱动，不仅可以调动护士的工作积极性，还能激发护士对工作的热情和兴趣，挖掘自身工作潜能，将自己的全部精力投入工作中。

（三）有利于增进组织的凝聚力

管理者运用多种激励方法，满足护士的多种心理需求，协调人际关系，促进组织的整体协调统一，增强组织的凝聚力和向心力。

（四）有利于形成良好的竞争氛围

科学的激励机制能够在组织中创建出良好的竞争氛围，进而形成良性的竞争机制。引导护士将注意力集中在争创先进的工作中，促使先进者反躬自问、戒骄戒躁，向更高的目标前进；中游者奋起直追、赶超先进；落后者努力奋斗、增强信心，改变落后状态；使更多的人愿意为组织目标的实现而奋斗。

第二节　激励理论及其在护理管理中的应用

案例7-2

某市一所三级甲等医院护理部对护理带教工作质量开展调研，结果发现护理带教工作质量滑坡，实习生意见较大。护理带教问题主要集中在科室带教老师人员不固定、专业理论水平不高、操作技能不规范、教学能力有待提高等方面。为了改变现状，提高带教工作整体水平，护理部决定开展实习带教人员遴选工作，对竞聘人员提出基本条件，制定竞聘上岗方案，并发布竞聘成功人员的奖励和考核政策。受此奖励政策的鼓励，报名参加的人员超过预期。经过竞争上岗，一批优秀的骨干护士走上带教老师的岗位，带教工作质量得到了明显提高，实现了护理管理目标。

问题与思考：
护理部针对护理带教工作质量滑坡现象采取的措施可运用哪些激励理论予以解释？

自20世纪二三十年代以来，管理学家、心理学家和社会学家从不同的角度对激励问题进行了大量研究，提出诸多激励理论。按照研究层面的不同，激励理论可归纳为内容型激励理论、行为改造型激励理论和过程型激励理论。

一、内容型激励理论

内容型激励理论（substantial motivation theoriy）主要针对激励的原因和引起激励作用的因素，即激励内容进行论述。包括马斯洛的需要层次理论、赫茨伯格的双因素理论和麦克利兰的成就需要理论。

（一）需要层次理论

美国心理学家亚伯拉罕·马斯洛（Abraham H.Maslow）提出的需要层次理论（hierarchical of needs theory）。他认为每个人都有5个层次的基本需要，由低到高依次为生理的需要、安全的需要、爱与归属的需要、自尊的需要和自我实现的需要（图7-2）。各种需要之间是递进的、逐级上升的关系。

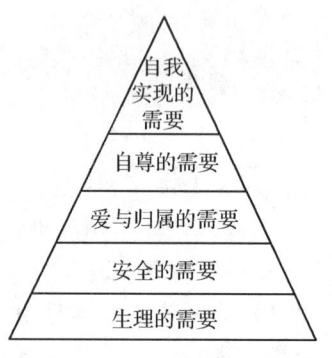

图 7-2　人类基本需要层次理论

 考点提示

需要层次理论中5个层次需要的内涵。

1. 需要层次理论的主要观点
（1）人的行为动机是为了满足他们的需要，未满足的需要会激励人的行为。
（2）当某一层次的需要得到满足后，人会产生更高一层次的需要。获得满足的需要不再是激励因素，未满足的需要会成为行为的动机，具有激励作用。人在特定的时期，总有一种或几种需要优先得到满足，即优势需要。该理论强调激励的核心问题是满足人的需要。

2. 需要层次理论在护理管理中的应用
（1）护理管理者要了解护士需要的复杂性和动态性，合理分析护士的需要。充分考虑不同文化背景、学历层次、年龄阶段、性格特征、健康状况的护士的需求，也要考虑同一护士在不同时间和不同情况下的不同需求。尽量满足护理人员最迫切的需要。
（2）护理管理者应采用合适的激励手段和方法满足护士不同的需求。每个人的需要是不同的，激励方法及手段也要因人而异。对于低层次的需求，可采用物质激励，如增加薪酬、改善劳动条件、给予更多的工间休息、提高福利待遇。对于高层次的需求，可采用精神与信息激励，如授予荣誉、外出学习培训。
（3）护理管理者应该奉行"连续激励"的原则，使护理人员的潜能得以递进式地发挥。

（二）双因素理论

双因素理论（two-factor theory）也称激励-保健理论（motivation-hygiene theory），是由美国心理学家弗雷德里克·赫茨伯格（Frederick Herzberg）提出来的。赫茨伯格对员工进行了工作满意度方面的调查。结果表明:人们对工作满意时的回答和对工作不满意时的回答差别很大。员工倾向于把对工作满意的因素归于自己,而不满意的因素归于外部和组织。由此,赫茨伯格提出了双因素理论,并认为组织中引起人们工作动机的因素主要分为保健因素和激励因素两大类(图7-3)。保健因素是与工作条件有关的因素,主要包括组织管理政策、稳定与保障、工作条件、员工的薪酬、人际关系等,属于外在因素。良好的保健因素能安抚员工,消除员工的怠工与对抗;如果缺少这类因素,会引起不满和消极情绪。这类因素并不能对员工起激励作用,只能起到保持人的积极性,维持工作现状的作用。所以保健因素又称为维持因素。激励因素是与工作任务有关的因素,主要包括工作成就感、工作业绩得到赏识、工作本身的挑战性、责任感、提升和发展等因素,属于内在因素。良好的激励因素能激发员工的工作热情,调动工作积极性,对职工产生直接的激励作用,因而称之为激励因素。

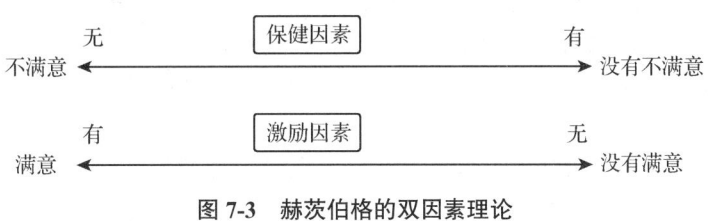

图7-3 赫茨伯格的双因素理论

考点提示

双因素理论中保健因素和激励因素的概念。

1. 双因素理论的主要观点　双因素理论将激励分为内在激励(激励因素)与外在激励(保健因素)两种。内在激励是从工作本身得到的满足,外在激励是指外部的奖酬或在工作以外获得的间接满足。调动积极性主要应用激励因素,即从工作本身来调动员工的内在积极性;保健因素的改善不能直接对员工产生激励,只能暂时提高工作的满意程度,效果十分有限,但必不可少。

2. 双因素理论在护理管理中的应用

(1) 护理管理者应从人性化管理的角度出发,预防和消除可能产生的不满情绪,尽量满足护士在保健因素方面的需要,使护士安心工作。如建立和谐的人际关系、创造良好的工作氛围、建立公平的分配制度。

(2) 护理管理者应从工作本身入手进行合理的工作安排和设计,以激发护理人员的工作积极性,使护士爱岗敬业。如肯定护士的工作成绩、适当的授权、提供培训晋升机会、完善评价制度、激励竞争机制。

(3) 注意两方面因素之间的转化作用。激励因素也有保健作用,保健因素同样也含有激励作用,有效管理还在于力求化保健因素为激励因素。如奖金分配与个人工作绩效挂钩,反对"平均主义",这样,多拿奖金的护士会认为这是对自己工作业绩的认可,此时奖金就不只是防止护士不满意的保健因素,而成为调动护士工作积极性的激励因素。

(三)成就需要理论

成就需要理论(achievement need motivation theory)是由美国心理学家大卫·麦克利兰(David McClelland)提出的。

1. 成就需要理论的主要观点　麦克利兰认为人在生存需要得到基本满足之后,还有3种重要的高层次需要,即成就需要、归属或社交需要和权力需要。

（1）成就需要：成就需要是指人争取成功、追求卓越、希望做得更好的欲望。成就需要高的人，对胜利和成功有强烈的要求，追求卓越，力图将事情做得更完美，使工作更有效率，以获得更大的成功；他们事业心强，敢冒风险，敢于承担责任；对他们正在进行的工作，喜欢得到明确而迅速的反馈；他们热爱工作，把个人成就看得比金钱更重要，从成功中得到的鼓励远高于物质的激励作用。与马斯洛等研究需要的学者不同，麦克利兰认为成就需要不是天生的，而是后天养成的，可以通过教育和培训造就出具有高成就需要的人才。

（2）归属或社交需要：归属或社交需要是指希望建立友好亲密的人际关系、寻求被他人喜爱和接纳的一种愿望。归属或社交需要者渴望友谊，喜欢合作而不是竞争的环境，希望彼此之间沟通和理解，通常容易从友爱、情谊、人与人之间的社会交往中得到欢乐和满足。他们把人际关系看得比权力和成就更为重要。在处理人际冲突时，往往倾向于协调和折中。

（3）权力需要：权力需要是指想要影响或控制他人且不受他人控制的一种欲望。具有较高权力需要的人对影响和控制他人表现出极大的兴趣，喜欢追求领导者的地位，喜欢"负责"事情，喜欢竞争并喜欢能取得较高社会地位的工作，他们常常健谈善辩，喜欢揽权，强调部属顺从，以致产生强迫命令。

这3种需要在人们的需要结构中有主次之分，主需要得到满足后，往往会显示更大的满足感，也促使人追求更高层次的需要满足，也就是说拥有权力者更追求权力、拥有亲情者更追求亲情，而拥有成就者更追求成就。同时，麦克利兰认为，成就需要的高低对人的成长和发展起到特别重要的作用。

2. 成就需要理论在护理管理中的应用

（1）营造满足3种需要的工作环境。护理管理者一定程度上可以对权力需要比较强的护士适当授权，但应注意在进行授权之前，管理者要对授权对象的能力进行考核，以确定授权的范围和大小，并在工作中根据需要给予相应的指导。对归属和社会需要比较强的护士要积极营造良好的人际关系氛围。对成就需要比较强的护士，护理管理者应让其承担具有一定挑战性的工作，及时给予工作效果的反馈，认可其工作的进步与成就。

（2）成就和权力需要可以进行内部等级划分。对成就和权力欲望较高的护士，护理管理者可以将成就带来的荣誉、权力分成不同的等级，根据贡献大小，给予相应等级的荣誉与权力，以发挥激励作用。

（3）在不同的个体身上会体现出3种需要的不同强度组合，形成个体独特的需要结构。护理管理者应考虑3种需要在个体身上的组合情况，分析出每位护士独特的需要结构，协调3种需要，发挥更大的激励作用。

二、行为改造型激励理论

行为改造型激励理论（behavior modification theories）主要研究如何通过外界刺激来改造和修正人的行为。这种理论包括斯金纳的强化理论和海德的归因理论。

（一）强化理论

强化理论（reinforcement theory）是美国心理学家和行为科学家伯尔赫斯·弗雷德里克·斯金纳（Burrhus Frederic Skinner）首先提出的。

1. 强化理论的主要观点　斯金纳认为，强化是能使个体操作性反应频率增加的一切刺激。个体为了达到某种目的，会采取一定的行为作用于环境，当这种行为的后果对他有利时，这种行为就会重复出现；当行为结果对他不利时，这种行为就会减弱或消失。根据强化的性质和目的，强化可以分为正强化、负强化、惩罚和自然消退。

（1）正强化（positive reinforcement）：又称积极强化，指对某一行为进行鼓励和肯定，使其得到巩固、保持和加强的过程，从而有利于组织目标的实现。在管理中，正强化表现为认可、赞赏、增加工资、提升职位、提高奖金、提供满意的工作条件等。如护理管理者看到护士在安全护理操作方面表现出色，立即给予奖金、休假、认可、表扬等方式奖励，会进一步增强护士遵守护理操作安全规程的行为。

（2）负强化（negative reinforcement）：又称消极强化，也是一种增强行为的方法，指预先告知某种不符合要求的行为或不良绩效可能引起不愉快的后果，通过撤销或消除不愉快的刺激，使某种期望的行为频率增加的过程。如护理部规定，护士在1个月内迟到、缺勤超过2次，将被降低奖金系数，连续3个月未迟到、缺勤，则可恢复奖金系数，就是采用了负强化手段。实施负强化的方式与正强化有所差异，应以连续负强化为主，即对每一次不符合组织的行为都应及时予以负强化，以消除人们的侥幸心理，减少甚至消除这种行为重复出现的可能性。

（3）惩罚（punishment）：是对不符合组织目标的行为给予否定或不良刺激，以期减少这种行为出现的可能性或消除该行为的方法。当有护理人员工作不负责任，如擅自离岗、经常出差错，或影响他人工作时，为了杜绝此类行为再次出现，护理管理者应对其施以警告、记过、批评、降职等惩罚。为了避免惩罚产生副作用，如激起护理人员的愤怒、敌意等，护理管理者最好尽可能多地运用正强化，运用惩罚时应注意惩罚的程度与错误的程度相对应。

（4）消退（extinction）：消退有两种方式。一种是某一行为出现后不予理睬，以表示对该行为的轻视或某种程度上的否定使其自然消退；另一种是指原来用正强化手段鼓励的有利行为由于情况发生变化，不再给予正强化，降低其出现可能性的过程。研究表明，一种行为如果长期得不到正强化，就会逐渐消失。如对于经常向护士长打小报告、背后说人坏话的护士，护士长采取"冷处理"，等待其行为消退，达到"无为而治"的效果。

以上4种强化类型中，正强化和负强化是增强某种行为的方法，惩罚和自然消退是削弱或减少某种行为的方法。

考点提示

强化的类型及含义。

2. 强化理论在护理管理中的应用

（1）尽量使用正强化：在强化手段的应用上，护理管理者应尽量以正强化为主，引导护士的正性情绪，激励护士的行为向完成组织目标的方向发展。负强化、惩罚和消退都属于消极的行为改变手段，容易使护理人员产生抵触情绪，不利于组织目标的实现。

（2）巧妙地运用负强化和惩罚：在使用负强化和惩罚措施时，要让护士明白错在哪里，才有助于其改正错误。运用惩罚时，要注意场合和技巧，比如当众斥责护士会使护士感到屈辱，产生强烈的抵触情绪，并可能引起工作团队内成员对管理者的不满。管理者一定要私下进行并且让下属明白其错在哪里，否则护士会有迷惑不解的可能，甚至产生抱怨和抵触情绪。

（3）公平公正：客观、公正地评估护士的行为表现和工作绩效，公平、适度地采取适当地强化策略。对正确的行为、有成绩的护理个体或群体，给予适当的奖励，使其感受到自己的努力与成绩得到了肯定，从而更努力地工作，并能使周围的人有学习目标。对不良行为，应酌情给予惩罚，使受罚者吸取教训，使周围的人产生社会心理影响。同时，管理者应建立行为标准，让每个护士都知道应该怎么做。

（4）因人而异：合理地、创造性地运用强化激励手段是领导艺术的体现，护理管理者要根据护士的年龄、性格、价值观、人生观以及需要的不同采用不同的强化手段，激励护士的工作动机，充分调动护士的工作积极性。如有的护士更重视物质奖励，有的护士更重视精神奖励，应区分情况，采取不同的强化措施。

（5）可以自我强化：通过宣传教育，让护士自我认识哪些是组织认可的行为，进而主动改变自己的行为。例如，护士长向护士宣讲科室物资使用管理、控制物资消耗的意义和重要性，从而使其自觉地节约使用。

（二）归因理论

归因理论（attribution theory）主要研究人们的行为及其结果、原因，并进行推测、判断、解释。归因是指观察者为了预测和评价人们的行为并对环境和行为加以控制，而对他人或自己的行为过程所进行的因果解释和推论。换言之，当观察者观察某人的行为时，总是试图分析和判断行为产生的原因，从而达到解释、控制和预测行为的目的。

1. 归因理论的主要观点　　美国心理学家弗里茨·海德（Fritz Heider）认为，任何行为发生的原因可以分为内部原因和外部原因。内部原因是指人自身的因素，包括人格、情绪、兴趣、态度、信念、能力、努力程度等；外部原因是指个体自身以外的、导致其行为表现的条件和影响因素，包括工作环境条件、工作难易度、情境特征、他人的影响等。行为原因若归于内部因素，行动者就要对其行为结果负责，若归于外部因素，行动者则对其行为结果不负责任。在管理学中，归因理论侧重于研究个人对行为成果与失败原因的认知过程，并力图通过改变人的自我感觉、自我认知来改变人的行为。

人们对行为的结果主要归结于4个因素：能力、努力、任务难度和机遇。根据"内外因""稳定性"和"可控性"3个维度，可作如下分类（表7-1）。

表7-1　成功与失败归因倾向表

	内外因	稳定性	可控性
能力	内部因素	稳定的	不可控因素
努力	内部因素	不稳定的	可控因素
任务难度	外部因素	稳定的	不可控因素
机遇	外部因素	不稳定的	不可控因素

归因理论特别强调成就的获得有赖于对自己的成败进行归因，不同的原因会引起不同的心理变化，进而影响以后的行动。将成功归因于能力强，会增强个人信心和对工作的胜任感；将成功归因于个人努力，会激发人的工作积极性。将失败归因于个人能力不足或工作难度过大，会使人产生不胜任感，对工作丧失信心；将失败归因于努力不够，会使人产生羞愧感，从而努力工作。

2. 归因理论在护理管理中的应用

（1）护理管理者要引导护士对自己的行为进行积极的归因。引导护士将成功归因于个人努力与能力，有助于护士提高自信心，调动护士工作的责任心和积极性。

（2）护理管理者应引导护士将关注焦点集中于内部的可控因素上。内部的可控因素是个体能够通过自己的言行进行控制的因素。同时认真分析外部的不可控因素，管理者应能够帮助护士客观评估，并且帮助护士学会利用内在、可控的因素弥补外部、不可控的因素，避免由此造成的失败给护士带来过重的负面影响。

（3）护理管理者应巧妙利用归因产生的情绪反应，让护士体验到因努力而成功的愉快、不努力而失败的羞愧。对于付出努力而实际工作效果不佳的护士，应给予积极的肯定和鼓励，并协助其查找原因，期望能在今后的工作中进行弥补，提高工作绩效。

三、过程型激励理论

过程型激励理论（process motivation theory）着重从动机的形成到采取行动的过程进行论述，即研究人们的行为是怎样产生、怎样向一定方向发展、如何使这个行为持续下去以及怎样结束行为的发展过程。这种理论包括弗鲁姆的期望理论和亚当斯的公平理论。

（一）期望理论

期望理论由美国心理学家维克多·弗鲁姆（Victor H.Vroom）于 1964 年提出。期望是指一个人根据以往的经验在一定时间内希望达到目标以满足需要的一种心理活动。人们之所以采取某种行为，是因为他相信这种行为可以有把握地达到某种对他有足够价值的特定结果。

1. 期望理论的主要观点　期望理论（expectancy theory）主要预测一个人想做什么和他将投入多大的努力去做。该理论是关于激励研究的一个经典理论，护理管理者应从工作目标、个人需要、工作能力、奖励机制等多个环节入手，激发护理人员的工作潜能，从而提高管理的有效性。激励水平的高低取决于 3 个变量：期望值、关联性和效价（图 7-4）。

（1）期望值（expectancy）：指个体对自己的行为和努力能够达到期望结果的概率的主观判断。个人期望值的影响因素包括个体过去的经历、自信心、对面临任务难易程度的估计等。一个人越相信自己有能力完成任务，他的期望值就高，反之就低。

（2）关联性（instrumentality）：是个体对于良好表现将得到相应报酬的信念，即工作绩效与报酬之间的联系。如工作绩效高，就应得到高报酬这样的一种相关性。

（3）效价（value）：反映了奖励对一个人的吸引程度，即个人在主观上对奖励价值大小的判断。如果一个人认为奖励有价值，那么效价就高，反之则低。激励水平的高低可以由以下公式表达：

激励水平（M）= 期望值（E）× 关联性（I）× 效价（V）

从公式中可以看出，激励水平的高低，取决于期望值、关联性和效价乘积的大小。只有当三者都高时，才能真正达到高水平的激励。若 3 个变量中有一项为零，则激励水平为零。

例如：护士认为只要努力练习就能在护理技术操作大赛中取得好成绩，这是期望值的问题。然后，他认为如果在护理技术操作大赛中取得好成绩，年终就可以被评为优秀护士，这是关联性的问题。最后，他又会想：假如我被评为优秀护士又怎样呢？对我究竟有什么样的意义呢？这是效价的问题。

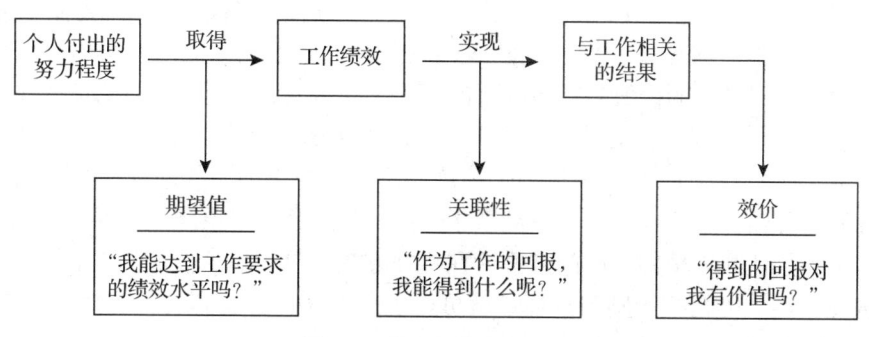

图 7-4　弗鲁姆的期望理论

考点提示

激励水平的影响因素。

2. 期望理论在护理管理中的应用

（1）设置科学的激励目标：根据期望理论，人之所以努力工作，是因为他觉得经过努力可以完成工作任务、达到工作目标。如果护士认为确定的目标过高，通过努力也很难取得满意的绩效时，就会降低实现目标的内在动力，激励力量就小。科学的激励目标应既具有一定的挑战性，又具有良好的可行性；既能满足人们精神和物质需要，又要考虑到被激励者的能力。使护理人员觉得目标既非高不可攀，又非唾手可得，只要积极努力，就有实现的可能。这就提示护理管理者在制订工作目标时必须注意目标切实可行，并尽量排除可能会干扰职工完成任务的不利因素，即在管理过程中要处理好员工努力和工作成绩的关系，保证护士有能力完成分配的工作任务。

（2）提高护士的工作能力：护士对激励目标实现可能性，即期望值的认可程度同护士的工作能力相关。为了激励护士积极提高自己的综合素质，对他们工作能力的要求要略高于他们的实际能力，以便最大限度地调动他们的积极性和满足他们的要求。因此，管理者要相信人人都有工作的能力，帮助护士实现最佳岗位定位，并通过一套完善的竞争和培训机制促使护士积极参与岗位竞争，从而不断提高护士的工作能力。护士工作能力和素质的不断提高会带来目标效价与期望值的不断提高与更新。

（3）强调工作绩效与奖励的关联性：护理管理者应制定出按劳分配的工资体系和奖励制度，使职工多劳多得，并信守诺言，保持奖励政策稳定。让护士清楚工作结果与得到奖励的匹配关系，使护士看到奖酬和自己工作绩效之间的密切联系，可促使护士自觉评价自己努力的程度和绩效的结果，以调动工作积极性。

（4）建立长效的沟通机制：在护士实现激励目标的过程中，护士的内心需要、目标期待、对管理者激励目标的信息反馈及工作能力等方面都会发生变化，管理者只有及时了解这些变化，才能为长期有效的护士激励提供帮助，而长效的沟通机制是保证护士激励措施有效运行的关键。管理者通过长效沟通机制有效地获取信息，整合情感要素，充分尊重护士合理的内心需求，使护士将心里话和内心情感尽量表达出来，同时也能把管理者对护士的关爱、尊重、赞美、信任等信息传达给护士，从而在护士内心深处激发起对组织的向心力、凝聚力和归属感，不断增强工作自信心。

（5）强调期望行为：护理管理者要让护士明确组织期望的行为表现，了解组织评价其行为的标准，以便护士自主调整自己的目标，向组织目标靠拢。例如护理部要求参与本科生教学的护士每年在国内核心期刊上至少发表一篇教学论文，作为教师选拔、考核的重要指标之一。

（6）重视护士的个人效价：任何奖励报酬只有对人产生足够大的吸引力，才会激发积极性。报酬在激励中起作用的价值是被激励者的主观感受价值，而不是管理者心目中的价值，也不是奖励的客观价值。因此，奖励要从护士的角度来考虑，重视护士个人效价，提供多样化、个体化的奖励方式，最大限度地满足护士的需要，激发护士的工作潜能。如有的护士重视金钱、物质方面的奖励，在奖励方式上应侧重于奖金、纪念品等物质激励；而有的护士更重视领导的赞许和组织的认同等精神方面的鼓励，在奖励方式上可考虑从他们的发展需要出发，给予评先进、进修、培训等精神激励。这样，就可以使护理人员感受到满足和喜悦、自尊和自信，更好地实现对他们的激励。

（二）公平理论

公平理论（equity theory）是美国心理学家斯塔西·亚当斯（J. Stacy. Adams）于20世纪60年代提出来的。该理论通过社会比较探讨个人所作的贡献与他所得的奖酬之间的比值是否平衡，主要研究工资报酬分配的合理性、公平性对员工积极性的影响，故也称社会比较理论。

人的积极性与付出的劳动、取得的绩效与得到的报酬和奖励是否公平合理有关。当一个人完成任务、取得报酬以后，不仅关注个人所得报酬的绝对量，还关注个人所得报酬的相对量。通常会进行横向比较和纵向比较。横向比较是将自己获得的"报酬"（包括金钱、工作安排、获得的赏识等）与自己的"投入"（包括教育程度、所作努力、用于工作的时间、精力和其他无形损耗等）的比值和组织内其他人进行比较。纵向比较是将自己目前付出的努力与目前所获得的报酬的比值，与自己以往付出的努力与以往获得的报酬的比值进行比较。比较的结果将直接影响工作的积极性。如果得到了公平待遇，就会心情舒畅，保持旺盛的工作热情；反之，就会产生心理压力而影响工作情绪，甚至消极工作以寻求平衡，即公平是激励的动力（图7-5）。

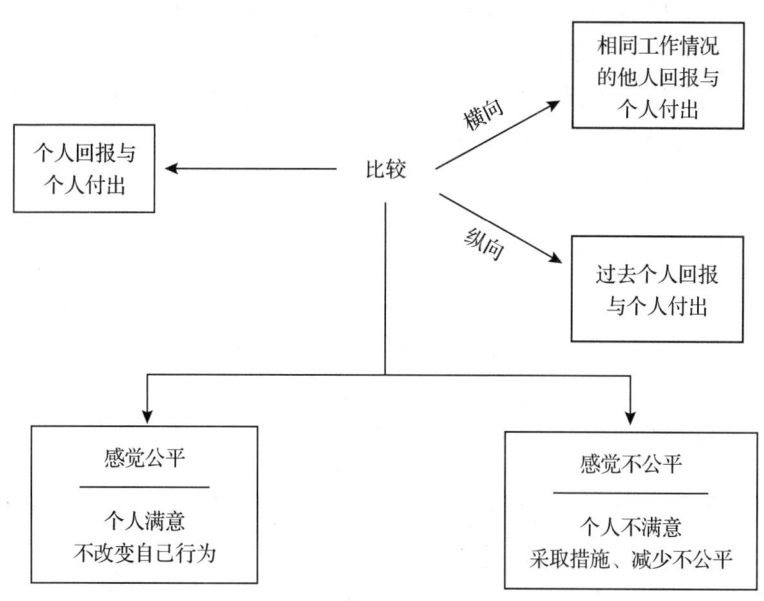

图7-5 亚当斯的公平理论

 考点提示

公平理论中横向比较和纵向比较的内涵。

1. 公平理论的主要观点

（1）公平是指人们的贡献（投入）多少应与其所得报酬相当。公平理论认为职工在收到奖酬之后，积极性是否增加，受到需要是否得到满足的影响。同时，在奖酬与满足感之间，还有一个中介因素，那就是奖酬公正性。报酬多少固然影响员工的积极性，报酬分配是否公平也同样影响着员工的工作积极性。也就是说，人们的工作态度和积极性不仅受其所得的绝对奖酬的影响，而且还受其所得的相对奖酬的影响。

（2）人们在衡量公平性时，一方面以自己过去做过的工作或担任过的角色为参考依据，把自己不同时间的情况进行比较，这是一种历史纵向的比较；另一方面还把自己的投入与产出，和有相同工作情况的他人的投入与产出进行比较，以他人作为参考依据，这是一种社会横向的比较。

（3）当员工感到不公平时，他们可能会采取以下几种做法：①减少个人投入；②曲解自己或他人的付出或所得；③采取某种行为使得他人的付出或所得发生改变，采取某种行为改变自己的付出或所得；④往外选择一个参照对象进行比较，辞去他们的工作。

2. 公平理论在护理管理中的运用　护理管理者应用公平理论时应注意以下几点：

（1）正确认识和理解职工的比较和由于不公平感产生的行为。职工之间相互比较是一种普遍的心理现象,在职工之间要杜绝比较是不可能的。职工对金钱、地位、荣誉等进行比较,感觉到不公平对待,因此而产生抱怨、怠工等行为,并不能由此认为职工贪婪、斤斤计较,并给以否定。

(2)在护理管理过程中遵循公正原则。护理管理者要公正地对待每一名员工,不管是工作任务分配,还是奖金分配,都应力争做到一视同仁,应当注意实际工作绩效与报酬之间的合理性,在工作中贡献较大的护士应该得到更多的奖励。公平、公开、公正地处理每一件事情,避免因感情因素导致管理行为不公。

(3)建立科学的激励机制:护理管理者应综合考虑多方面的因素,制定被大多数人认可的分配细则,奖惩应该明确、制度化,让护士清楚什么样的行为会得到什么样的奖励。只有这样,一个职工才能清楚地认识到自己的行为、绩效以及由此而带来的奖酬,减少因模糊操作而带来的不公平感。坚持物质激励、精神激励和信息激励相结合,在强调按劳取酬、按绩效取酬的基础上,应重视培养护士的奉献精神。采用表扬、鼓励、培训等方式使护士感到被重视,体验到成功的欣慰和自我实现的快乐,形成无私奉献的职业责任感。

(4)引导护士形成正确的公平感。公平感是个体的一种主观感觉,因为每个人的价值观不尽相同,对公平的理解也不同。在分配的过程中,不仅要考虑到报酬的绝对值,还应注意报酬的相对值,必须杜绝严重的不公平现象。护理管理者要了解和关心职工的心理状态,引导护士树立正确的公平观,客观公正地选择比较基准,确定恰当的比较范围,引导职工多看他人的长处,正确对待自己和别人,正确对待奖酬,把旺盛的精力用于组织目标的完成,避免盲目攀比。

(5)杜绝搞"平均主义"。护理管理者要避免实行平均分配,杜绝"大锅饭"和平均主义现象,让付出多、贡献大的护士得到更多的肯定和回报。

总之,不同的激励理论各有其侧重面,没有一种单一的激励方法能最大限度地增加护士工作的满意度。学习领导理论的目的是增长激励方面的知识与能力,在实际运用中,我们应该根据具体工作情况而有所选择,从而激发护士完成各项工作任务,并且把工作做得更好。

 考点提示

各种激励理论在护理管理中的应用。

知识链接

科学管理之父——弗雷德里克·温斯洛·泰勒

弗雷德里克·温斯洛·泰勒(Frederick Winslow Taylor,1856—1915),美国著名管理学家,经济学家,被后世称为"科学管理之父",其代表作为《科学管理原理》。

科学管理理论的内容:进行动作研究,确定操作规程和动作规范,确定劳动时间定额,完善科学的操作方法,以提高工效。对工人进行科学的选择,培训工人使用标准的操作方法,使工人在岗位上成长。制定科学的工艺流程,使机器、设备、工艺、工具、材料、工作环境尽量标准化。实行计件工资,超额劳动,超额报酬。管理和劳动分离。

科学管理理论应用的成功案例:利用甘特图表进行计划控制,创建了世界第一条福特汽车流水生产线,实现了机械化的大工业,大幅度提高了劳动生产率,出现了高效率、低成本、高工资和高利润的局面。

第三节 激励策略

案例 7-3

某市一所三级甲等医院呼吸内科邱护士长,新冠肺炎疫情期间支援过武汉、上海、海南,哪里需要去哪里,她处处为护士们起着榜样的作用。

她在科室内给护士们设置了护士加油站,小零食一直不断,不定期补充。国际护士节和"三八"妇女节还请科室护士们去吃火锅。平时工作中公平对待每一位护士,偶尔护士有事请假,护士长会顶上跟护士们一起倒班。护士长说:"在患者面前我是护士,在护士面前我是姐姐,在科室里才是护士长。"科室里一位医生疑惑地问护士长:"现在护士上班辛苦、工资又低,辞职率越来越高。为什么咱们科姑娘都没人辞职?"护士长说:"因为你们医生尊重我们的姑娘,给了她们一个轻松愉悦的环境。"

问题与思考:
为什么案例中呼吸内科护士没有出现人才流失的现象?

研究和学习各种激励理论的目的是帮助管理者建立科学、合理的激励制度,激发员工的工作积极性,提高员工的工作满意度,从而更好地实现组织目标。现有的激励理论绝大部分是在西方现代企业中发展和完善起来的,而目前我国护理人员主要的工作环境为医院、社区等卫生事业单位,在人员管理、绩效考核等方面与企业存在一定的差异。因此,护理管理者在熟知各种激励理论的基础上,还要掌握一定的策略,才能最大限度地发挥激励的效果。

一、激励策略概述

激励策略又称激励机制,指在组织系统中激励主体通过激励因素或激励手段与激励客体之间相互作用的关系的总和,也就是指企业激励内在关系结构、运行方式和发展演变规律的总和。

考点提示

激励策略的概念。

二、激励的原则

(一)目标结合原则

在激励机制中,设置目标是一个关键环节。目标设置必须同时体现医院目标和护士需要,否则激励会偏离实现医院目标这个方向,也无法满足护士需要,达不到理想的激励效果。

(二)物质、精神、信息激励相结合原则

人的行为动力主要有物质动力、精神动力和信息动力,有效的激励措施应当将三者有机结合。护理管理者可以采用薪酬激励,也可以采用荣誉激励,还可以采用提供学习机会的信息激励方式。要根据护士需要的不同,灵活采用多种激励方式以达到激励效果。

(三)引导性原则

引导性原则是激励过程的内在要求。激励措施产生的效果不仅取决于激励措施本身,还取决于被激励者对激励措施的认识和接受程度。因此,护理管理者要与激励对象进行有效沟通,将激励方案详细解读,使外部激励措施转化为被激励者的自觉意愿,才能达到激励效果。

（四）合理性原则

激励的合理性原则包括两层含义：其一，激励的措施要适度，要根据所实现目标本身的价值大小确定适当的激励量。其二，奖惩要公平，激励过大或过小都会影响激励效果。激励过大，会使护士产生过分满足感，感到工作轻而易举，会丧失上升的动力；激励过小，则会使护士产生失落感，丧失继续努力的动力。取得同等绩效的员工，要获得同等程度的奖励。

（五）时效性原则

护理管理者要把握激励的时机，尽量做到"雪中送炭"，有效激发护士的工作激情，充分发挥其创造力。激励越及时，越有利于将人的激情推向高潮，使其创造力持续有效地发挥出来。

（六）正负激励相结合原则

正激励是对护士符合医院护理目标的期望行为进行奖励，负激励是对护士违背医院护理目标的非期望行为进行惩罚。正负激励都是必要而有效的，不仅作用于当事人，还会对周围其他人产生间接影响。

（七）按需激励原则

激励的起点是满足护士需要，但护士的需要因人、因时而异，满足护士最迫切需要的措施激励效果最好。因此，护理管理者要充分考虑护士的群体特点和个性特征，不断了解护士需要层次和需要结构的变化趋势，有针对性地采取激励措施，才能收到实效。如对有理想、有抱负的年轻护士给予晋升和赞美激励可能比物质激励效果更好，而对一些家庭负担过重的护士，帮助其解决后顾之忧则更为恰当。

（八）明确、公开、直观原则

1. 明确　明确激励的目的是需要做什么和必须怎么做。
2. 公开　对护士关注的问题公开，如奖金分配、职称晋升等敏感问题。
3. 直观　直观表达实施激励的指标、总结和给予奖励和惩罚的方式。直观性与激励影响的心理效应成正比。

 考点提示

激励的原则。

三、激励的方法

在护理管理实践中，管理者应随时关注每一位护理人员的思想变化，有针对性地运用激励方法满足他们合理的需求，提高护理质量。

（一）强化激励

强化激励又称奖惩激励，主要是正强化激励和负强化激励的运用。强化榜样的力量和作用，结合必要的惩戒措施。在护理管理中，对于按要求高质量完成任务的护理人员应给予经济和物质奖励，如提高其工资和奖金，安排其休假；对于责任心差、工作失职造成不良后果的护理人员，采取必要的惩罚措施。

（二）感情与尊重激励

护理管理中运用感情、尊重激励法，可以维护护理人员的心理平衡，保持他们持续的工作热情。当护理人员工作中出现差错时，管理者应耐心倾听他们的诉说，并给予恰当的调节和疏导，共同研究解决的办法。如果他们工作确有过失，不应过分指责，要全力帮助他们寻找问题的症结和解决方法。此外，对他们的批评要注意场合，一般以单独开导和帮助为主。

（三）参与激励

护理人员适当参与决策与管理，可以激发护理人员的责任感和成就感，还能为护理质量的提高提供有价值的意见。在实际管理中，让护理人员参与决策，提高了护理人员的工作投入程度，增强了他们的责任感；护理部从中获取了日常工作的反馈意见，使护理工作朝着预期目标健康推进；护理人员从参与决策过程中感受到了自身价值的体现，感到自己是医院大家庭的一员，尤其是他们的意见被采纳时，心里的满足感和成就感极大增强；医院的民主气氛得到了增强，护理人员的向心力和凝聚力大大提高。

（四）目标激励

在护理管理中，可通过设置目标激励护理人员的积极性，引导护理人员的行为方向。在运用目标激励时，注意目标要具体明确且有一定的价值，难度要适中，方向要正确，思想要统一，措施要落实，考核内容要具体。合适的目标能诱发人的动机，规定行为方向。只有目标正确才能引导人们走上正确的道路。因此，应在深入调查的基础上，结合医院的实际，反复论证，以提高护理管理水平、护理队伍整体素质、基础及专科护理质量和护理科研水平等作为护理工作中的总目标。在实现总目标的前提下，提出争当优秀护士、争当文明科室的个人和单位奋斗目标。

（五）领导垂范

领导激励是指在一定条件下，为实现既定目标，领导对所属组织和人员的活动施加影响。一方面领导者使用上级授予的权力进行严格管理；另一方面是领导者自身的素质和行为形成的非权力影响产生的管理作用。领导率先垂范，要求护理人员做到的，自己首先做到，才能激励护理人员的主动性和积极性。医院的护理管理人员，在业务水平、工作才干、管理方法和心态等方面要在一般护理人员中起表率作用，才能使护理人员心悦诚服。医院要从护理部管理者的行为影响力入手，举办护士长学习班，使护士长在工作上能充分发挥其信念影响力、能力影响力、感情影响力、气度影响力、品格影响力等，使他们在护士中获得较高威望。同时，建立护士长管理奖惩制度，每季度对护士长岗位职责进行检查考评，个别不称职者应调离护士长岗位，确保护理质量和文明服务水平稳步提高。

（六）分类激励

马斯洛人类基本需要层次理论告诉我们，人在不同阶段的需要是有不同层次的，从低级到高级可分为5个层次。因此，对护理人员要根据其年龄、个人经历、工作年限、工作的具体环境、家庭情况、职称情况、心理承受能力，认真分析他们的心理需求，运用不同的激励手段。对具体的某个护理人员的激励，一定要因人而异。通过分类激励，可大大激发全院护理人员对护理专业的光荣感和责任感。

（七）竞争激励

在护理管理中，正确引入竞争机制，护士长竞聘上岗，公平竞争，择优选用。通过竞聘，使一批工作责任心强、业务娴熟的业务骨干，走上管理岗位，担任护士长或在护士长不在时履行护士长的职责；部分责任心不强，又不加强学习的护士长下来，成为一般护理人员；少数几个责任心差，经常出现责任事故的护理人员，被调整出护理队伍。这样上上下下，盘活护理队伍，激发护理人员积极进取的朝气。

考点提示

激励的方法。

思政园地

胡敏华——第 48 届南丁格尔奖章获奖者

胡敏华，女，1968 年 6 月出生，大学文化，中共党员，主任护师。1988 年 7 月毕业于南昌市卫生学校，同年分配到本院参加工作，先后担任妇产科护士长、感染二科护士长、医院大科护士长、护理部主任，现任本院工会副主席，南昌市红十字敏华志愿服务队队长，江西省护理学会传染病护理专业委员会主任委员。

她从事临床护理 33 年，坚守抗艾一线 21 年，救护了 3000 多个染病的患者，而患者背后，是 3000 多个濒临破碎的家庭。她带领科室护士开展心理疏导的同时，胡敏华也发动一些病友成为志愿者，设立"艾友"温馨家园，定期开展健康宣教、科普沙龙等线下活动。这些年来，这支队伍挽救过一心求死的青年，支撑过濒临崩溃的家庭，也为一些未确诊人群消除了恐惧。

新冠肺炎疫情防控期间，她身先士卒、奋战一线，规范医院隔离病房管理、护士职责、患者转运、取药、取标本、患者餐饮等制度流程。刚结束医院隔离病房一个周期的工作，她未及休整又闻令而往，作为江西省第七批、南昌市第五批援鄂医疗队员，义无反顾地奔赴最艰险的武汉抗疫前线，用大爱温暖江城，圆满完成驰援任务。

本 章 小 结

护理人员是从事特殊职业的群体，他们的工作质量直接关系到患者的治疗和康复。随着社会的发展，人们对医院的护理质量提出了更高的要求。高标准的护理质量，要求护理人员要有健康、积极向上的心态和娴熟的护理技能。护理管理的主要职能就是调动护理人员工作的主动性和积极性，提高护理人员的思想和业务素质，调节护理人员的心理，促使其身心健康。因此，护理管理者要充分了解、真正熟悉护理人员的具体情况和需求，分析影响心理需求的因素，有针对性地采取激励措施，调动护理人员的主观能动性和积极性。

思 维 导 图

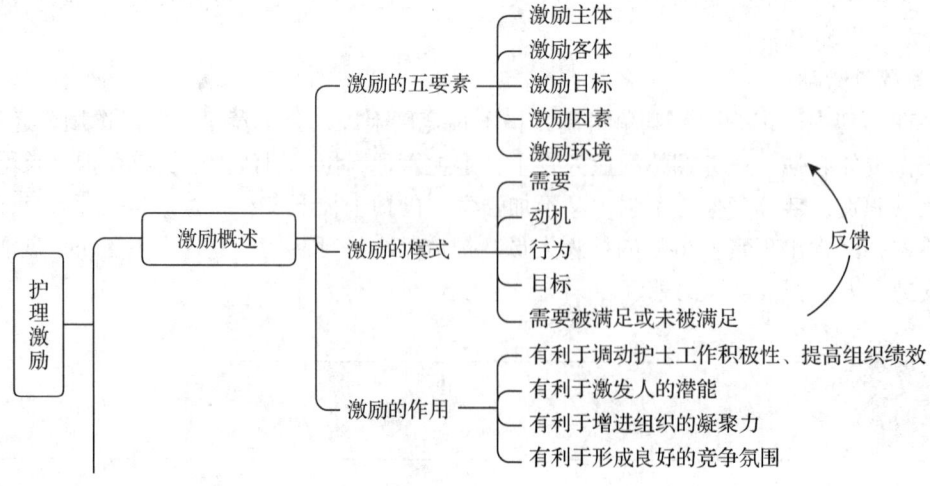

第七章 护理激励

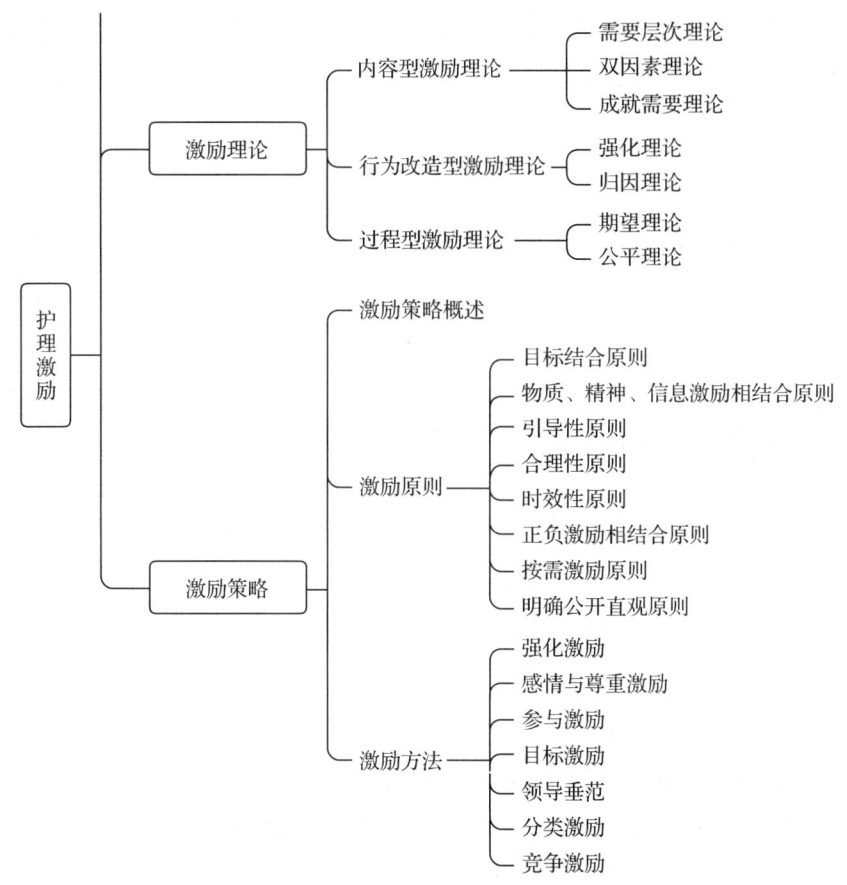

自 测 题

一、选择题

A₁/A₂ 型题

1. 需求层次理论强调激励的中心问题是
   A. 分析人的动机　　B. 满足人的需要　　C. 观察人的行为
   D. 改造和修正人的行为　　E. 发挥人的主观能动性
2. 需求层次理论的创建者是
   A. 马斯洛　　B. 泰罗　　C. 麦格雷戈
   D. 赫茨伯格　　E. 斯金纳
3. 下列属于过程型激励理论的是
   A. 需求层次理论　　B. 成就需要理论　　C. 双因素理论
   D. 强化理论　　E. 公平理论
4. 根据双因素理论，下列属于激励因素的是
   A. 人际关系　　B. 工作条件　　C. 组织政策
   D. 领导赏识　　E. 工作环境
5. 提出期望理论的美国心理学家是
   A. 赫茨伯格　　B. 马斯洛　　C. 弗鲁姆
   D. 斯金纳　　E. 亚当斯

6. 某病房的护士长是一名很有领导艺术的领导者，每当护士工作表现出色时，护士长都会立即加以表扬。这实际上就是对护士行为进行

  A. 正强化   B. 负强化   C. 消极强化

  D. 惩罚   E. 消退

7. 护士长在早交班会上向病房护士口头传达了护理部的一项重要决定，要求大家从今天开始使用一种新的护理记录表格。但是在具体执行过程中，效果很差，大家都不清楚新表格具体的填写方法。这种沟通失败主要是因为

  A. 沟通渠道过长

  B. 护士对信息理解的偏差

  C. 护士长表达模糊，没有明确表达信息的内容

  D. 护士长对传送信息的时机把握不准

  E. 信息沟通渠道选择不当

8. 下列选项中，本质为解决各方面的矛盾，使整个组织和谐一致，使每一个部门、单位和组织成员的工作同既定的组织目标一致的是

  A. 沟通   B. 领导   C. 激励

  D. 协调   E. 组织

9. 激励的基本模式为

  A. 需要—动机—行为—目标—需要被满足

  B. 需要—动机—行为—目标—需要被满足，通过反馈构成循环

  C. 需要—目标—行为—需要被满足，通过反馈构成循环

  D. 需要—动机—要求—目标—需要被满足，通过反馈构成循环

  E. 需要—动机—行为—达到效果

10. 激励水平的高低与期望值、关联性和效价三者相关，即激励水平等于三者

  A. 之和   B. 之商   C. 之积

  D. 之差   E. 之和的平方

11. 护士小王无故旷工1天，护士长给予行政处分、扣发当月奖金、罚款1000元，杜绝此类事情的发生，属于哪种管理手段

  A. 正强化   B. 负强化   C. 惩罚

  D. 消退   E. 效价

12. 以下选项中，不属于赫茨伯格双因素理论中的保健因素的是

  A. 工资水平   B. 工作的成就感   C. 工作环境

  D. 福利待遇   E. 年终奖金

13. 激励的起点是

  A. 动机   B. 需要   C. 行为

  D. 信念   E. 理想

A_3/A_4型题

（14～15题共用题干）

护士长让护士小张代表心内科参加山东省"技能兴鲁"职业技能大赛的院内选拔，并许诺如果小张能成功入选为参赛选手并在大赛中取得二等奖以上的名次，将获得相应的奖金并有机会参加中国医学科学院阜外医院为期3个月的进修。小张接到这个任务后，会考虑两个问题："经过努力练习，我能在护理技术操作大赛中取得二等奖以上的名次吗？""我是否非常需

要得到进修学习的机会？"这两个问题都会影响护士在完成任务中的努力程度。

14. "经过努力练习，我能在护理技术操作大赛中取得二等奖以上的名次吗？"属于哪一项问题

  A. 期望值   B. 效价   C. 关联性

  D. 激励水平   E. 激励

15. "我是否非常需要得到进修学习的机会？"属于哪一项问题

  A. 期望值   B. 效价   C. 关联性

  D. 激励水平   E. 激励强度

二、简答题

1. 简述公平理论的主要观点。
2. 简述惩罚与负强化的关系。
3. 如果你是护士长，请阐述在你的管理中将怎样应用马斯洛需要层次理论。

三、案例分析

  护士小张，工作1年。某天，小张完成了3床的静脉穿刺拔针操作，因患者凝血功能不好，操作结束后她叮嘱患者按压10分钟后再松手。小张回到治疗室不久，3床的呼叫铃响了。小张进病房后发现3床患者床旁的地上流了很多血，当时患者就破口大骂，还要动手，说要投诉。小张一边后退，一边说："我已经跟你说过注意事项了，让你按压至少10分钟，你只按压了1分钟就没按了，现在流血了也不能怪我啊。"3床患者一听，骂声更大了。

  护士长来了，让其他同事带小张回办公室，安慰她。护士长和3床患者进行了良好的沟通，安抚了患者情绪并进行了健康宣教。之后，护士长和小张一起将整件事情进行复盘、分析，并告诉小张说每一位护士都是她手下的兵，她会保护每一位护士，但是有错误、有问题也要学会自我剖析、自我改正、自我进步。从这件事后，小张工作认认真真，对每一位患者都耐心指导、细心照护。

【问题】

护士长在工作中运用了哪些激励方法？

（赵 雪）

第八章数字资源

第八章 护理管理沟通与冲突

学习目标

知识目标：
1. 掌握影响有效管理沟通的因素、冲突处理策略及方法。
2. 熟悉管理沟通的类型、冲突的分类及基本过程。
3. 了解管理沟通、冲突的概念和内涵。

能力目标：
1. 能结合临床护理工作实际情境，正确使用管理沟通方法及技巧。
2. 能根据临床护理工作中的情况，正确地处理各种类型的冲突。

素养目标：
具有善于沟通、团结协作、服从大局的职业精神，处理护理纠纷和冲突的能力，进一步认识沟通与冲突在临床护理中的重要性。

案例 8-1

小王是一名护理本科生，毕业后，他抱着对护理事业美好的憧憬来到一家综合性医院成为一名新护士，并来到了自己理想的科室。小王本以为可以和其他同事成为很好的朋友，在科里共同合作，扎实认真地做好护理工作。但是工作一段时间后，小王却发现表面和和气气的科室，人际关系并不和谐，自己也融不进其他"员工"的群体内。小王常常受到大家的排挤，经常被"老员工"安排做大家不愿意做的事情，或把一些责任推卸给小王。有一次小王被护士长安排参加一次专科护理的培训，在无意间听到同事之间的聊天，说小王抢了某个同事的培训机会，从此同事关系更加紧张了。两年后，本来性格内向的小王因为长期人际关系的不和谐得了抑郁症，并因此影响了小王的工作能力，最终不得不向医院提交了辞职报告。护士长了解到小王辞职的原因后，后悔当初自认为小王不爱说话，忽视了与他的沟通，延误了科室内人际关系的合理解决，流失了人才。

问题与思考：
1. 请阐述冲突的分类，并结合案例描述冲突的性质。
2. 请结合本案例阐释护理人员冲突形成的因素有哪些？处理该案例的关键点是什么？

管理离不开沟通，管理者所做的每一件事都包含沟通，管理沟通渗透于组织管理活动的各个方面。组织中有效的沟通有利于工作的完成和组织目标的实现，而缺乏沟通或沟通不畅常导致管理的混乱或失败，甚至影响组织的生存和发展。要保持组织成员间协调一致，顺利实现组织目标，就必须化解因沟通不畅造成的管理冲突。良好的管理沟通决定管理质量、员工士气和组织绩效，在组织生存发展中起到重要的作用。

第一节 管理沟通

一、管理沟通概述

(一) 概念

1. 沟通（communication） 是指信息在两个或更多的人之间传递与理解的过程。信息发送者凭借一定的媒介将信息发送给既定的对象，即接收者，并寻求反馈以达到相互理解的目的。沟通既可以是单纯的信息交流，也可以是包含思想、情感、态度的综合交流。理想的沟通是经过信息传递之后，信息发送者发出的信息与接收者得到的信息在意义上是一致的，能达成共识。

2. 有效沟通（effective communication） 指信息发出者发送的信息与接受者得到的信息在意义上是一致的，包括信息的双向传递、所传递的信息要被接受者理解，同时要做出相应的行为反应。

3. 管理沟通（management communication） 是指管理者为了实现组织目标，在实现管理职能过程中的有计划的、规范性的职务沟通活动和过程。换言之，管理沟通以组织目标为主导，以管理职能为基础，以计划性、规范性、职务活动性为基本特征。管理沟通作为组织的信息交流行为，是管理的实质和核心内容，广泛存在于组织的所有成员当中。

在护理管理中，是以人与人之间的沟通为主。人与人的沟通有以下特点：①主要通过语言交流（包括书面语言和口头语言）；②具有一定的目的性，沟通的结果可改变人的行为；③沟通过程中存在情感的交流；④由于人的经历、价值观等不同，不同个体对同一信息会产生不同的看法和理解。

(二) 管理沟通的内涵

管理沟通的本质仍是沟通，但管理沟通与一般的沟通相比，其内涵主要表现在：

1. 管理沟通是一种有目的的活动 管理沟通是特殊的沟通形式，是管理者为了有效实现管理职能而进行的一种职务沟通活动，沟通的目的是为了实现组织目标。因此，管理沟通有别于任何随意的、私人的、无计划的、非规范的沟通，而是在管理沟通过程中以实现组织目标为目的进行沟通。

2. 管理沟通是一个互动的过程管理 沟通不是单向的，而是一个涉及思想、信息、情感、态度或印象交流的双向互动过程。在这个过程中，人们的态度或印象可能无法用语言表达，但这类沟通的互动性依然存在。

3. 管理沟通强调信息的理解 管理沟通是为了执行管理职能而进行的，只有当管理沟通所传递的信息被理解和接受，这样的信息才有意义。有效的管理沟通常常通过反馈来核实理解的正确与否。

4. 管理沟通是多层面的沟通 管理沟通是一个涉及个体、组织和外部社会多个层面的过程。因此，管理沟通既可存在于个体之间、群体之间，还可存在于个体与群体、组织内部和外部之间等。

(三) 管理沟通的目的

沟通在人们的生活和工作中无处不在，是人与人之间交往合作必不可少的行为。组织内正常有效的信息沟通是维护良好的人际关系、保证各个部门协调、提高组织效率的基本条件。领导者和管理者日常工作的大部分管理过程都与沟通有关。具体来说，管理科学从一开始就充满沟通，管理的实质和核心就是沟通。没有沟通，无论多宏伟的目标都没有实际价值。管理沟通的目的包括以下三点：

1. 收集资料　通过信息沟通，获得相关的信息，通过信息的总结，为制定决策提供依据，如了解国家卫生政策的变化、护理专业的发展状况、患者对护理工作的满意度等。

2. 指导及改变行为　管理者将经验、意见等告知接受者后，最终会影响接受者的态度和认知，从而改变其行为。如当部门需要推行新政策或是开展某项工作时，通过与相关人员的沟通，能够加深其对组织开展相关工作的理解，获得他们的支持，达到控制、指导、激励的目的。

3. 建立和改善人际关系　沟通可以满足双方的心理需求，彼此产生共鸣。它表达了双方的思想和情感，增进了彼此之间的了解，减少了人与人之间的冲突。

（四）沟通的作用

1. 促进正确决策　管理者需要根据汇总的信息做出决策，良好的沟通能够帮助管理者及时、有效、全面、真实地获取信息以做出正确决策。因此，成功的沟通是管理者进行正确决策的前提和基础。

2. 改善人际关系　沟通可以使个人思想和情感得以表达，减少人与人之间的冲突，消除隔阂，增进彼此之间的了解和理解，从而建立良好的组织工作气氛和和谐的人际关系。

3. 激发员工士气　一个管理者必须通过沟通将自己的意图和要求告诉下属，并了解下属的想法和需求，从而采取有效的策略进行指导、协调和激励。畅通无阻的上下沟通，有助于增强员工的主人翁意识、激发员工的士气，众志成城，实现组织目标。

4. 控制员工行为　组织的规章制度、政策等是每一个员工都必须遵守的，对员工的行为具有控制作用。员工通过不同形式的沟通来了解、领会这些规章制度和政策，因此，管理沟通具有控制员工行为的作用。

（五）沟通的特点

1. 具有积极的信息交流　沟通中的双方都是积极的主体，双方都必须分析和判断对方的动机、目的，积极地进行信息交流。

2. 具有相互影响的特点　沟通者之间能够借助沟通相互影响，这种影响就是以改变对方行为为目的的作用。

3. 沟通者之间的沟通工具必须一致　沟通工具即人与人沟通交流的途径或平台，沟通者之间使用的沟通工具必须要一致才能达到有效的沟通。

4. 可能存在社会性和心理性等特殊的沟通障碍　人与人之间在沟通的过程中会受到社会职位、级别及情绪等影响，导致沟通障碍的状况。

（六）沟通要素与基本过程

管理沟通的过程就是信息的发出者将信息通过特定的沟通渠道传递给接收者的过程。完整的管理沟通过程由7个要素共同作用完成：信息、信息源、编码、沟通渠道、解码、接收者、反馈（图8-1）。首先是信息的发出者（信息源）产生管理沟通的意图或想法，这个意图或想法在这里称之为信息，对这个信息进行编码，然后将信息通过沟通渠道，即传递信息的媒介物（书面或口头等）传递给接收者。接收者收到信息后，对信息进行解码，将信息变为可以理解的内容，并对信息做出反应，反馈给信息发出者，使其了解沟通是否准确。其中，信息的编码、解码和沟通渠道是管理沟通过程取得成效的关键环节。如果编码不清楚，解码错误，沟通渠道不恰当，则会造成沟通不畅。

在整个沟通的过程中还会受到噪声的影响。这里的噪声是指信息传递过程中的干扰因素，如外界环境的影响、语言、接收者的理解力等都是噪声。噪声可能在沟通过程的任何环节上造成信息的失真。

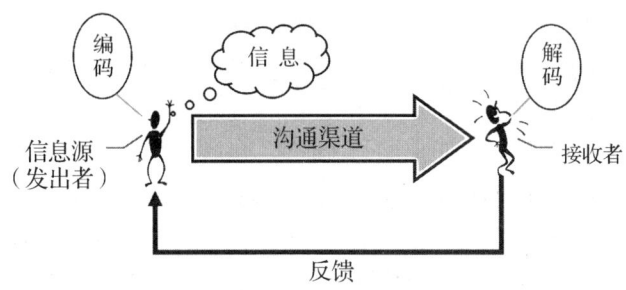

图 8-1 管理沟通的基本过程

二、管理沟通的原则

1. 准确性原则　良好的沟通是以准确性为基础的，准确性原则是管理沟通的基本原则。准确性原则指信息沟通所用的语言和传递方式能被接收者准确理解。为了保证沟通的准确性，信息发送者除了要具有较高的语言或文字表达能力外，还要确保所传递的信息来源可靠，传递信息时尽量言简意赅、深入浅出。

2. 及时性原则　任何管理沟通都有期限，离开特定的时间范围，原本重要的信息可能变得毫无价值。及时性原则要求沟通双方要在信息传递和交流过程中注意信息的时效性，做到信息的及时传递，及时反馈。例如，一个组织的年度考核目标必须在年初甚至前一年年末传达至各相关部门，否则将可能影响组织目标的实现。但是某些特殊情况下，如精简人员时，应对信息传递时间予以控制，给予下属足够的时间做好心理准备。

3. 完整性原则　完整性原则强调的是沟通过程的完整无缺。组织在设计管理沟通模式时必须保证每一个沟通行为过程要素齐全，既要有明确的信息发送者和接收者，还要有具体的沟通渠道和方式，尤其是不能缺少必要的反馈过程。管理沟通过程不完整，就会使原本设想好的管理沟通受阻，不利于组织的管理。

4. 灵活性原则　组织内的沟通形式应该是灵活多变的，有些沟通可以是非正式的。事实上，在实际工作中大量的沟通是非正式的，因为有些信息并不适合用正式渠道来传递，如护士长的任职消息在未正式发文之前不宜用正式渠道传递。管理者要结合使用正式和非正式的沟通渠道，才会产生最佳的沟通效果。

5. 互动性原则　管理沟通是双向的交流过程，沟通双方处于平等交流地位。不是一方强迫另一方接收自己的信息，或人为地拒绝接收对方的信息，而是双方均对沟通给予适当、及时、同步的反应，相互理解和尊重，充分把握对方所传递信息的意义，这样才能保证沟通顺利完成。

6. 连续性原则　大多数管理沟通的行为过程，尤其是例行的日常管理沟通活动，并非一次沟通就能完成沟通任务，而是要通过反复多次的沟通，才能较好地履行和完成沟通工作。因此，在管理沟通过程中要注意保持沟通时间、沟通模式、沟通内容上的连续性。

 考点提示

沟通的原则。

三、影响沟通的因素

在沟通过程中，必须环环相扣，任何一个环节出现故障，都可引起信息的歪曲、偏差，使沟通达不到预期目的，严重时可能使沟通过程中断或产生不良的后果。因此，认识沟通障碍、防止沟通障碍、排除沟通障碍就显得十分重要。沟通障碍在沟通的信息发出者、信息沟通渠道和信息接收者三要素之中都可能存在。

（一）信息发出者的问题

1. 信息发出者表达能力不足产生的障碍　信息编码不准确或措辞不当，使用晦涩难懂或信息接收者不熟悉的语言，或使用信息含义不明确的文字，例如使用医学术语告诉患者"PO服药"，就会导致沟通障碍。所以，信息传递者若要消除沟通障碍，必须努力提高自己的语言表达能力。同时在发送信息时，应具有高度的责任心。不能仅从自己的角度来理解事情、选择用语，更要注意沟通对象的文化背景、年龄等的不同，从信息接收者的立场来考虑用语，这样才能保证发送的信息能够被完全正确地理解。

2. 传递形式障碍　信息发出者在发送信息时，形式要适当，如语言、方式和情绪应保持一致。正式或重大的事件信息用很平常的方式传递，就可能使人怀疑信息的真实性和严重性。例如，领导在批评下级错误时态度不严肃，就可能难以使下级认识到错误的严重性。所以在沟通中，信息沟通的形式应同沟通的信息内容相一致，消除因内容和形式不一致带来的障碍。

3. 信息传送不全　信息发出者有时为了节约时间，有可能使得信息变得简单或模糊不清。如常出现护士长传达上级精神时，只针对性地传达对自己有用或自己有兴趣的信息，而不能全面传达并使大家理解上级的真正意图。

4. 信息传递不适时　信息发出者忽视了信息沟通中时间的意义，信息传递过早或过晚均会影响沟通效果。如会议时间通知过早，容易忘记；安排护士加班或调班通知过晚，以致护士缺乏准备而使服从有困难。以上均忽视了选择合适的沟通信息传递时间。

5. 知识局限产生的障碍　信息发出者与信息接收者之间需要有共同的经验区，这样才比较容易实现沟通的目标，如果双方不存在共同的经验区，沟通就会产生障碍。譬如，同一领域的科学家之间运用大量专业术语、数学公式、各种符号进行沟通，大家均能理解其含义，既简便又实用，但如果用这种方式同外行沟通，则会失败。

（二）信息传递渠道中的障碍

1. 信息传递手段的障碍　在现代化信息沟通中，使用着越来越多的新兴信息传递手段，如手机、QQ、微信等网络平台，这些方式大大提高了沟通效率。同时，一旦这些手段发生故障就会影响沟通。如开会时广播的物理噪声过大，就会影响会议效果。在信息沟通中，要尽可能地选择保证高效率的沟通工具。

2. 传递层次的障碍　一个信息从发出者那里发出，达到接受者那里时经过的环节越多，到达最终接受者那里的信息被打折扣，或者被歪曲、曲解的可能就越大。有调查证明，当信息连续传递5个环节，在传递过程中会丢失80%的信息。所以，在沟通过程中，沟通的层次应尽可能减少，以防信息被过多地过滤。

3. 环境因素　环境主要分为物理环境和社会环境。物理环境主要是指光线、温度、噪声、整洁度和隐蔽性等。在临床护理工作中，要保证病房环境的安全、安静和整洁，才有利于保护患者的隐私，才能适合于沟通。反之，则不利于沟通。社会环境是指人际关系、距离等，营造良好的社会环境会促进沟通的顺利进行。

（三）信息接受者环节的障碍影响因素

在管理沟通过程中，任何一个环节出问题都可能造成信息的扭曲、偏差、失误，使沟通达不到预期目的，甚至会带来不良后果。影响信息接受者环节的障碍影响因素如下：

1. 语言因素　由于年龄、受教育程度、文化背景、自然和社会环境的差异，加上语言表达和含义多样化，不同的人对同一种语言、同一信息的理解会存在差异。此外，信息发出者措辞不当，如使用晦涩难懂或信息接收者不熟悉的语言，或者信息含义不明确的文字等也可造成接受者的错误解码，导致沟通无效。例如，医院院长在与医务人员沟通时可以使用医学术语（行话）从而使沟通更便利，但与办公室行政人员沟通的时候则应尽量避免使用行话。

2. 信息过滤（information filtering）　是指信息发出者为达到某种目的，有意、无意增删、选择或丢弃信息，造成信息歪曲，如向上级反映情况时报喜不报忧，只汇报领导想要听到的情况。沟通中的过滤器包括语言文化、智力水平、重视程度、记忆损耗等。组织的纵向层次越多，信息被过滤的机会就越多，信息失真的可能性和程度也就越大。

3. 选择性知觉（selective perception）　是在沟通过程中，信息接受者会根据自己的需要、动机、经验、背景及其他个人因素有选择地看、听信息。选择性知觉还会影响信息接受者对信息的接收和处理，会把自己的兴趣和期望带到所接收的信息中。例如，开会时，大家对自己感兴趣的、与自己利益相关的信息，如调整工资、晋升等相关内容听得很仔细，给予特别的关注，而容易忽略其他内容。

4. 信息传递时机　如果信息发出者忽视了管理沟通中时间的作用，信息传递过早或过晚，均会影响沟通效果。例如，会议时间通知过早，容易忘记；安排护士加班或调班的通知过晚，会使护士缺乏准备而使工作难以推行。

5. 沟通渠道因素　沟通必须借助一定的媒介渠道，如果沟通渠道选择不恰当或沟通渠道过长，中间环节多，都会影响沟通效果。例如，面对面沟通有利于解决较为复杂的问题，当沟通双方相隔很远只能依靠通信设备传递信息时，要进行较为复杂问题的沟通，效果往往欠佳；在传达重要事项时，为了减少信息在传递过程中减损甚至改变，护理部主任可以召开全体护士大会直接传达而不是通过护士长层层传达。

6. 情绪因素　交流包括信息和情感的交流，情绪本身也是信息的重要组成部分。在信息传递中，情绪往往会影响信息发出者及接受者对信息内容的编码和解码。同一个人在不同情绪状态下，对同样一条信息的理解并不相同，从而引发不同的反应和处理方式。极端的情绪，如狂喜或抑郁，可以使人的判断出现偏差，影响沟通的准确性。因此，管理者最好避免在情绪波动的时候与下属沟通。

7. 其他因素　个人因素、环境因素等均可影响信息沟通的准确性。例如，护士对护士长的业务水平、管理能力等不信服，就会用怀疑的态度理解护士长传递的信息；而环境是沟通发生的背景，会对有效沟通产生重大影响，如病房陪护人员多，环境嘈杂，都会影响管理沟通的效果。

四、护理管理者有效沟通的方法与技巧

沟通是建立人际关系的重要手段，在组织中任何一个人都是信息的发出者或接受者，因此护理管理者需要深刻了解组织的信息沟通系统。护理管理者所接触的人越多，越不容易确定每个人所获得的信息是否正确。在护理管理中，为了保证有效沟通，除了遵循沟通的基本原则，克服沟通障碍，还应该重视沟通的方法。

（一）倾听技巧

根据美国加州大学的一份调查，人类对沟通时间的分配是：9% 的时间用于书写，16% 的时间用于阅读，30% 的时间用于说话，45% 的时间用于听。"听"的时间占了最大比例。管理者在沟通时不要只考虑"讲"，还要能够去"倾听"。倾听是沟通成功的重要基础之一。倾听是要理解所听到的内容的意义，它要求对声音刺激给予注意、解释和记忆。

有效的倾听是积极主动的而非被动的。被动倾听，即当说话者提供的信息清楚明了、生动有趣从而引起倾听者的注意力时，才可能接受传递的绝大部分信息。而积极倾听则要求倾听者

的投入，使倾听者能站在说话者的角度理解信息。根据临床心理学及心理治疗的研究与经验，可以把"倾听"技巧归纳为以下具体行为。

1. 专注　要求倾听者精力非常集中地听说话人所讲的内容，清楚说话人谈话的内容、背景及尚未表达的意见，包括每个细微的新信息。倾听者尝试去了解对方谈话的真正意图，以对方的立场来探讨谈话的内容，并进行概括及理解。

2. 移情　换位思考，要求把自己的情感置身于说话者的位置上，努力理解说话者想表达的含义。移情要求倾听者具备必要的知识水平和灵活性。倾听者需要从说话者的角度调整自己的所观所感，用面部表情或点头的方式来激励说话者发言，尽可能不打断话题；聆听说话者的"弦外之音"，体会他们的感情，保证倾听者的解释与说话者的本意相符合。

3. 接受　客观地倾听内容而不急于作判断。当听到不同的观点时，若在心里阐述自己的看法并反驳他人所言，就会漏掉余下的信息。倾听者应该接受他人所言，而把思考自己的观点推迟到说话者结束话题之后进行。当说话者结束话题后，再作出对问题的判断与结论，最后表达自己的看法，同时在表达时要注意语气，言词要缓和，不可用敷衍的态度，切忌质问对方。

4. 对完整性负责　倾听者要千方百计地从沟通中获得说话者所要表达的所有信息。要安排较充分和完整的交谈时间，在倾听内容的同时倾听感情，并通过提问、复述来确保倾听者理解的正确性，澄清容易混淆的内容。

（二）谈话技巧

谈话是领导者一项主要工作形式，具有较强的思想性、艺术性、科学性与技巧性。谈话有利于增进双方的信任感和亲切感，它是信息交流，是人与人之间的一种交往形式，具有很强的感情色彩。谈话的作用有：①监督作用：可获得工作进展情况，实质是一种经常性的监督。②参与作用：谈话双方进行思想交流后，制定决策，使管理者处于参与的位置。③人员了解作用：通过谈话了解说话者的心理与品质，作出正确的判断。④指示作用：以谈话形式传达上级指示和领导者意图。谈话的形式分为正式、非正式两种。正式谈话是业务性、工作时间内的谈话，包括座谈、会晤、反映情况、交换意见等。非正式谈话是非业务性、工作时间以外进行的谈话。掌握谈话的技巧是成功实现有效沟通及有效管理的保障。

1. 上行沟通"智者找助力，愚者找阻力"　有效的上行沟通，可以使上级了解自己的工作，取得上级的支持，而且还可以使上级了解自己的成长，争取上级对自己的指导和帮助，提高自己的业务能力。不能主动地与上级沟通的管理者是难以发展的。在管理者的沟通中，上行沟通是重要的，同时又是比较难的。人们通过实践，总结出上行沟通的3个原则：①明确自己的职责：能够清楚自己上行沟通的内容是什么，抓住问题的关键，明确谈话的目的和内容及上级对自己的要求。②应当在最短的时间内了解上级当前最需要的信息。③因上级的背景不同，喜欢的沟通方式也不同，要了解上级的个性及心理特征，采取适当的沟通方式。有的人习惯当面沟通，以便提问从而更为详尽和深入地了解情况，而另一些上级可能更习惯书面的文字或表格式的报告，所以应当根据上级的习惯选取合适的沟通方式，以提高沟通效率。

2. 发布指令　指令带有强制性，要求下属执行某项任务或停止某项工作，指令内容与实现组织目标密切关联。指令可通过书面或口头的方式传达，有正式指令、非正式指令之分。指令发布的技巧包括以下内容：

（1）制订指令传达计划：为确保指令执行的效果，在指令发布前必须明确以下几个方面：①确定目标，清晰地传递给下级。②确定对象，应在工作布置之前确定好适当的人选，每个人承担的工作有所不同。③制订达到目标将采取的步骤。④指令必须简洁、清晰、明了，便于下级理解。⑤如果指令是以前从未有的，应考虑是否需要培训，确保指令切实落实。

（2）确保指令有效传达：指令发布后必须确认命令是否有效传达，可通过以下方式：①让下级复述指令，确定其已收到和理解。②如果有必要，在发布指令时向下级作出示范。③把握指令传达的关键环节，定期或不定期检查遗漏，使管理工作处在最佳状态。

（3）处理下级对指令的不同态度：指令发布后，由于个体差异，对指令的理解和看法不同，可能存在不同的态度，应采取不同的方式进行有效的处理。①对待赞同者：下级赞同指令的情况下，可以适当授权，激发下级的积极性，同时耐心倾听指令执行过程中的方案，包括其重点、难点、详细计划等。②对待不关心者：当下级对指令持无所谓态度时，先了解下级的真实想法，询问其对于指令的意见及建议，寻找适当的处理方法。③对待怀疑者：鼓励下级把怀疑的情况说出来，了解下级关注的利益重心，并向其讲明此指令的目的和对组织、个人的益处。④对待反对者：积极沟通，加强双方理解，当无法改变对方的反对态度时，可以考虑将工作分配给他人。

3. 与同事沟通　在护理管理中每天都有大量的信息沟通活动，如护理交班、护理查房、执行医嘱、护士与患者及医务工作者的交谈、书写护理文件。根据估算，一位病房护士长平均每天至少有 1/3 的时间用于与各个方面的沟通。如果没有沟通，再好的计划与目标都无法实现。一个人要取得成功，仅有很强的工作能力是不够的，必须既要做好分内工作，又要处理好人际关系，学会与人相处。而对待性格各异的人群，在沟通方面的技巧也有差别。

（1）对待推卸责任型：请他们协助做任何工作时，目标必须明确，时间内容等要求要事先讲清楚，甚至写下来，并以此为据，以达成原定目标。

（2）对待怨天尤人型：人们之所以怨天尤人是因为他们在意事情的发展，如果此事与管理者负责之事有关，应立即响应和改善。在做任何影响下级的决定前先征询其意见，同时询问其最好的解决办法。

（3）对待过度竞争型：对自己的工作要时时加以记录，包括当时的想法和创意，作为书面留存，必要时提供给领导参考。放开心态，鼓励其他人员与自己竞争，把竞争的力气向外发展，而非消耗在内部。

（4）对待争执型：在工作中，争执是难免的，与有棱角的同事合作，管理者要考虑如何解决问题而不是如何争执获胜。要学会忍受，学会喜欢那些有棱角的人，选择性地学习他们的优点，使自己变成一个更成熟的人。

4. 护患沟通　沟通中的"沟"是手段，"通"是目的。随着卫生法制建设的不断完善，广大患者维权意识显著增强，患者对医疗服务质量的要求也日益提高。护理人员应积极主动地从心理上、从人性的角度给予患者必要的沟通和关怀，用热情、友好的语言、表情和行动，向患者表达自己的关怀和重视，给予情感上真诚的关注和抚慰，使患者对医务工作者、医院产生朋友般的信赖，由此减少其身心压力而使体内产生积极的康复因子，拥有良好的就医心理。

为了适应新形势，维护良好的医疗秩序，提高医疗质量，确保医疗安全，保护患者的合法权益和广大医护人员的切身利益，防范医疗纠纷的发生，化解护患矛盾，加强护患沟通显得尤为重要。护理人员进行有效护患沟通要做到以下几点：①沟通时间：入院前沟通、入院3天内沟通、住院期间沟通、出院时沟通。②沟通内容：诊疗方案、诊疗过程、诊疗转归、心理疏导、健康宣教等。③沟通方式：床旁沟通、分级沟通、集中沟通、出院访视沟通。④沟通技巧：注意沟通的语气、态度，给予患者信任和尊重，耐心倾听患者诉求。⑤沟通记录：每次沟通后应有记录，记录的内容包括沟通的时间、地点，参加的医护人员及患者或家属姓名，以及沟通的实际内容、沟通结果，在记录的结尾处应要求患者或家属提出意见并签名。⑥沟通评价：护患沟通作为病程记录中的常规项目，应纳入医院医疗质量考核体系并独立作为质控点。

总而言之，良好的沟通必须遵守3个原则：一是找到共同的利益基础，二是以诚待人，三是要尊重所有的人。对管理者来说，有效沟通不容忽视，任何建议和优秀的计划若不经过沟通都无法得到实施。

第二节 冲突及产生原因

案例8-2

某三甲医院呼吸内科，早上7点张护士带着实习生进行晨间护理，看到11床王女士的床头桌上摆满物品，于是发生了下面一幕：

护士："请把桌子上的东西收一下。"
家属："护士你们管得可真宽，放在桌子上有什么妨碍？"
护士："不行，医院有规定。"
家属："那你说我们放哪？柜子那么小，也放不开呀。"
护士："这些东西又用不上，你就不能带回家呀？非得摆桌子上？"
家属："我还就放了。"
护士："你怎么那么不讲理。"
家属："你说谁不讲理？说谁不讲理？"
护士："就属你毛病多。"
家属（大怒）："你说谁？再说一遍！服务态度真差，我要去投诉你。"

问题与思考：
1. 分析上述护患冲突的原因。
2. 你认为护患之间应如何正确沟通才能维持和谐的护患关系。

组织中的冲突是普遍存在、无法避免的，管理冲突毫无疑问是管理者必须掌握的重要技能。美国管理协会进行的一项调查表明，大多数管理者把冲突管理的重要性排在决策、领导和沟通技能之前，他们平均花费20%的工作时间来处理冲突。在一项有关管理成功与25项技能和人格因素的关系研究中，唯有处理冲突的能力与管理的成功成正相关。冲突虽有可能影响组织团结、危害组织工作绩效，但并不是所有的冲突都是坏事，也有积极的冲突。处理冲突的能力是护理管理者需要掌握的重要技能之一。

一、冲突概述

（一）冲突的概念

冲突（conflict）就是观点及看法的不一致，是组织群体内部个体与个体之间、个体与群体之间存在的互不相容、互相排斥的一种矛盾的表现形式。如何正确认识组织内非建设性冲突，保持组织内一定水平的建设性冲突，提高管理的有效性，是组织管理人员的责任。冲突包括三层含义：一是必须存在两个对立面，缺一不可；二是为争取某种有限的资源（金钱、地位、权利、工作、时间、信息等）而发生的行为；三是只有当问题被感知时，才构成真正的冲突。冲突究竟在组织中起什么作用，人们有一个逐渐认识的过程。

（二）冲突的特点和内涵

1. 冲突是否存在不仅是一个客观性问题，也是一个主观知觉问题。客观存在的冲突必须经过人们的感知，如果没人意识到冲突，那么一般就认为没有冲突存在。
2. 冲突产生的必要条件，是存在某种形式的对立或不相容以及相互作用。

3. 冲突的主体、客体既可以是单一的,也可以是多元化的。一般而言,后一种冲突即多元化的冲突在组织中更为常见。冲突的主体可以是组织、群体或个人,冲突的客体可以是利益、权力、资源目标、方法、意见、价值观等。

4. 冲突是一个动态变化的过程,从产生、发展到结束,它总是处在不停的变化之中。

(三)人们对冲突的理解

1. 传统观念(traditional view) 所有的冲突都是有害的,具有破坏性,是组织功能失调、非理性、暴力和破坏的同义词,会阻碍组织目标的实现,应当绝对避免。

2. 人类关系学说(human relations view) 冲突是所有组织中都无法避免的自然发生的现象。它不一定给组织带来不良影响,也有可能成为有利于组织工作的积极动力;它是合理的,应该接受冲突的存在。该观点使冲突合理化。

3. 交互作用观点(interaction view) 一定的冲突能使组织保持团体活力、自我反省力和创造力。冲突使人们认识到改革变化的必要性,使毫无生气的组织充满活力,是推动组织发展必不可少的因素。把冲突归为绝对有害和绝对有利的观点都是不恰当的。冲突对组织的作用,应根据其性质而定。这种观点不仅接受冲突的存在,而且认为冲突对组织生存是有利的,鼓励冲突的出现。

(四)冲突管理对组织的影响

冲突对组织的作用可以是建设性的,也可以是破坏性的。组织中冲突过于激烈会导致组织分裂和合作受阻,但没有冲突的组织又会缺乏活力和创新。只有当冲突达到最佳水平时,才可以阻止迟滞、解除紧张、激发创造力。因此,管理者要充当冲突水平的调节者,在冲突水平过低时激发建设性冲突,在冲突程度过激时消减破坏性冲突,使组织保持一个最适宜的冲突水平。

> **知识拓展**
>
> **鲶鱼效应**
>
> 挪威人捕获沙丁鱼,抵港时如果鱼还活着,卖价会高出很多,所以渔民千方百计想办法让鱼能够活着返港。但种种努力都归于失败,只有一艘渔船却总能带着活鱼进港。人们费尽心机想要知道秘诀,而答案却只是一条鲶鱼。鲶鱼的加入迫使沙丁鱼十分紧张,四处游动,反而使更多的沙丁鱼能够活着回到港口。

管理心理学的研究表明,冲突的产生具有4个关键部分:①对立内容:人们具有对立的利益、思想和感觉,这是对立的实质。②对立认知:双方在认知方面存在着不同意见和观点,这是冲突形成的基础。③对立过程:分歧和矛盾的产生均会有一个发展过程,是动态的。④对立行动:冲突双方都想办法实现自身目标,同时会阻止对方实现其目标。

二、冲突的类型

冲突是组织中各成员相互交往、相互作用过程中发生的一种关系,它本身具有两面性。根据冲突是否促进组织目标的实现,分为建设性冲突和破坏性冲突。

(一)建设性冲突

建设性冲突(constructive conflict)指冲突各方目标一致,因实现目标的途径手段不同而产生的冲突。建设性冲突的存在是正常的,也是有必要的,它是组织、部门、个人前进的一种动力。

1. 建设性冲突的特点 ①双方都关心实现共同目标和解决现有问题;②双方愿意了解彼此的观点,并以争论问题为中心;③双方争论是为了寻求较好的方法解决问题;④相互之间信息交流不断增加。

2. 建设性冲突的作用　①有利于批评、抵制不正之风和不良现象，可以促使组织内部发现存在的问题，采取措施及时纠正；②可以促进组织内部成员之间公平竞争，提高组织效率；③防止思想僵化，提高组织决策质量；④可激发组织内员工的创造力，有利于组织的改革创新，使组织适应不断变化的外界环境。

考点提示

建设性冲突的特点。

（二）破坏性冲突

破坏性冲突（destructive conflict）是指由于认识不一致，组织资源和利益分配不均，导致员工之间发生相互抵触、争执甚至攻击等行为，造成组织工作效率下降，并最终影响组织发展的冲突。

1. 破坏性冲突的特点　①争论不再围绕解决问题展开，人身攻击的现象时常发生，双方极为关注自己的观点是否取胜；②双方不愿听取对方意见，千方百计陈述自己的理由；③互相交换意见的情况不断减少，以致完全停止。

2. 破坏性冲突的消极作用　造成组织内成员的心理紧张、焦虑，导致人与人之间相互排斥、对立，涣散士气，破坏组织的协调统一，最终削弱组织战斗力，阻碍组织目标实现。

在实际工作中，提倡建设性冲突，控制和减少破坏性冲突。区分建设性和破坏性冲突的标准是组织的工作绩效。管理的目的是为达到或实现组织目标，因此，判断冲突性质的依据是冲突是否促进组织目标的实现。尽管有些冲突对个人来说是破坏性的，但只要对实现组织目标有利，这种冲突就是建设性的。需要注意的是，即使对于建设性冲突，也要适当控制，疏密有度，太少则死水一潭，组织缺乏活力和进步；太多则将危及组织的正常工作和生存。

三、冲突的形成过程

冲突的形成过程可分为5个阶段，即潜在对立阶段、认知与个人介入阶段、行为意向阶段、行为阶段及结果阶段。

（一）潜在对立阶段

双方潜在对立是可能产生冲突的先决条件，是组织认识到了内部潜在的对立和不一致。这个阶段出现的情形并不一定导致冲突的发生，但却是冲突发生的必要条件和引起冲突的原因，可从3个方面进行分析。

1. 由于沟通不良引起的冲突

（1）语言表达困难、语言使用不当、选择方式不当、沟通渠道不当、过滤及语义理解上的困难等引起的彼此误解或沟通过程中的干扰等引起的冲突，成为冲突的潜在条件。

（2）沟通中的时间因素：研究表明，沟通时间过多或太少都会导致冲突的产生。沟通会因耗费时间、延误合作而导致被误解，同时充分的沟通时间也可以排除误会。

2. 由于结构因素引起的冲突　结构包括团体规模的大小、员工工作的专门化程度、权限的明确程度、组织成员目标的一致性、领导风格、组织奖惩制度等。研究表明：①团体越大，成员的工作越专门化，引起冲突的可能性越大；②成员年纪越轻以及团体人员流动性越大，冲突的潜在性越大；③组织中的各部门小组的目标越多，组织中各部门职权的界定越不清晰，分歧的可能性越大，冲突的潜在性就越大；④组织内领导风格越是独裁、苛刻，对员工的管理采用监督、控制的方式，冲突的潜在可能性也越大；⑤过分强调下属的参与，也会引起较多的冲突；⑥在奖惩制度方面，如果奖励方法不公平，惩罚不一视同仁，必然会引起冲突。

3. 由于个人因素引起的冲突　主要包括人的价值观以及凸显个人特性和个体差异的性格。高权威性、过于独断及专制教条等性格容易引发冲突。人的价值观之间的差异，可导致偏见、意见分歧、个人不公平感等，从而引发冲突。个人价值观的差异也是导致冲突的重要原因。如临床科室的奖金分配，有的护士认为是公平的，其他护士却认为不公平；管理者认为护理模式改革很有必要，下属却认为没有必要。这些分歧和不一致都来源于个人价值观的差异，可见人的价值观差异与冲突之间存在内在联系。

（二）认知与个人介入阶段

随着第一阶段各种潜在冲突条件的酝酿和发展，引起挫折并被人知觉，冲突便会产生。这里必须强调知觉的必要性，即冲突双方至少有一方知觉到冲突前提的存在。只是知觉并不表示个人已介入冲突，还需有情绪的卷入，人们确实体验到焦虑、紧张或挫折感。例如，与教研室主任在一起讨论护理教学改革，言谈中双方出现了意见上的分歧，但这并不意味着与教研室主任就发生了冲突，只有当一方固执己见，对对方的意见不满，为自己的意见不能被对方赞同而感到焦虑、挫折，甚至气愤，此时才可谓冲突。消极的情绪会导致对对方作出消极的解释，过于简单地看待或处理问题，而积极的情绪则会促使双方的眼界更为开阔，具有创造性。

（三）行为意向阶段

冲突被双方感知后，就会产生应对冲突的行为意向。之所以把这一阶段独立划分出来，是因为这一阶段介于认知和行为之间，行为意向会导致行为。如果冲突双方积极地看待冲突，有可能共同寻求双赢的解决方法；反之，就可能采取较为激烈的方式解决冲突。很多冲突之所以不断升级，原因就在于冲突一方对另一方进行了错误归因。

（四）行为阶段

行为阶段包括冲突双方进行的说明、活动和态度，是冲突双方试图实现各自的愿望而采取的公开行为。随着个人情绪的介入，当一个人采取行动以达到个人目标时，便进入了冲突行为阶段。在这个阶段，冲突采取了外显的对抗形式。外显冲突的形式多样，可以是轻度、温和间接的语言对抗及质问，也可以是直接的语言攻击及威胁，甚至是失去控制的暴力攻击。例如护士质问护士长关于奖金分配问题，工人罢工要求增加工资等。冲突的行为阶段也是大多数处理冲突方式开始出现的时候。一般而言，一旦冲突表面化，双方会寻找各种方法处理冲突。

（五）结果阶段

当冲突发展到外显对抗阶段后，就会产生一些结果。这些结果可能提高决策的质量，促进组织或小组目标实现，激发改革和创新，成为建设性冲突；也可能阻碍小组实现目标，降低小组效绩，成为非建设性冲突或破坏性冲突。一般而言，随着冲突表面化，双方会想方设法地去妥善处理冲突。

四、护理管理中冲突的形成原因

组织内发生冲突是不可避免的。作为护理管理者，应正确挖掘冲突形成的原因，认识冲突的性质，从而提倡和引导建设性冲突，保持组织的生命力，及时处理破坏性冲突，避免或尽量减少此类冲突给组织带来的负面影响，保证管理的有效性。

（一）护士与护士之间冲突的形成原因

1. 护理队伍中存在一定层次等级结构　由于护士的年龄、学历、知识水平、职责分工及性格差异等，会产生不同的心理反应。如正式编制的护士较合同制护士具有一定的优越感，容易造成一些权力的滥用或分配不均，引起不满。

2. 护士工作压力大　付出得不到同等的回报，促使一些护士产生无法宣泄的压力，形成不和谐的工作环境。

3. 护士之间的利益冲突　如晋升、学习的机会，容易引发内部的矛盾。

4. 护理管理者因素　护理管理者常常只强调护士应为患者提供更好的服务，较少为护士提供互相支持、互相关心的平台，这些因素都促成了护理人员之间冲突的产生。

（二）护士与患者之间冲突的形成原因

护患冲突是在护患关系的基础上，对医疗方案、护理、医疗后果的认识产生歧义和矛盾，引起双方的情绪过激，相互误解，甚至升级而形成的。由于工作流程制约及个别护士的服务意识相对滞后，往往导致护患冲突。

1. 护理人员因素　护理从本质上说就是尊重患者的生命和权利，对患者的痛苦及心理障碍给予理解，维护、尊重患者的权益。少数护士缺乏全心全意为患者服务的精神，主动服务意识不强，对患者提出的要求置之不理或不耐烦；技术不熟练，不能一步到位；责任心不强，工作中查对不严造成注射、输液或输血错误，甚至导致患者死亡等，都会造成护患关系紧张。

2. 患者因素　患者对自身角色的不适应、对护理工作的偏见，常导致护患间纠纷和冲突的产生。患病后，由于出现身体不适，患者也会产生各种心理反应，如焦虑、恐惧、猜疑心加重、依赖性增强等，如果得不到护士的理解和及时疏导，极易产生情绪变化，继而导致矛盾和冲突发生。少数患者缺少就医道德，认为自己花钱看病就是"上帝"，就要得到应有的服务，不遵守医院各项规章制度，不尊重医务人员的人格和尊严，稍不如意就指责、谩骂甚至殴打护理人员，干扰了正常医疗秩序。一些患者或家属对医疗的期望值过高，对于病情恶化不理解、不接受，情感发泄迁怒于护理人员，造成护患关系紧张。

3. 其他因素　如医院缺乏危机管理意识；医疗保健供需矛盾；医护人员由于长期超负荷劳动、工作生活条件差，心情不舒畅。另外，社会极力要求扩大患者就医的自主权、选择权，而常常忽视医护人员艰辛的劳动和奉献，医护人员稍有不慎，患者就横加指责，这是舆论导向影响了护患关系。

（三）护士与其他医务人员之间冲突的形成原因

医护的密切合作对改善患者健康状况、保障医疗质量具有重要作用，但是由于角色期望的不同，医护之间也时常发生矛盾。

1. 工作性质不同，期望不同　护士期望医生要有扎实的专业知识，了解患者情况，开具正确的医嘱，主动支持配合护士做好患者的服务工作；而医生则期待护士了解患者情况，理解并正确处理医嘱，观察并及时反映患者病情变化。当医护双方对对方的期望不能作出满意应答时，医护冲突就会产生。

2. 医护人员的沟通不良或情绪因素　医疗过程中，医护双方是密切合作的两个方面，如果医护人员之间沟通不良，造成合作失败，容易引起医护人员之间的冲突。另外，患者的不理解、医患纠纷、护患纠纷的发生给医生和护士带来了压力，如果医护双方没有良好的情绪调节与自控能力，以低落的情绪应对对方，就会产生一定的心理伤害。

第三节　冲突管理

在护理管理中需要解决大量的、无时不在的矛盾和冲突。据美国管理学会的一项对中层和高层管理人员的调查，管理者平均要花费20%的时间来处理冲突。另据调查，大多数成功的企业家认为管理者的必备素质与技能中，冲突管理排在决策、领导、沟通技能之前。由此可见，在临床工作中，护理冲突管理已成为一项不可忽视的重要内容。

一、冲突管理的含义

冲突管理是一种艺术，它包含了两个方面：一是管理者要设法消除产生负面效应的冲突，这些冲突阻碍了组织实现目标，属于功能失调的冲突，它会对组织产生破坏作用；二是要求管理者激发并利用和扩大对组织产生正面效应的冲突，它支持组织目标，属于建设性的功能正常的冲突。

优秀的管理者一般按下列步骤管理冲突。

1. 谨慎选择需要处理的冲突　在工作中，护理管理者往往会面临很多冲突，护士与护士之间、护士与患者之间、护士与医生之间等，有些冲突是非常琐碎的。护理管理者应该选择护士关心、影响较大，对推进工作、增强凝聚力及建设组织文化有意义有价值的事件。

2. 仔细研究冲突双方的代表人物　护理管理者在解决冲突前，需要评估冲突双方的人物（人格特点、价值观、经历、资源等）、观点及观点的差异性等。

3. 深入了解冲突的根源　护理管理者不仅需要了解双方冲突的表面原因，还要深入了解更深层次的冲突原因，在整个临床管理环节中也要进一步分析各种原因作用的强度。

4. 妥善选择处理方法　合格的护理管理者会选择合适的冲突处理方法，尽量达成让冲突双方满意的结果。

二、冲突管理的策略

美国行为学家托马斯（K.Thomas）提出了二维模式，他认为当冲突发生后，处理冲突应该从两个方面考虑，即关心自己和关心他人。关心自己是冲突发生后某一方坚持满足自己需要的程度，即坚持性；关心他人是冲突发生后一方愿意满足对方需要的程度，即合作性。据此可产生5种管理冲突的策略（图8-2）。

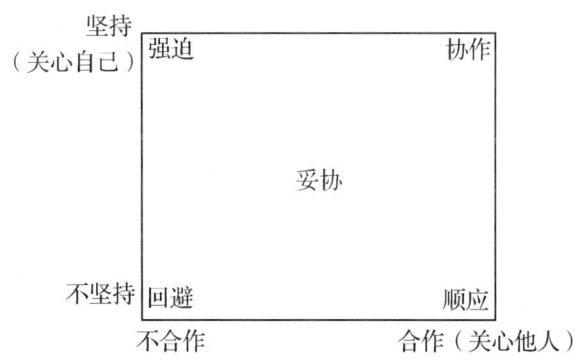

图 8-2　冲突管理策略

1. 回避　是指当冲突发生时，采取漠不关心的态度，对双方的争执或对抗的行为进行冷处理的方式。这是一种不合作也不维护自身利益的处理方法。当发生的冲突没有严重到损害组织时，管理者可以采取这种方式处理冲突。若管理者的实际权力不足以处理冲突，或者在分权情况下，各部门自主性较大时，选择回避较为明智。例如，中层管理者面对公司高层管理者之间的冲突时可选择回避的方式。这种方法只能维持暂时的平衡，不能从根本上解决问题，只是权宜之计，并非长久之计。

2. 妥协　是指冲突双方互相让步，都放弃部分利益，在一定程度上满足对方的部分需要，以达成协议的局面。双方都付出一定的代价，但也都得到了部分的利益补偿。妥协实际上是谈判的一个组成部分，它将自身与对方的关系放在重要的位置，也是双方解决冲突的正确方法。

3. 顺应　是指在紧张的冲突局面下，冲突一方将维持双方合作关系放在首位，从而作出一定程度的自我牺牲，将满足对方需要放在高于自己利益的位置上，以保持和谐的合作关系，降低冲突的紧张程度。当冲突双方处于一触即发的局面或需要在短时间内避免分裂，必须维护和谐局面时，可采取此方法，能起到临时性解决冲突的效果。

4. 强迫　这种解决冲突的方式是冲突一方一切以满足自身利益为出发点，不考虑给对方造成的任何后果或影响，甚至不惜损人利己，它是暴力的、强势的。一般来说，强迫的方式只能使冲突的一方满意。如在处理与下级的冲突时，使用诸如降级、解雇、扣发奖金等威胁手段来处理。经常采用这种解决冲突的管理方式往往会导致负面的效果。但是在紧急情况或为了组织长期的生存与发展，必须采取某些临时性措施的情况下，使用这种方式具有一定的作用，是对重大争论无法用其他方式解决时的优先措施。

5. 协作　当冲突双方目标一致时，都愿意在满足对方利益的共同前提下，通过协商寻求对双方均有利的方式解决冲突。冲突双方排除个人情绪，开诚布公地协商讨论，达成合作共识，尽量满足双方的利益和要求。协作方式被认为是处理冲突的最佳方式，但是协作方式的采用受组织文化和领导形态的影响，参与管理的组织中管理者较容易采取协作方式处理冲突。但是当冲突的情绪因素过多时，协作方式也有可能会导致更大的冲突。

 考点提示

冲突管理的策略。

三、冲突管理的方法

处理组织内的冲突一般可选择谈判法、结构法、促进法。

（一）谈判法

谈判法是由冲突双方各派代表通过协商的方式来解决冲突。通过谈判，大家相互交涉，提出条件，将双方关系保持在最佳水平，并阐明各自的观点和意见，就某些重大问题进行磋商，以求达成可能的协议，与对方共同商讨解决方案，为冲突的建设性处理提供机会。谈判有两种基本方法：分配谈判和综合谈判。

1. 分配谈判　也称零和谈判，其实质是对于一份固定利益双方分别应分得多少进行协商，即一方所得就是另一方所失。谈判双方均有自己希望实现的目标点，也有自己最低可接受的水平，即抵触点。谈判时应注意双方的抵触点，如果谈判结果在此点以下，人们会终止谈判，不会接受对自己不利的结果，不利于合作。在双方的愿望重叠范围内可以寻找到一个解决双方冲突的方法。

2. 综合谈判　也称双赢谈判，认为至少有一种处理办法能取得双赢结果，比分配谈判更为可取，使每个人在离开谈判桌时都感到自己取得了胜利。这种谈判要求双方都比较开放和灵活，对另一方都有足够的了解和信任。在此基础上，通过开诚布公的谈判，就可能找到双赢的方案，从而建立牢固的长期的合作关系。

谈判前，需要对谈判双方的情况进行详尽的评估，包括评估冲突的性质、发生的原因，对冲突的理解、谈判的目标、双方抵触点等，并制订谈判计划。在谈判过程中注意以下几点：①以积极主动的态度进行谈判；②针对问题，而不针对个人；③保持灵活应变的态度；④寻求对双方都有利的解决方法；⑤营造开放和谐的气氛；⑥必要时寻求第三方咨询和协调。

（二）结构法

管理人员通常运用3种方法对组织结构进行适当的调整，包括裁决法、隔离法、缓冲法。

1. 裁决法 管理者可通过发出指示，在职权范围内解决冲突。这种方法的明显之处是简单、省力。例如，两位护理部副主任分别提出了不同的护理质量改进方案，护理部主任则应该行使权力来确定执行哪种方案。

2. 隔离法 管理人员可以直接通过组织设计来减少部门之间的依赖性。将组织内各部门的资源和获取途径尽可能分开，从而使其各自独立，以减少各部门之间发生正面冲突的可能性。不过，由于隔离需要花费精力和设备，该方法可能会增加成本。

3. 缓冲法 具体可分为以储备作为缓冲、以联络员作为缓冲和以调解部门作为缓冲3种形式。①以储备作为缓冲：是指管理者可以通过在组织内部设计适当的储备部门，以缓冲各部门之间的冲突，如某些病房的静脉输液泵等无法在全院周转，得不到合理配备，有时甚至引发科室之间的矛盾。因此，医院管理者通过建立相关部门，统一储备、管理、调配这些设备，既能保证各病房的需求，又能缓解矛盾。②以联络员作为缓冲：是指当两个部门之间存在不必要的冲突时，组织可以将了解两部门工作情况、与两部门都保持良好关系的管理人员任命为联络员，从而协调两部门工作，如科护士长往往充当联络员的角色，负责处理有矛盾的两个病区之间的协作问题。③以调解部门作为缓冲，是指对于比较大的组织，有专门的协调部门负责对部门间的冲突进行协调。例如，很多医院的院长办公室就承担着调解部门冲突的角色。

（三）促进法

在决策过程中，建设性冲突能够帮助组织成员拓宽思路，激发创造性，避免小团体思想，因此促进可能的建设性冲突是处理冲突的一种有效的实际方法。在实际工作中，可以通过征集多种行动方案或者组织会议对行动方案进行讨论的方法来实现。

四、护理管理中的冲突处理策略

作为护理管理人员，在工作中常常要与各类人打交道，由于沟通、组织结构、个性等因素，冲突时有发生。管理者要正确认识冲突的性质，积极引导建设性冲突，保持组织的生命力；及时处理非建设性冲突，避免这类冲突给组织带来的不利影响，才能保证管理的有效性。

（一）护理管理者与护士冲突的处理策略

护理管理者必须充分到认识冲突在组织内部是不可避免的，要明白并非所有的冲突都是具有破坏性的，允许在自己的工作部门存在一定程度的分歧。在处理与护士的冲突时，应遵循以下原则。

1. 尊重信任，严以律己 作为护理管理者，要做到在工作中对护士尊重、信任、关心、爱护和公平合理，使其积极主动工作；严以律己，多承担责任，化解矛盾；努力提高非权力影响力，用情感维系与护士的关系，避免不必要的冲突。

2. 控制情绪，说服教育 如果产生冲突，作为护理管理者必须尽快处理，以免引起组织工作效率的下降，同时要控制自己的情绪、语言和行为，避免事态向不良的方向发展。鼓励护士畅所欲言，当护士有怨气时使其有机会发泄，并采取适当方式通过说服教育，把冲突引导到正确方向上。

3. 目标替代，化解矛盾 对护士的某些正当合理但又引发冲突、无法立即解决的需求，可以用有一定社会价值的目标来代替，从而化解矛盾，缓解冲突。

（二）护士与护士之间冲突的处理策略

管理者在处理护士之间冲突时，应时刻记住两个原则：一是信任，二是合理。护理管理者可采用以下方法。

1. 劝导法 护理管理者对护士适当劝导，使双方接受劝导。首先要创造一个解决问题的氛围，在倾听冲突当事人陈述时，要把自己看作客观的观察者，而非仲裁者；在处理冲突的过程中不要批评或否定个人的正常情感，如生气、激动或害怕。其次，在陈述自己的看法时，应确认自己是公平、公正的，把重点放在保持冲突双方良好的关系上。

2. 清醒法　当护士之间发生冲突时，管理者应帮助他们了解沟通的重要性，尽量使其自行解决问题。在进行劝导的同时，告知双方矛盾激发会损害双方的利益、对工作造成损失，给予恰当的警告唤醒。

3. 调查法　通过了解事实，分析冲突的原因、双方应承担的责任，然后作出公正的、适当的处理。组织内若存在长期抱怨的人，作为护理管理者应了解其抱怨的原因并努力解决，这一点尤为重要。长期抱怨的行为会造成组织内工作气氛不和谐，是发生冲突的潜在因素之一，会给整个工作环境带来不利影响，妨碍护理管理者的工作效率。

（三）护士与患者之间冲突的处理策略

护士与患者（包括家属）之间的冲突是指护患双方不协调的矛盾状态。据统计，与护士发生冲突最多的是患者，占83.8%。为患者提供优质服务是护理工作的核心内容，但是由于护患双方期望值不同、护患双方个人因素等原因，护患冲突以各种形式普遍发生于护士工作中。

1. 形成原因　首先，有研究表明，在护士与患者之间的冲突中，患者原因占38.89%。这与患者对医疗护理期望值过高，对护理工作的不理解有关。患者常认为疗效不满意是护理服务不到位造成的，甚至会因疾病所造成的苦痛迁怒于护士，就容易发生正面冲突。其次，有研究显示，38.02%的护患冲突是由于沟通不良（包括护士态度不合理），加之部分护士的技术操作水平欠缺，临床经验不足，增加了患者的痛苦而导致。最后，由于医院规章制度不完善，人员配备不足以及护士承担着一些容易引起冲突的非护理工作，如催费，也加剧了护患冲突的可能。

2. 冲突管理　护士是临床工作中与患者接触最多的医务人员，护患冲突在一定程度上不可避免。争取更好的医疗服务是患者的权利，也是对医院工作的一种客观评价和有效监督。处理护患冲突是每位护理管理者常遇到的问题，护理管理者在解决冲突时不能一味迁就忍让，而要做到有礼有节，客观公正，避免矛盾的进一步激化。护理管理者在处理护患冲突时应注意以下几点。

（1）做好调解工作，避免矛盾升级：护理管理者发现护士与患者发生冲突或接到患者投诉后，要以积极的态度接待，绝不可推诿回避；不能因事情不大而敷衍或搪塞患者，要用亲切的语气获得患者的信任。护理管理者，尤其是基层护理管理者，如病区护士长或护理组长，要第一时间做好调解工作，避免矛盾的进一步升级。

（2）深入调查，尊重事实：在做调解工作的同时，需要到发生冲突的科室对当事人进行深入调查。如查明确实是护士的责任，应尽快向患者道歉，取得患者的谅解；如果不是院方责任，护士长也应真诚地与患者做好沟通，尽快解决冲突。

（3）强化服务意识，规范服务行为：在护士的日常工作中应强化以患者为中心的服务意识，不断规范服务行为，有效地减少护患冲突的发生。护理管理者应采取有效措施提升护士的沟通能力，提高护士的服务意识和技术操作水平，尽量解决患者的困难，加强护患间的相互理解和配合，形成良好的护患关系。

（4）加强安全意识教育，及时采取防范措施：护理管理者应注意总结分析易引起护患冲突的原因，不断总结经验，减少冲突发生的可能性；加强护士的安全意识教育，探索维护医护人员安全的管理机制；提高护患冲突的综合管理水平，及时采取有效的防范措施化解冲突。

（四）护士与其他医务人员之间冲突的处理策略

1. 相互信任，相互尊重　在临床护理工作中，医护双方各有自己的专业技术领域和业务优势，分工不同，在人格、工作性质上没有高低贵贱之分，是平等的同志式关系。护理人员要尊重医生，维护医生的威信，主动协助医生，认真执行医嘱。医生也要理解、尊重护理人员的辛勤劳动，体会护理工作的重要性，支持护理人员的工作，重视护理人员提供的患者情况，及时修正治疗方案。双方要站在为医学事业负责及为患者提供全程优质服务的高度，自觉地摆正自己的位置，建立起医护双方相互信任、相互尊重的关系。

2. 相互理解，密切配合 医护之间的平等协作关系，是指他们在医疗、护理活动中起着同等作用，享有相同的社会地位。在医疗护理过程中，医护人员需要互相学习、取长补短，相互理解、支持；护理人员应积极、主动与医生沟通，虚心听取医生的不同意见，同时善意提出合理化建议。患者的诊治过程，是医护协作的过程，医护双方要充分认识到对方的作用，承认对方的独立性和重要性，支持对方工作。

医护关系的理想模式是"交流—协作—互补"型，要维系这种医护关系，无疑需要医生和护理人员之间相互尊重、彼此沟通、相互监督、增强理解、团结协作、密切配合。

本 章 小 结

本章从介绍护理管理沟通与冲突的基本概念出发，重点讲解了管理沟通的原则、影响沟通的因素、护理管理者有效沟通的方法与技巧以及冲突的类型和形成过程。通过本章的学习让学生意识到工作中会遇到的沟通问题，即与上级、同事和下级的沟通问题。之后，引导学生对案例进行正反两方面分析，对于每种沟通策略都要有真实问题进行解决演练，让学生在做中体会到自我批评、公心和乐于助人的重要意义，同时能够运用所学沟通技巧。

思 维 导 图

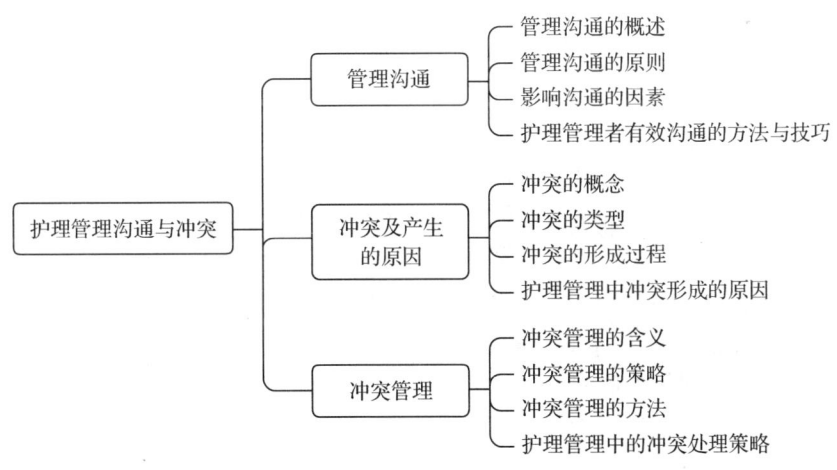

自 测 题

一、选择题

1. 以下冲突的处理方法消极的是
   A. 教育　　　　　　　　B. 明确共同的组织目标　　C. 不予理睬

D. 重组组织　　　　　　　　E. 明确工作职责和权限

2. 下列说法不正确的是
   A. 双向沟通比单向沟通需要更多的时间
   B. 接受者比较满意单向沟通，发送者比较满意双向沟通
   C. 双向沟通的噪声比单向沟通要大得多
   D. 在双向沟通中，接受者和发送者都比较相信自己对信息的理解
   E. 双向沟通比单向沟通需要更多的时间

3. 最分权化的网络是
   A. 链式　　　　　B. 轮式　　　　　C. 环式
   D. 全通道式　　　E. 辅式

4. 当冲突无关紧要的时候，或当冲突双方情绪极为激动，需要时间慢慢恢复平静时，可采用的策略是
   A. 回避　　　　　B. 合作　　　　　C. 强制
   D. 妥协　　　　　E. 退让

5. 当必须对重大事件或紧急事件进行迅速处理时，可采用的策略是
   A. 回避　　　　　B. 迁就　　　　　C. 强制
   D. 妥协　　　　　E. 退让

6. 当维持稳定和谐关系十分重要时，可以采用
   A. 回避　　　　　B. 迁就　　　　　C. 强制
   D. 妥协　　　　　E. 退让

7. 当冲突双方势均力敌，争执不下，同时事件重大，双方不可能妥协时，可以采用的策略是
   A. 回避　　　　　B. 迁就　　　　　C. 合作
   D. 强制　　　　　E. 退让

8. 冲突产生后，找到双方共同点，使双方都退让一步，达成彼此接受的协议，此解决方法是
   A. 协商　　　　　B. 妥协　　　　　C. 不予理睬
   D. 拖延　　　　　E. 和平共处

9. 民主气氛浓，有利于鼓舞士气，能满足个体的心理需要的沟通网络是
   A. 链式　　　　　B. 轮式　　　　　C. 环式
   D. 全通道式　　　E. 辅式

10. 以下属于冲突的相互作用观点的是
    A. 所有的冲突都是消极的
    B. 应采取各种方法尽可能避免冲突
    C. 冲突都是与生俱来的，不可能彻底消除
    D. 维持一种冲突的最低水平能使组织保持旺盛的生命力
    E. 组织应当接纳冲突，使之合理化

二、名词解释

1. 有效沟通
2. 管理沟通
3. 冲突

4. 建设性冲突

5. 非建设性冲突

三、案例分析

护士小佳看到患儿萌萌在护理记录单上涂画，呼叫铃响起，小佳便将萌萌的记录单拿走，萌萌哭闹，萌萌妈妈生气责骂小佳，小琴见状连忙走过来耐心安抚，但萌萌依旧哭闹，萌萌妈妈仍然气愤。小琴拿玩具给萌萌，并交代其他护士照看，将萌萌妈妈带到检查室，耐心倾听萌萌妈妈的讲述。谈话后，小琴意识到小佳在收回记录单时解释不够，连忙接话表示歉意，同时说明医院对护理记录单的使用有严格规定。并找来一个小本子让萌萌画画。萌萌妈妈情绪好转，对刚才的事件表示歉意，并表明并非故意在记录单上涂画。

【问题】

1. 护士小琴运用了哪些沟通方法和技巧？
2. 在护理工作中，影响护患沟通的因素有哪些？

（张文静）

第九章数字资源

第九章　护理控制

学习目标

知识目标：
1. 简述控制和控制系统的概念、控制的基本过程和原则、护理成本的概念和组成。
2. 简述控制的类型及方法、有效控制的特征、护理成本管理的内容及程序。

能力目标：
能运用护理管理控制解决护理管理中的问题，能在日常护理工作中降低护理成本，提高工作效率。

素养目标：
牢固树立控制意识和成本意识，工作中履行慎独精神，树立"一切以患者为中心"的理念，提高患者的满意度。

案例 9-1

某医院护理部开展成本控制，其目的就是防止资源的浪费，有效控制成本，达到"低耗高效"。在创建优质护理服务示范病房时，内分泌科的护士长实行分层责任包干，将责任护士的劳务费与护理质量和患者的满意度挂钩；增加连班和中夜班的护士人数，确保薄弱环节患者的安全；梳理各项流程和规章制度等，同质化管理，使护士在执行护理操作中有据可查；加强护理设备管理、护理耗材管理和护理费用管理。两年后，内分泌科病房被光荣地评为全国"优质护理服务示范病房"。

问题与思考：
1. 如果你是该院的护理部主任，如何开展成本控制工作？
2. 控制工作的基本过程是什么？

第一节　控制概述

控制工作作为管理活动的基本职能之一，与计划、组织、领导等并驾齐驱，它对组织开展的活动及效果进行衡量、校正，及时发现偏差，立即采取相应纠正措施，从而保障整个管理过程得以正常运转，实现组织既定的目标。在护理管理的过程中，控制职能是实现护理组织的最终目标和相应计划的重要保障，也是护理管理者必须掌握的重要职能。

一、控制及控制系统概述

（一）控制

控制（control）是指按照既定的护理目标和标准，对医院内所有的护理活动进行衡量、监督、检查和评价，发现偏差及时采取纠正措施，使工作按原定计划进行，或根据环境和条件变化适当地调整计划，使预期目标得以实现的活动过程。

这一概念包含3个方面的含义：①控制是一个过程，这个过程包括管理人员为保证实际工作与计划和目标相一致所采取的一切活动；②控制是通过"衡量、监督、检查和评价"以及"纠正偏差"来实现的；③控制有很强的目的性，也就是说要确保预期目标和计划得以实现。

（二）控制系统

控制系统（controlling system）是指组织中具有目的以及监督和行为调节功能的管理体系，包括受控和施控两个子系统。受控系统是控制客体，也叫控制对象，一般分为人、财、物、作业、信息和组织的总体绩效等；施控系统是控制主体，由3部分组成：偏差测量机构、决策机构和执行机构。

控制系统是针对某一过程而言的。一个有效的、设计合理的控制系统能够影响并优化员工行为，而且可以保证各项计划的落实，确保各项工作朝着既定的目标前进，有助于组织实现甚至超越自身目标。

（三）护理管理控制系统

护理管理控制系统与一般管理控制系统一样，也是由受控与施控两个子系统组成。目前，医院内部护理管理的施控系统有两种常见的类型：三级医院大多采用医院、科室、病区三级（护理部—科护士长—病区护士长）护理管理组织形式；二级医院一般采用医院—病区二级（护理部或总护士长—护士长）护理管理组织形式。事实上，各级护理人员既是受控客体，也是控制主体，既要接受上级护理人员的控制，同时也要对下一级护理人员和自身进行控制。

考点提示

护理管理控制的概念。

二、控制的类型

控制按照不同的标准，可以划分为不同的类型：①根据控制点的位置，分为前馈控制、过程控制和反馈控制；②根据控制活动的性质，分为预防性控制和史止性控制；③根据控制的手段，分为直接控制和间接控制；④根据控制的方式，分为正式组织控制、群体控制和自我控制；⑤根据实施控制的来源，分为内部控制和外部控制。

以上控制的分类方法不是孤立的，有时一个控制活动可能同属于多种类型。例如护士长对照标准检查护士工作，既属于直接控制，也属于过程控制；护士遵循临床各种护理技术操作规范及护理管理制度工作，既是预防性控制，也是自我控制；在新护士长选拔过程中进行的考核和群众评议等工作，既属于预防性控制，也属于前馈控制。使用最广泛的分类方法是按照控制点位置不同划分的3种类型，即前馈控制、过程控制和反馈控制。

（一）前馈控制

前馈控制（feedforward control）又称预防控制、基础质量控制。前馈控制面向未来，能够"防患于未然"，是在计划开始实施之前，通过对各种管理要素的控制来防止偏差发生的预防性控制。它主要是针对可能产生偏差的条件进行控制，不针对具体的工作人员，一般不会造成对立的冲突。因此，尽管实施前馈控制的难度较大，但不失为一种较理想和有效的控制。

在护理管理中，前馈控制的实例很多，如为保证护理服务的基础质量，对急救物品、医疗器械、环境、护士素质的要求；对规章制度、服务流程、护理计划等所进行的控制；为保证护士选拔录用的效果，对应聘者进行的材料审核、面试、体检、试用期考察等，都属于前馈控制。

（二）过程控制

过程控制（process control）又称现场控制、同步控制或环节质量控制，是对计划执行过程的控制，具有监督与指导两项职能。监督是指对照标准检查正在进行的工作，以确保工作任务的完成；指导是指针对工作中出现的问题，管理者要根据自己的知识和经验，及时对下属进行技术性指导，或与下属共同商讨纠偏措施，以确保工作任务的完成。

护理过程控制因管理者的指导而兼有对护士的培训作用，能帮助护士提高自己的工作能力和自我控制能力。但由于受时间、精力、业务水平等因素限制，管理者很难事事亲临，故主要由基层管理者执行。例如，对无菌操作过程的质量控制就是一种过程控制，在操作过程中实时监控并纠正发生的偏差，使其按照标准进行。因此，为确保控制的有效性，管理者的自身素质、言传身教与管理艺术显得尤为重要。

过程控制能够提高下属的工作能力和自我控制能力，需要对其充分授权，主要适用于基层管理人员。过程控制主要是针对具体人员的特定行为，所以可能造成对立面的直接冲突。

在护理管理中，有很多过程控制的例子，如医院各级管理者的现场检查；护士长每日查带教老师指导实习护士的操作，发现错误并及时纠正。

（三）反馈控制

反馈控制（feedback control）又称后馈控制或终末控制，是在行动结束后，对行动结果进行测量、分析、比较和评价，对已发生的偏差采取相应的措施，防止偏差扩大或再次发生，力求做到"吃一堑，长一智"。反馈控制的目的是通过把好控制的最后一关，结合对实际工作绩效的评价，为未来工作的开展打下基础。如在护理质量管理中，"住院患者跌倒发生率""院内压疮发生率""住院患者身体约束率"等护理敏感质量指标都属于反馈控制指标，通过这些指标的分析能够为护理管理者提升各项护理质量以及做好各级人员绩效考评提供科学的依据。

以上3种类型的控制各有优缺点，在实际工作中往往要配合使用。前馈控制虽然可以防患于未然，但有些问题可能防不胜防，这时必须辅以过程控制，否则将前功尽弃。同样，不论是前馈控制还是过程控制的结果，都需要反馈控制来检验，三者的关系见图9-1。

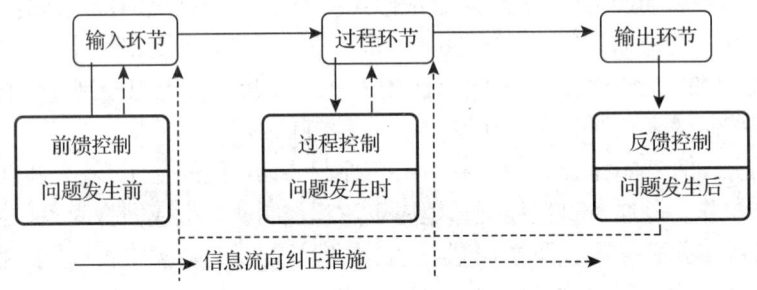

图 9-1　前馈、现场、反馈控制示意图

考点提示

控制的方式。

三、控制的原则

控制作为管理的一项基本职能，是为组织目标服务的，进行有效的控制必须遵循以下几个原则。

（一）机构健全原则

健全而有力的组织机构是控制的保证。任何管理若要落到实处，控制强力有效，必须依托健全完善的组织体系，护理管理也不例外。在实施护理管理的过程中，根据医院的实际情况，三级医院采用院长（或副院长）领导下的三级护理管理组织控制体系，形成以护理部主任（总护士长）为龙头，以护理管理组织架构为主线，自上而下、层层把关的控制体系。例如，在护理质量控制过程中，全院成立护理部—科护士长—护士长三级质量控制体系，院级护理质量控制组主要由护理部成员、各学科带头人和各科护士长组成，每月或每季度进行质量考评，对全院各项护理质量负责；科护士长级的护理质量控制组主要由科护士长和病房护士长组成，每周或每月进行质量考评，对科护士长所辖区域内的各项护理质量负责；护士长级的护理质量控制组主要由护士长和其他质量控制员组成，每天或每周进行质量考评，对护士长所辖区域的各项护理质量负责。这些护理质量控制组织拥有不同层次的监督、指导和奖惩等权力。只有这样，才能确保每一个单位、每一个岗位和每一个人都能切实负起自己的责任。否则，在执行过程中出现了问题或差错，就无法找到问题的责任者和差错的环节，偏差就难以纠正，控制就难以实现。

（二）与计划相一致原则

控制是否按既定的计划和方向运行，要用与之相适应的护理控制标准衡量和评价，及时采取纠偏措施，每项护理工作的控制都是前馈控制、过程控制及反馈控制相结合；通过实施全方位的综合控制，确保控制目标的实现。控制系统与控制方法要能反映所拟订计划的要求，由于不同的计划其特点不同，控制所需的信息也不同。例如，检查临床护理服务质量和检查护理教学计划落实以及检查护理科研计划的执行情况，所需要的信息是不相同的。因此，在进行设计控制系统、运用控制技术、确立控制方法等控制活动之前，必须分别制订不同的临床护理服务、护理教学和科研计划，而且控制系统要与计划相适应。例如，临床护理服务质量的控制标准与方法要反映临床护理工作的特点和要求；护理教学计划制订与落实要依据教学质量标准和要求予以设计和控制；对于护理科研则要根据不同层次的科研计划与要求设计其控制系统。总之，控制工作越是考虑到各种计划的特点就越能更好地发挥作用。

（三）关键问题原则

在控制工作中，尽管管理人员都希望对自己所管辖的人员和活动进行全面地了解和控制，但由于受到时间、精力和财力等的限制，不可能对组织中每个部门、每个环节以及每个人在每一分钟的每一个细节都予以控制。有效的控制应该是对影响计划实施、影响目标实现的关键问题进行控制。关键问题的控制运用"二八原理"，不仅可以扩大管理幅度，降低管理成本，还可以改善信息沟通的效果，提高管理工作的效率。护理工作项目繁多、错综复杂、涉及面广，护理管理控制工作也不可能面面俱到，而应着重于那些对计划完成有举足轻重作用的关键问题，及时发现与计划不相符的重要偏差，并给予纠正。例如，基础护理、特级护理、危重患者的病情观察、消毒隔离管理、护理安全管理、护理文件书写、护士职责、制度常规的落实等都是护理组织中的关键问题，控制了这些关键问题，也就控制了护理工作的全局。

（四）灵活控制原则

控制的灵活性是指控制系统本身能适应主客观条件的变化，持续地发挥作用。任何组织都处在一个不断变化的环境之中，灵活控制不仅要求在设计控制系统时，要有一定的灵活性，还要求控制工作依据的标准、衡量工作作用的方法等要能够随着情况的变化而变化。如果发现原来的计划是错误的，或者环境发生了巨大的变化，而使得计划目标无法实现，此时还机械僵化地理解控制，要求下属不折不扣地执行原本错误和不适用的计划，那将会在错误的道路上越走越远。作为一名管理者，要灵活地实行控制要求，如在管理计划失常时，要及时上报失常的真实情况，以便采取积极的纠正措施，进行计划的修正；在遇到突发事件时，要果断采取特殊应对措施，保证对运行过程的管理和控制。

（五）适度控制原则

适度控制原则是指控制的范围、程度、频度恰到好处。可以参照以下要点。

1. 防止控制过多或控制不足　控制过多易造成控制双方的不愉快和冲突，但缺乏控制又可能导致护理活动失控而混乱。管理者应有计划地、科学地设计控制周期。如将日常的重点或专项控制、节假日随机控制与周期性全面控制有效结合，并及时反馈和分享控制过程中的各种信息，使其既能满足护理服务的监督和检查需要，又不至于引起下属不满。如对工作经验不足的护士、新聘任的护士长等，要借检查之机随时耐心给予指导，帮助他们尽快渡过成长难关；对于工作中表现突出的护士、护士长，及时表扬及鼓励，给予在会上交流或派出学习交流的机会等。使被动接受检查变为主动参与检查，提高各级人员自我控制的积极性。

2. 处理好全面控制与重点控制的关系　首先关注重点人群，如高风险患者（疑难、急重症、手术、接受特殊检查及治疗的患者，有自杀倾向者等）和容易出现差错的护士（实习生、进修生、新护士、自我控制能力差的护士以及近期遭遇生活事件的护士等）。此外，监控重点时段（夜间、中午、节假日、周末、工作繁忙等人力相对不足的时段）和重点环节（交接班、治疗查对、身份识别、急救仪器设备检查、高危药品管理等），使控制工作发挥事半功倍之效。

3. 经济控制　指控制活动应该以较少的费用支出来获得较多的效益。只有当控制带来的效益超过支出的成本时才有控制的价值。护理管理者要学会通过预算，如护理人才培养经费、人力配置、科研及教学经费、护理设施设备更新改进经费、护理流程改进等各种经费预算，合理计划及分配控制所需的各种经费及资源，科学评估成本投入与效益产出，使护理成本形成的各个环节及过程得到有效控制。

（六）控制例外原则

控制例外原则是指高层领导应保留的处理例外事项的决定权和控制权，是与职能化原则紧密相连的。高层领导把常规性管理事务的权力分解给各职能部门，以节省更多的时间和精力来决策重要问题，这并不是说就不再处理具体的事务。在组织的管理过程中会出现两种"例外"：一是由于新情况的不断出现，会产生某些职能部门原权限中未列入的事项；二是各职能部门之间，职能部门和下层人员之间在工作中难免会出现各种矛盾，而这些矛盾双方是不能自己解决的，这些例外情况就需要高层领导来直接处理。可以说，例外原则是职能化原则的补充，排除例外原则就不能有效地建立职能化组织。

（七）控制趋势原则

控制趋势原则是指对控制全局的行政领导者来讲，不仅要善于控制现状，更要控制现状所预示的发展趋势。控制趋势的关键，在于从现状中揭示倾向，当趋势刚露出苗头，就要敏锐地察觉到、把握它。对于控制全局的管理人员来说，重要的是现状所预示的趋势而不是现状本身。控制变化的趋势比仅仅改善现状更加重要，当然也更困难。趋势通常是多种复杂因素综合作用的结果，趋势的形成需要一段长时间的积累，并对管理工作的成效起着长期制约作用。趋势往往被现象所掩盖，它不易发现也不易被控制。当趋势发展到可以明显地描绘成一条曲线，或可以描绘成某种数学模型时，再控制则为时已晚。因此，控制趋势原理的关键在于从现状中揭示倾向，尤其是在趋势刚刚显露时就要发觉。

 考点提示

护理控制的基本原则。

四、有效控制的特征

在管理实践中，要达到预期的工作效果，实现组织目标，就要实施有效的控制。一个有效的控制系统可以改进工作绩效和提高生产效率。它具有以下几个特征。

（一）目的性

目的性是控制系统有效性的一个实质性标志。控制作为一种管理职能，并不是管理者的主观任意行为，它总是受一定目标的指引，为一定的目标服务。缺乏目的性，控制工作将陷入一团混乱。然而，不同的组织、不同的层次、不同的工作性质和不同的对象，控制的目的可能会不同，甚至还可能相互矛盾，但作为一名管理者，应该能够在众多的目标中，挑选出一个或几个最关键、最能够反映工作本质和需求的目标，并加以控制，以确保其实现。例如在护理管理中，护理安全、护士的技术水平和服务态度是影响护理质量的最主要因素，因此护理质量控制的关键目标是在确保护理安全的基础上，不断地提高护士的技术水平和改善服务态度。如果这个关键目标实现了，即便有些次要的目标没有完成也无碍大局。

（二）及时性

有效的控制能使管理者快速获取信息，并迅速做出反应，防止偏差的积累。控制的及时性主要体现在及时发现偏差和纠正偏差两个方面。及时发现偏差要求建立有效的信息沟通渠道，以保证信息收集与反馈的及时性。如果重要的信息得不到及时的收集和传递，信息处理时间过长，并且没有及时地采取纠正措施，可能会造成严重的损失。例如急救仪器设备损坏、急救药品放置不到位没有及时发现、对患者病情观察不及时等，都会使患者错过最佳抢救时机；患者发生压疮未及时报告有关护理人员，未及时采取控制措施，就会导致压疮的加重。

（三）客观性

客观性是指在控制工作中要实事求是，对组织实际情况及变化进行客观地了解和评价，而不是凭主观直觉。这需要管理者从组织目标的角度观察问题，全面了解、正确分析和客观评价。在控制过程中，最容易受主观因素影响的是对人的绩效评价。对人评价时要避免晕轮效应、首因效应和近因效应等心理效应的影响，以免控制工作达不到目的，甚至还可能导致严重的后果。如一个人或一个病区的某一点的好与坏，并不能代表其全部行为或质量的好与坏；一个人或者一个病区的某一阶段工作的好与坏，也只能说明那一阶段的绩效情况，而不能以此来代替今后的绩效情况。因此，管理者进行控制工作时，不仅要防止这些心理效应对评价工作的负面影响，避免个人偏见或成见，还应建立客观的计量方法，将定性的内容具体化，使整个控制过程中所采取的技术方法和手段能够正确反映组织运行的真实情况。

（四）预防性

在制订计划和制定控制标准时，要以未来的发展为导向，预见计划执行过程中可能出现的问题，针对可能出现的偏差，预先采取防范措施，而不是等到问题出现，再去被动寻求解决方法。例如，加强急救物品的管理，使它们处于完好备用状态，以此来保证危重症患者的抢救质量。在护理管理过程中，制定完善的护理规章制度和护理技术操作规范，并督促护士要时时遵守等。这些控制能够很好地体现控制的预防性，通过对人力、物力、财力、时间、信息和技术等基础条件的控制，将偏差消灭在产生之前。

五、开展控制工作的意义

控制是保证组织目标实现而采取的各种组织活动中不可缺少的关键性的管理职能，如果缺乏有效的控制，组织目标则难以达到。开展控制工作的意义主要体现在以下几个方面。

1. 控制工作在执行组织计划中起保障作用　计划是针对未来的，但环境条件不是一成不变的，随之，计划是可以改变的。由于管理者自身素质、知识、能力等限制，制订的计划不可能完全准确、全面，计划在执行中可能会发生未预料到的情况。控制可以依据计划的标准对执行情况进行检测，发生偏差时及时进行纠正，或者修订计划、目标，或制定新的控制标准，这样控制既发挥了执行和完成组织计划的作用，又起到实现组织目标的保障作用。

2. 控制工作在管理的各项职能中起关键作用　有效的管理其基本职能构成一个相对封闭的循环，控制是管理职能循环中最后的一环。它通过纠正偏差的行动与计划、组织、领导职能紧密结合，使管理循环过程顺利进行。尽管计划可以制订出来，组织结构可调整的非常有效，员工的积极性可以调动起来，但这仍不能保证所有的活动都按计划执行，不能保证组织目标一定能实现。如果没有控制，就无法掌握组织的运行情况及成效。所以控制不仅可以维持其他职能的正确活动，而且在必要时可改变其他职能活动。因此，控制工作在管理的各项职能中起关键作用。

3. 控制工作可以使组织超越现状　通过控制，可以在计划完成任务和标准实现的基础上，发现问题、总结经验，制定出持续质量改进措施及更高的标准和目标，使组织超越现状，更加完美和卓越。因此，在现代管理中控制不仅具有监督和纠偏作用，还包括持续改进的意义。

第二节　控制的过程与方法

案例9-2

某医院心血管内科病房新招入2名护士，经过岗前培训后上岗。某天其中一名护士值夜班，护士长夜间查房时发现该名护士不在护士站，而走廊里，有一名患者家属在焦急地寻找护士更换液体，病房里一位刚入院的高血压患者在吃夜宵（稀饭和咸菜），一位心力衰竭患者的一侧床挡未拉起，存在坠床危险，患者家属在走廊里抽烟等。在为患者进行护理和健康教育后，护士长对值班护士进行了相关的工作指导。

问题与思考：
结合查房中发现的问题，为保证护理质量，给患者提供优质、安全、满意的护理服务，护士长应如何进行控制？

不同类型控制的具体工作程序可能有所不同，但基本都包括建立控制标准、衡量偏差信息和采取纠正措施这3个步骤。控制标准是控制工作的依据；衡量偏差信息是控制过程中非常重要的环节，直接关系到后续的控制工作能否继续开展；采取纠正措施是控制过程的最终实现环节，是控制工作的关键所在。

一、控制的对象

美国管理学家斯蒂芬·P.罗宾斯（Stephen P.Robbins）将控制对象（control object）归纳为人员、财务、作业、信息和组织绩效5个方面。

（一）对人员的控制

组织目标主要是通过管理者对他人的有效控制来实现的，为了使得下属按照管理者制定的工作方式去实施，就必须对人员进行控制，了解他们的工作动态。最常见的方法是管理者直接巡视，发现问题立即纠正。还有一种方法是对下属进行系统化的评估，绩效好的人员给予奖励，如加薪或评为先进工作者等，让其保持或者增进良好的表现；对绩效差的人员，管理者就要采取一定的措施，如进行业务培训，改进其工作效果，或根据偏差的程度给予一定的处罚。

护理管理者控制的人员主要包括：①各级护理管理者，包括护士长、总护士长、护理部主任及护理副院长等，这些人员一方面需要对下属进行相关的控制工作，另一方面也接受上级领导的控制；②各级各类护理人员，包括护理员、护士、护师、主管护师、副主任护师和主任护师；③护理专业的学生，包括见习生、实习生、进修生。

（二）**对财务的控制**

为了保证医院各个系统的正常运转，就必须对财务进行控制。包括审核各期的财务报表、常用财务指标的计算，以降低成本，保证有一定的现金储存量，保证各项资产都能够得到合理有效的利用。对财务的控制工作主要是由财务部门完成的，护理管理者的工作主要是进行相关预算和护理成本的控制。

（三）**对作业的控制**

作业指从原材料、劳动力等物质资源到最终产品和服务的转化过程。对护理工作而言，作业是指护士为患者提供各种护理服务的过程。护理作业控制就是通过对护理服务过程的控制，实现对护理服务效率和效果的评估及提高，并提高整个医院的服务质量。常见的作业控制有：护理技术控制、护理质量控制、库存控制等。

（四）**对信息的控制**

现代社会是一个信息时代，管理者需要通过获得信息、加工信息和使用信息来完成控制工作，信息的准确性、完整性、及时性都会影响整个组织控制工作的效果。因此，对信息的控制需要建立一个良好的信息管理系统，能够提供准确的、完整的、及时的信息。护理信息系统包括护理业务管理、行政管理、科研教学3个信息系统。护理业务管理系统包括患者信息系统、医嘱管理系统和护理病历管理系统等。

（五）**对组织绩效的控制**

组织绩效是指组织在某一时间段内任务完成的数量、质量、效率及盈利等情况。一个组织的整体绩效只用一个指标来进行衡量是不准确的，关键要看组织的目标取向，即要根据目标完成的具体情况并按照目标所设定的标准来衡量组织的绩效。对医疗卫生服务行业的绩效评价，不仅要看经济效益，更要看社会效益。如果个人绩效达到了组织设定的要求，组织的整体绩效就会实现。

二、控制的过程

控制过程（control process）是通过信息流将控制主体与控制对象联系起来，即控制主体将外部作用转换为可直接作用于控制对象的形式，以校正控制对象脱离标准状态的偏差，从而实现维持系统稳定状态的控制过程。包括3个关键步骤：建立控制标准、衡量偏差信息和采取纠正措施。

（一）**建立控制标准**

标准（standard）是检查工作及其结果的规范，是衡量实际工作绩效和预期工作成效的依据和尺度，是控制工作的依据。如果没有了标准，检查工作时就没有了衡量的尺度，所有的控制行为也就没有了目的，就不会产生任何有效的结果。制定标准，就是确定控制对象、选择控制关键点、分解计划目标并确定标准的过程。

1. 确定控制对象　"控制什么"是确立控制标准首先需要解决的问题，即确定控制的对象。控制的最终目的是确保实现组织的目标，凡是影响组织目标实现的因素都应该是控制的对象。然而，在实际管理工作中，影响组织目标实现的因素很多，管理者想要对它们都进行一一控制是不可能的。因此，应选择那些对实现组织目标成果有重大影响的因素作为控制的重点。一般影响组织目标成果实现的主要因素有：环境特点及其发展趋势、资源投入的数量和质量、实现目标的各种组织活动等。这些因素哪些是管理控制工作的重点，需要根据具体情况来定。护理管理的重点控制对象主要是护士、患者、时间、操作规程、职责和规章制度、环境和物品等。

2. 选择控制关键点　在重点控制对象确定后，还需具体选择控制的关键点，以确保整个工作按计划执行。良好的控制来源于对关键控制点的正确选择。

护理管理控制的关键点包括：①关键制度：消毒、隔离、查对、抢救、安全管理等制度。②高危护士：护理骨干、新上岗的护士、进修护士、实习护士以及近期遭遇重大生活事件的护士等。③高危患者：疑难危重患者、新入院患者、手术后患者、接受特殊检查和治疗的患者、有自杀倾向的患者。④高危设备和药品：特殊耗材、监护仪器设备、急救器材与药品等。⑤高危科室：急诊科、手术室、供应室、监护室、产房、血液透析室等。⑥高危时间：交接班时间、节假日、午间、夜间、工作繁忙时等。⑦高危环节：患者转运、交接班、医嘱处理、抽血、压力性损伤预防等环节。

3. 建立控制标准体系　最理想的状态是把可考核的目标直接作为标准，而实际工作中，往往是将某一计划中的目标分解为一系列具体可操作的控制标准，是确立标准的关键环节。控制标准可分为定量控制标准和定性控制标准两大类。定量控制标准指可量化的标准，分为实物标准、时间标准、效率标准；定性控制标准是难以量化的标准，如护士服务态度的优劣、护士的专业技术水平高低，但在实际工作中也往往采取可量化的方式，如通过各项操作技术合格率、患者满意度等指标间接衡量护士的工作质量。

（二）衡量偏差信息

衡量偏差信息是控制过程的第二步。管理者首先要取得控制对象的有关信息，然后将实际工作绩效与标准进行比较，以确定计划执行的进度和偏差。

1. 选择合适的衡量方法　管理者进行实际绩效衡量之前，应对衡量项目，衡量方法，衡量间隔时间和衡量对象作出具体、合理的安排。

2. 建立有效的信息反馈系统　管理者只有掌握大量真实工作，才能作出正确的决定。通过有效的信息反馈系统，下属将真实的工作情况及时反馈给管理者，而纠偏信息也能及时传达给相关的操作人员，以便对出现的问题及时作出处理。管理者可以通过个人观察，建立工作汇报制度等获取大量真实的信息反馈。

3. 检验标准的客观性和有效性　衡量工作绩效是以预定的标准为依据，出现偏差有两种可能：一是执行中出现问题，需要进行纠正；二是标准本身存在问题，需要修正或更新标准。这样利用预定的标准检查各部门、各阶段和每个人工作的过程就是检验标准的客观性和有效性的过程。

（三）纠正偏差

纠正偏差是控制过程的第三步，也是控制工作的关键。

1. 评价偏差及其严重程度　某些活动中难免会出现一些偏差，但要确定可以接受的偏差范围。在建立标准与实际绩效测量后，将两者进行比较并得出偏差及其相关信息，判断偏差是否在可接受的范围内，确定偏差严重程度是否会对组织活动效率构成威胁，是否需要立即采取纠正措施。对偏差严重程度的判断，不能仅凭统计概率，还要看偏差对组织构成危险的程度。例如急救药品与器材的完好率99%与健康教育知晓率90%比较，这时急救药品与器材完好率1%的偏差会比健康教育知晓率10%的偏差对医院构成的危险更大。

2. 采取适宜的纠偏措施　在对偏差进行评价后，有两种结果：一是没有偏差，则不予干涉；二是有偏差，则要分析造成偏差的原因并采取纠正措施。后者又分两种情况：如果标准不够合理，则修订标准；如果标准适宜，而是环境发生了不可预测的变化，则要根据环境变化解决实际问题。

三、控制的基本方法

控制技术分为硬技术和软技术。硬技术指实施控制所采用的技术设备、装置和仪器等。软技术即控制方法。软技术与硬技术要相互适应，才能更加科学、有效。管理实践中采用的控制方法比较多，下面主要介绍护理管理中常见的控制方法。

（一）行为控制法

管理控制中最主要的控制对象就是人员，在任何组织中最重要的资源是人。组织行动之所以高效，是因为他们配备着能高效完成指派任务的优秀人才，这可以从周围组织的实际情况得到证明。怎样选择人员、怎样使员工的行为更有效地趋向组织目标，这就涉及人员行为的控制问题。行为控制包括直接监督、目标控制和行政控制。

1. 直接监督　是行为控制中最直接、最有效的方式。管理者可以根据工作需要监督下属的行为，告诉他们哪些是合适的行为，哪些是不合适的行为，并采取纠正措施进行干预。通过直接监督进行控制，所获得的信息比较准确，并能有效地激励下属和提高效率。然而，这种方法管理成本高，不利于发挥下属的创造性。

2. 目标控制　是管理活动中最基本的控制方法之一。把总目标分解成不同层次的子目标，形成一个目标体系，并确定各自的考核标准，将受控系统的执行结果与考核标准进行对照，以发现问题，及时采取纠正措施。目标控制的特点是清晰、明确，各级管理者容易作出判断。在护理管理中，采用这种方法，能让护士通过自我控制来实现目标，极大地激发护士的潜力和积极性。

3. 行政控制　是一种由规则和标准操作程序组成的综合系统进行的控制，其目的是塑造和规范组织和员工个人行为。规则和标准操作程序指导行为，并对员工在遇到问题时如何解决作了详细的说明。制定规则和操作程序是管理者的职责。当员工遵守管理者制定的规则时，他们的行为是标准化的，即行为是以相同的方式重复进行，这样可以对工作结果进行预测。行政控制也有弊端，首先，可能使组织变得官僚主义，对环境变化反应迟钝；其次，可能让员工变得墨守成规。因此，管理者对使用行政控制的方式必须始终保持一种敏锐的洞察力。

（二）组织文化与团体控制法

组织文化是组织在长期发展过程中逐步形成的价值观、群体意识、工作作风、行为准则、管理风格和传统习惯的总和。团体控制是通过分享价值观、规范、行为标准、共同愿望和其他与组织文化相关的因素，对组织内个人和群体施加控制。组织文化和团体控制不是通过外部强制发挥作用的约束系统，而是员工内化价值观和规范，进而由这些价值观和规范约束指导自身行为。例如护士之歌、院训、新护士宣誓等仪式均属于此种控制。

管理者在护理管理控制中要选择最合适有效的控制方法，不能生搬硬套，须具体问题具体分析。

知识链接

蝴蝶效应

一只南美洲亚马孙河流域热带雨林中的蝴蝶，偶尔扇动几下翅膀，可以在两周以后引起美国得克萨斯州的一场龙卷风。原因就是蝴蝶扇动翅膀，导致其身边的空气系统发生变化，并引起微弱的气流，而微弱气流的产生又会引起四周空气或其他系统产生相应的变化，从而引起一个连锁反应，最终导致其他系统的极大变化。这是美国气象学家爱德华·洛伦兹在1963年提出的蝴蝶效应。

蝴蝶效应之所以令人着迷、令人激动、发人深省，在于其大胆的想象力和内在的哲学魅力。看似微不足道的细小变化，却能以某种方式对社会产生微妙的影响，甚至影响整个社会系统的正常运行。细节决定成败，在管理过程中，要关注细节，思想敏锐，防微杜渐，注重关联，控制全局。

第三节　控制在护理管理中的应用

案例9-3

某医院内科，责任护士于10：30巡视病房，未见到7床患者及家属，以为是家属带着患者外出活动，并未及时向护士长汇报。11：30患者家属到护士站告知说患者不见了。责任护士随即与家属一起寻找，并及时通知护士长、科主任。查看监控录像后发现患者自行从病房楼一楼走出。13：00患者家属从家里打来电话，说患者自行外出回家了。

问题与思考：
1. 发生此类护理风险事件的原因是什么？
2. 如何避免类似事件的发生？

控制是管理的重要职能，贯穿护理管理工作的全过程，涉及各级护理人员。因此在护理管理中应对护理风险、护理安全、护理成本、医院感染等进行全方位的控制。

一、护理风险控制

（一）基本概念

1. 护理风险（nursing risk）是一种职业风险，是指从事医疗护理服务的职业中，具有一定的发生频率并由其自身或医疗护理机构承受的危险，包括经济风险、政治风险、法律风险、人身风险等。除了具有一般风险的客观性、随机性、不确定性等特征外，由于医院服务对象的特性，护理风险还具有风险水平高、类型复杂、危害严重等特点。

2. 护理风险管理（nursing risk management）是指对患者、医务人员、医疗护理技术、药物、环境、设备、医疗护理制度与程序等风险因素进行识别、评价和处理的管理活动。

（二）护理风险的来源

1. 患者因素

（1）患者疾病因素所致的风险：疾病发生发展的复杂性、多变性、严重性是造成护理风险的重要因素。

（2）患者就医行为所致的风险：患者的就医动机和行为对疾病的转归有重要的影响。

（3）患者个体因素所致的风险：患者的抗病能力、生理解剖结构、社会支持系统、个人对疾病的认知不同等都会影响患者医疗行为的效果，影响护士对护理方案的选择。如高度过敏体质的患者，使用药物时有发生过敏性休克的危险。

2. 护理行为

（1）护理行为特殊性所致的风险：医疗护理行为具有两面性，一方面治疗疾病，另一方面由于医疗器械、药物等存在不可避免的伤害，所以存在难以避免的风险。

（2）护理行为局限性所致的风险：患者是一个统一的整体，需要护士进行整体护理，但有些护士工作年限短、知识缺乏等无法满足患者及家属的需求；有些疾病的发病机制尚未完全明确，目前的医疗水平尚无法治愈所有的疾病，患者及家属对此的不理解也会诱发风险。

（3）护理人员因素所致的风险：护士的质量和数量也影响着护理风险。如护士职业素质和专业技术水平低，责任心不强带来的护理隐患，以及现代医学科学技术发展速度快，许多医疗行为和技术并不为所有的护士知晓。

3. 系统因素　医院整体协调管理、人力资源管理、设备环境管理和安全保障制度建设等方面的因素，如地面湿滑没有及时清理导致患者跌倒，中心供氧系统故障没有及时维修延误患者的抢救，可能会直接或间接地给患者和护士造成损害。

（三）护理风险管理的程序

1. 护理风险的识别（nursing risk idendification）　是对护理服务过程中特定已知及潜在的各种风险采用系统化的方法进行判断和归类，并分析产生护理风险事故的原因。由于护理服务过程中患者的流动、设备运转以及疾病的护理都是动态过程，因此风险的识别也是一个动态监测过程。常用的护理风险识别方法有3种：①结合临床资料，分析和明确各类风险事件的易发环节和人员等；②科学分析护理工作流程，全面分析各个环节可能发生的风险事件，预测护理风险及制订防范措施；③设计专门调查表，调查关键人员，掌握可能发生风险事件的信息。

有研究对护理风险发生的环节、人群、时段、意识等进行了调查，其结果表明：①抢救治疗危重患者、交接班、医护综合性环节等是高危环节；②实习护士、年轻护士、知识老化的护士、责任心不强和业务能力较差的护士等是高危人群；③工作繁忙时段、交接班前后、中午和夜班、节假日时间等是高危时段。上述要素极易导致护理风险的发生，管理者应该有预警计划，及时识别风险，防范护理风险的发生。

2. 护理风险评估（nursing risk measurement）　是在风险识别的基础上进行定量分析和描述，通过对资料和数据的处理，发现可能存在的风险因素，确认风险的性质、损失程度和发生概率，为选择正确的处理方法和正确的风险管理决策提供依据。"医疗风险无处不在"已成为医疗界的共识，风险管理重在预防，而预防工作重在风险评估。目前临床上已经有压力性损伤危险因素评估量表、跌倒/坠床危险因素评估量表，可以对患者进行评估，以便及时采取预防措施，防止风险事件发生。

3. 护理风险控制（nursing risk control）　在风险识别、风险评估的基础上对出现的风险问题采取措施，是护理风险管理的核心内容。主要的风险控制措施有以下几种。

（1）风险预防：是指采取积极的措施防止风险事件的发生。如增强护士的责任意识，加强医疗设备的维护和检查等。

（2）风险回避：是指停止提供可能产生某种风险的医疗项目。如没有获得外周中心静脉导管专业技术培训合格证书的护士不得从事该项静脉输液治疗。

（3）风险转移：是指将风险责任转移至其他机构。如向更高一级医院转诊疑难危重患者等。

（4）风险承担：是指将风险损失的责任承担保留在医院内部，由医院自身承担风险。对发生频率不高、在医院支付能力之内且无法回避或转移的风险，才采用这种方式。

（5）风险取消：是指取消风险发生率太高，对医院工作影响大，或购买保险费用过高，或疗效不确切的项目，从而完全避免此类风险事件的发生。

（6）风险相关的法律事项：是指对于一些风险发生率较高的服务项目，在日常工作中应注意准备必要的法律材料。

（7）风险教育：是指将已经发生的风险事件作为风险教育素材，进行风险教育，以提高风险意识。

> **知识链接**
>
> **腕带标识管理有关规定**
>
> 1. 颜色　使用的腕带有两种颜色——蓝色和粉色，其中蓝色用于男性患者，粉色用于女性患者，包括新生儿。
> 2. 腕带信息内容包括　科室、床号、住院号、就诊卡号（门诊自费患者）或医保卡号（医保参保患者）、姓名、年龄、血型、过敏史等。护理人员应用蓝色圆珠笔按要求逐项清晰填写各项内容。
> 3. 患者从急诊室入院或转科，接收科室应及时完善腕带上的信息，必要时进行更换。
> 4. 腕带佩带部位　常规佩戴在患者右腕。如患者右腕无法佩戴时，按右腕—右脚踝—左腕—左脚踝的顺序依次佩戴。佩戴腕带时注意字体方向，便于查对。
> 5. 腕带佩戴时松紧度以一指为宜。保持佩戴部位皮肤完整、无擦伤，保证肢体末梢血运良好。

二、护理安全控制

（一）基本概念

1. 护理安全（nursing safety）　是指在实施护理服务全过程中，不发生法律和规章制度允许范围以外的心理、人体结构或功能上的损害、障碍、缺陷或死亡，包括一切护理不良事件和不安全的隐患。从广义的角度和现代护理管理的发展看，护理安全还应该包括护士的执业安全，即在执业过程中不发生允许范围与限度以外的不良因素的影响和损害。

2. 护理安全管理（nursing safety management）　是从根本上采取有效的预防措施，把隐患消灭在萌芽状态，把差错事故减少到最低限度，防范意外，创造一个安全有效的护理环境，确保患者生命安全。

（二）护理中不安全因素的来源

1. 患者因素　患者不遵守医院的规章制度，不配合医务人员的管理和各种诊疗、护理操作；患者的心理素质、对疾病的认知和承受力会影响患者的情绪，继而影响患者安全；患者对护理服务质量期望值过高等；这些都是影响护理安全的因素。

2. 护理行为因素　护士专业技术操作不规范，甚至违反护理操作规章制度及操作规程；缺乏敬业精神、责任心不强、工作态度不严谨；在与患者沟通时语言不谨慎，或在操作时动作不规范，引发患者及家属对治疗效果的怀疑；这些因素都会影响护理安全。

3. 系统因素　医院仪器及配套设施不健全，维修不及时，如病区地面过湿、床旁无护栏等均是护理安全隐患；社会对医护人员尚缺乏公正的评价，医院的环境令患者不满意；这些因素都会增加护理安全的风险。

（三）护理安全管理

护理安全管理包括患者安全管理和护理人员职业防护，是护理质量管理的重要内容，也是医院安全管理的重要组成部分。

1. 患者安全管理　患者安全是指在医疗过程中采取必要的措施，避免或预防患者出现不良结果或受到伤害，包括预防错误、预防偏差与预防意外。患者安全涵盖的范围大，管理者要以患者为中心，站在患者的角度，从医院的行为、流程、设备、环境、建筑等各方面考虑是否存在危害患者安全的因素，体现医院对患者的人文关怀。护理安全管理的目的是使患者避免由于医疗护理过程中的意外而导致不必要的伤害，护理安全管理的重点在于降低系统中不安全的设计、操作及行为。发达国家医院的具体做法如下。

（1）建立国家患者安全管理中心：主要任务是制定患者安全目标并追踪其进展情况，制订研究计划，研发并宣传识别和分析医疗错误的工具，制定患者安全的相关办法来教育公众，并提出相关建议等。

（2）健全医疗错误报告系统：为了识别医疗错误并从中吸取教训，建立全国强制性报告系统，对于强制报告，政府应当收集导致患者死亡或严重伤害等不良事件的有关信息，并及时作出反应。自愿报告系统是强制报告系统的补充，它关注更为广泛的医疗错误，主要是未造成患者伤害或只造成很小伤害的事件。自愿报告系统收集的信息须加以保密，不得作为患者在法庭上抗辩的依据。

（3）制定保证患者安全的操作规范：通过管理机制（如注册、认证和鉴定），制定并执行保证患者安全的操作规范，制定医务人员、医疗机构以及他们所使用工具（药物和仪器）的最低行为标准。

（4）实施安全计划，执行操作规范，以保证患者安全：医疗机构应当发展"安全文化"，重点提高医疗行为的可靠性，保证患者安全。医务人员应当树立"安全第一"的观念，医疗机构必须建立连续监测患者安全的系统。

 考点提示

护理安全管理的措施。

---

2. 护理人员职业防护　职业安全是近年来医护人员颇为关注的话题，医护人员只有在安全的工作环境中，才能全身心投入到工作中。主要介绍以下几项护理人员职业防护措施：

（1）针刺伤预防：安全处理针头。禁止徒手将使用过的针头重新套上针帽或者应用重新盖帽装置，使用过的针头放入一次性锐器收集盒内；手持针头或锐器时，要避免将锐利面朝向他人；不徒手处理破碎的玻璃器械。

（2）噪声预防：对新建工作间应从声学设计角度考虑，必要时采用隔音设备；对科室器械、仪器、推车等设备定期检查、维护，减少异常声响。

（3）化学消毒灭菌剂防护：使用甲醛消毒灭菌时，须在无菌箱中进行，消毒后开窗通风，去除残留的气体；戊二醛消毒液，应存放于有盖容器内，使用时室内应有良好的通风设施，以减少与有害气体的接触。

（4）麻醉废气的管理：包括降低麻醉废气污染、加强麻醉废气排污设备管理及工作人员的自身防护。如对麻醉机定期进行检测和维护，防止管道漏气；采用高效的清除和通风系统；工作人员要加强自身防护，尤其是孕期或哺乳期妇女。

（5）化疗防护：①提供安全的防护用品和设备：如设专用备药室，有条件的医疗机构可使用特制的层流细胞毒安全柜。②遵守接触抗癌药物操作规程：配药前洗手，穿一次性隔离衣、裤，戴一次性口罩、帽子，戴双层手套，即在聚乙烯手套外再戴一副乳胶手套；打开安瓿时应垫无菌纱布，以防划破手套；抽取药液后，在瓶内排气排液后再拔针，以免药液排于空气中。③污染废弃物的处理：用过的废安瓿、小瓶、一次性注射器、输液器要放置在有特殊标记的特制防渗漏的厚塑料袋或防漏容器中，防止蒸发污染空气，并及时送焚炉焚烧；所有污物需经过1000 ℃高温焚烧处理；处理化疗患者的尿液、粪便、呕吐物时，必须戴口罩、手套、帽子，必要时用一次性围裙。

三、护理成本控制

（一）基本概念

1. 成本（cost）是指生产过程中生产资料和劳动消耗的货币表现。在医疗卫生领域，成本是在服务过程中所消耗的直接成本（材料费、人工费、设备费、间接成本管理费、教育训练经费和其他护理费用）的总和。

2. 护理成本（nursing cost）是指医疗单位在为患者提供护理服务过程中产生的物化劳动和活劳动消耗。物化劳动是指物质资料的消耗；活劳动是指脑力和体力劳动的消耗。

3. 成本管理（cost management）是以降低成本，提高经济效益，增加社会财富为目标而进行的各项管理工作的总和。

（二）护理成本管理

护理成本管理包括4个方面：①编制护理预算，将有限的资源适当地分配给计划中的各项活动；②核算护理服务的成本，提高患者护理照顾的质量；③进行护理成本—效益分析，帮助管理者判断医院花费所产生的利益是否大于投资成本；④开发护理管理信息系统，进行实时动态成本监测与控制，利用有限的资源提供高质量的护理服务。

（三）护理成本核算

1. **内容** 护理成本核算主要有以下几种：①护理人力成本，主要包括各级护理人员的工资、奖金、津贴、福利及培训等；②材料成本，消耗的卫生材料、药材和低值易耗品的消费等；③器材与设备成本，固定资产折旧费及维修费或保养费；④作业费，包括公务费、卫生业务费、供应消毒费、洗涤费等。

2. **方法** 护理成本核算的方法主要有项目法、床日成本核算法、相对严重度测算法、患者分类法、病种分类法、综合法。下面简要介绍患者分类法。

患者分类法是以患者分类系统为基础测算护理需求或工作量的成本核算方法，根据患者的病情程度判定护理需要，计算护理点数及护理时数，确定护理成本和收费标准。患者分类法通常包括两种：一是原型分类法，如分级护理；二是因素型分类法，因素型分类可有不同构架，如有的学者将护理成本内容分为32项，包括基本需要、患者病情评估、基本护理及治疗需求、饮食与排便、清洁翻身活动等六大类。

（四）护理成本控制

护理成本控制是按照既定的成本目标，对构成成本的一切耗费进行严格计算、考核和监督，及时发现偏差，并采取有效措施，纠正不利差异，发展有利差异，使成本被限制在预定的目标范围之内。

成本控制一般包括以下程序：①根据定额制定成本标准，成本标准是规定各项费用开支和消耗的数量界限，是成本控制和成本考核的依据；②执行标准，对成本的形成过程进行计算和监督；③确定差异，核算实际消耗和预算的差异，分析原因，确定责任归属；④消除差异，开发护士节约成本的潜力，提出降低成本的措施或建议。

（五）降低护理成本的途径

1. **实施零缺陷管理** 提倡一次性把工作做对、做好，减少护理差错、事故的发生，主动防范护患纠纷，这是护理成本控制中最为经济的途径。

2. **降低护理人力成本** 做到科学编配、合理排班。一方面，护理管理者应根据年度患者护理平均数、工作总量，并适当考虑机动人员（进修、产假、培训等因素）来确定所需护理人员的编制人数，避免人浮于事，可直接减少护理成本中工资、福利等开支。另一方面，护理管理者在排班时,需要综合考虑护理人员的业务水平、工作能力、年龄等进行合理搭配,以保证工作质量,提高工作效率,实现护理人力资源管理的最大效益。

3. 降低物力成本　建立健全相关规章制度,如定期清点盘底、使用登记、交接制度,做到零库存,减少医用材料及各种低值易耗品的丢失、过期、损坏等浪费现象的发生,对仪器设备做到定期检查、保养和及时维修。

考点提示

降低护理成本途径。

四、医院感染控制

医院感染（nosocomial infection）又称为医院获得性感染,指住院患者、探视者和医院工作人员在医院内获得的感染。主要的对象是住院患者,但不包括患者入院前已经开始或者入院时已处于潜伏期的感染。

（一）医院感染的影响因素

1. 管理因素　包括两个方面：一是医院的感染组织结构和管理制度不健全,没有专人负责,工作落实不到位,如门诊无分诊制度、缺乏灭菌效果监测手段和制度等；二是医务人员自身对医院感染的危害性认识不足,不能主动遵守医院感染管理制度,无菌意识淡漠,导致医院感染的发生。

2. 医疗因素　包括抗菌药物的不合理使用和侵入性操作增多。患者自身滥用广谱抗菌药物或者医护人员不遵守抗菌药物使用原则,都会导致菌群失调,为治疗带来更大的困难。现在医院的侵入性操作,如静脉留置导管、气管切开术、胃镜检查及各种介入治疗增多,人体防御屏障被破坏、病原体乘虚而入的概率加大,导致患者发生医院感染的机会增加。

3. 环境因素　医院的重点建筑应明确分区并遵守医院感染管理要求。重症监护室、手术室、消毒供应中心、血液透析中心等都是医院的重点部门,建筑布局不合理,各区域划分不严格,缺乏污水、污物处理条件等,都会增加医院感染的发生率。另外,医院主要的服务对象是患者,某些传染性疾病患者的分泌物、排泄物中的病原微生物可能漂浮在医院的空气中或沉在物品、器械表面,造成医院的环境污染。

4. 患者因素　免疫力下降的患者,如老年患者、慢性疾病患者、高危儿、长期化疗放疗的患者以及长期使用激素或免疫抑制剂的患者,是某些疾病的易感人群。

（二）医院感染的预防和控制

医院感染的预防和控制是医院管理的重要任务,也是护理业务技术管理的重要内容。护士是预防和控制医院感染的主力军,在为患者提供护理服务的过程中,应及时发现患者感染危险、采取有效的隔离措施、有针对性地进行健康教育,最大限度地降低医院感染率。

1. 健全医院感染组织机构和管理制度　原卫生部 2006 年颁布的《医院感染管理办法》第六条规定,住院床位总数在 100 张以上的医院应当设立医院感染管理委员会和独立的医院感染管理部门。第七条规定,医院感染管理委员会由医院感染管理部门、医务部门、护理部门、临床科室、消毒供应室、手术室、临床检验部门、药事管理部门、设备管理部门、后勤管理部门及其他有关部门的主要负责人组成,主任委员由医院院长或者主管医疗工作的副院长担任。医院感染管理委员会主要负责制订预防医院感染的计划,通过定期检查、随机抽查等途径加强监控。

2. 开展医院感染教育培训与考核　制订培训计划,对全体医护人员进行相关法律法规、医院感染管理相关工作规范和标准、专业技术知识和技能的培训，使护理人员了解预防医院感染的重要意义、具体要求和实施方法，并建立医院感染的考核制度，定期考核全院医护人员感染知识的掌握情况，切实做好预防工作，控制医院感染发生率。

3. 合理布局，改善医院建筑结构　各医院根据情况适当改造或改建不适于预防感染的旧建筑，增添必要的设备和用具，如手术室、烧伤病房可安装空气净化装置，减少感染的发生。

4. 做好清洁与消毒工作　①保持环境卫生：如病房每日开窗通风两次，每次20~30分钟，地面每日"五扫两拖"，马桶定期消毒等。②严格执行探视与陪护制度：控制陪护人数，限制探视时间。③严格执行手卫生制度：在处理清洁、无菌物品前，穿脱隔离衣及进行无菌操作前后，直接接触患者，尤其是患者黏膜、破损皮肤或伤口、分泌物后，处理污染物品后都要洗手消毒。④正确处理医疗废物：要严格遵守医疗废物管理的基本原则，严格控制医疗废物的产生、分类、收集、交接登记等过程，确保医疗废物包装或容器无破损、无渗漏，防止交叉污染和二次污染。

5. 防止侵入性操作所致的感染　首先，严格掌握侵入性操作的适应证，尽量选择一次性无菌医疗器械，严格遵守无菌技术原则及操作规程，避免污染，做到器械一人一用一操作，并做好相应的护理。在使用过程中，如果出现感染或其他异常情况，应立即停止使用，并报告医院感染管理办公室。其次，医院要加强高风险医疗器械的监管，严禁使用过期、淘汰、无合格证明的消毒、灭菌器械。

此外，还要加强抗菌药物的监管及使用，保护易感者，加强医护人员职业卫生防护，落实经血液传播疾病的职业防护及报告处理制度。

考点提示

危机处理的方法。

思政园地

护理科学控制的重要意义

在护理科学中，控制是一个重要的环节，它与三大纪律八项注意有着紧密的关联。控制的重要性体现在确保安全、提高质量、增强效率等多个方面，而三大纪律八项注意则为控制工作的实施提供了指导和规范。三大纪律八项注意是中国共产党在革命时期制定的一项重要规章制度，强调了忠诚、纪律、公平、正义等方面。这些原则在护理科学控制中同样具有重要的指导作用。同时，要结合实际情况，创新教育方式方法，旨在促进学生全面发展，增强其爱国主义、集体主义和社会主义思想，培养学生正确的道德观、人生观和价值观。

护理科学控制是指运用科学的方法和原理，对护理工作进行全面、系统、有效的管理和监督，以提高护理质量、保障患者安全。护理科学控制在提升患者满意度、医疗质量、团队协作以及降低医疗成本等方面具有重要意义。能够提升护理服务的质量和效率，为医院的可持续发展做出贡献。

本章小结

控制是一项重要的管理职能，是保证组织各项活动向着预定的轨道进行，实现组织目标的重要手段。本章重点叙述了护理控制的概念与作用，并分析讲解了前馈控制、同期控制和反馈控制的概念及特点，介绍了控制的过程，并重点讲述了护理控制在护理风险、护理安全、护理成本、医院感染4个方面的应用。通过本章内容学习，希望同学们能够在以后的临床工作中，降低护理成本，降低医院感染的发生率，充分发挥控制职能在护理管理工作中的应用。

思维导图

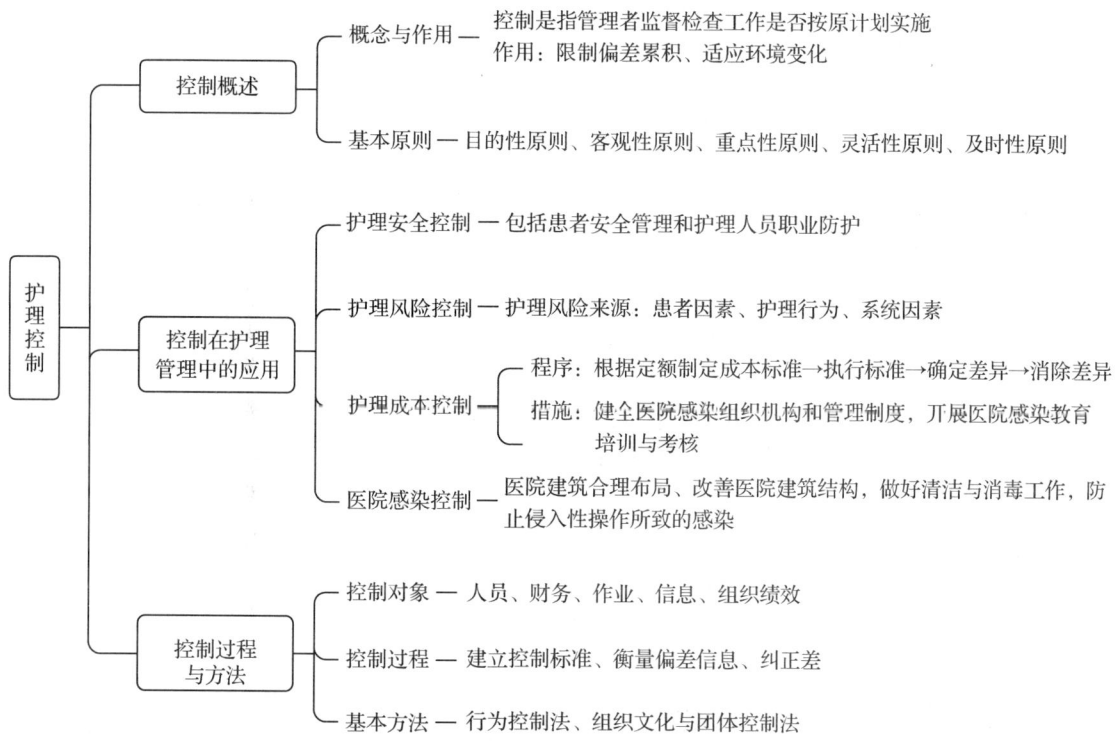

自测题

一、选择题

A₁/A₂型题

1. 注重于对已发生的错误进行检查并督促改进属于
   - A. 前馈控制
   - B. 同期控制
   - C. 反馈控制
   - D. 直接控制
   - E. 间接控制
2. 控制的基本原则不包括
   - A. 全面性原则
   - B. 客观性原则
   - C. 目的性原则
   - D. 灵活性原则
   - E. 及时性原则

3. 对病房护士长来说，最有效的监督方法是
   A. 听取汇报　　　　　B. 直接观察　　　　　C. 指派专人监督
   D. 护士相互监督　　　E. 护士反应
4. 控制过程第二步的主要工作是
   A. 分解目标并确立控制
   B. 采取纠正行动
   C. 评价偏差及其严重程度
   D. 对照标准衡量实际工作绩效
   E. 选择控制关键点
5. 医院消毒隔离制度属于
   A. 前馈控制　　　　　B. 同期控制　　　　　C. 反馈控制
   D. 直接控制　　　　　E. 间接控制
6. 控制论的创始人是
   A. 维纳　　　　　　　B. 马斯诺　　　　　　C. 梅奥
   D. 泰勒　　　　　　　E. 韦伯
7. 同期控制又称为
   A. 直接控制　　　　　B. 间接控制　　　　　C. 事前控制
   D. 过程控制　　　　　E. 预防控制
8. 管理控制中最主要的对象是
   A. 人员　　　　　　　B. 财务　　　　　　　C. 作业
   D. 信息　　　　　　　E. 组织的总体绩效
9. 医院对医务人员招聘严格实施准入制度，这一控制措施属于
   A. 自我控制　　　　　B. 外部控制　　　　　C. 同期控制
   D. 前馈控制　　　　　E. 反馈控制
10. 新护士宣誓仪式属于
    A. 行为控制　　　　　B. 组织文化与团体控制　C. 直接
    D. 目标控制　　　　　E. 硬技术
11. 控制的软技术包括
    A. 设备　　　　　　　B. 装置　　　　　　　C. 仪器
    D. 行为控制法　　　　E. 技术
12. 确立控制标准首先需要解决的问题是
    A. 确定控制对象　　　B. 选择控制关键点　　C. 分解计划目标的过程
    D. 衡量成效　　　　　E. 评价并纠正偏差

A_3/A_4 型题

（13~14 题共用题干）

一位患者因股骨头无菌性坏死在医院行人工股骨头置换术，术后患者家属发现引流袋中血量很少，便向护士询问，护士回答说"血少是好事"，并没有给予任何处理。护士长查房时发现是因为引流管受压而导致引流不畅，便立即调整引流管位置，又对患者和家属进行了健康教育，避免了事故的发生。

13. 护士长在工作中运用的控制方法是
    A. 前馈控制　　　　　B. 同期控制　　　　　C. 反馈控制

D. 预防性控制　　E. 基础质量控制

14. 该案例体现的控制的特点
    A. 指导性
    B. 及时性
    C. 提高下属的工作能力
    D. 提高下属自我控制能力
    E. 可以造成直接冲突

二、简答题

1. 试述控制的作用与过程。
2. 试述控制的基本原则。

三、案例分析

为创建优质护理服务示范病房，内分泌科的郑护士长实行分层责任包干，将责任护士的劳务费与护理质量和患者的满意度挂钩；增加连班和中夜班的护士人数，确保薄弱环节患者的安全；梳理各项流程和规章制度等，便于护士们参考学习；经常参与危重症患者的责任包干，了解、检查和指导低年护士各项工作的完成情况。2年后，内分泌科病房被光荣地评为"全国优质护理服务优秀病房"。

【请问】

1. 郑护士长所采取的措施属于哪种控制方法？
2. 如果你是护士长，你认为病区管理的控制关键要点是什么？

（郑华丽）

第十章数字资源

第十章 护理质量管理

学习目标

知识目标:
描述护理质量管理的概念和护理质量管理的基本原则,解释质量管理的相关概念,分析护理质量管理基本标准,简述护理质量管理过程。

能力目标:
能使用护理质量管理方法,能运用护理质量管理方法制定质量控制方案和质量评价标准。

素养目标:
通过护理质量控制,形成分析问题和解决问题的能力,具备持续学习和改进的态度,能够不断关注护理质量的最新进展并加以应用。提高护理服务的质量和水平,为患者的健康和安全提供有力保障。

案例 10-1

某医院护理部实施流程管理,在护理流程设计之前经过深思熟虑,实施过程中对其进行持续改进,实施后对其效果及时进行综合评价。一个设计合理、标识清楚、环环相扣的工作流程,将使护理工作条理化、环节质量精细化,既能提高工作效率,又能实现护理质量持续改进,又能保证患者安全。

问题与思考:
1. 什么是质量?
2. 如何做好质量管理?

护理质量是医疗质量的重要组成部分,在保证医院声誉及医疗、护理服务成效中占有重要地位。护理质量管理是一个循序渐进的过程,需不断完善和持续改进。加强护理质量管理是护理管理的重要核心内容,是为患者提供优质、安全和高效的医疗护理服务的重要保障。

第一节 质量管理

质量管理的产生和发展源远流长,人类历史上自有商品生产以来,就出现了以商品成品检验为主的质量管理方法。随着社会生产力和科学技术的发展,质量的含义也不断丰富和扩展。学习质量管理的基本概念,了解质量管理的发展历程,对开展质量管理工作具有指导意义。

一、质量管理的概念

(一)质量

质量又称为"品质"。在管理学中狭义的质量概念常指产品或服务的优劣程度;广义的质量主要包括过程质量与工作质量。国际标准化组织(International Organization for Standardization,

ISO）对质量的定义是：反映实体满足明确和隐含需要的能力的特性总和。质量一般包含三层含义：规定质量、要求质量和魅力质量。规定质量是指产品或服务达到了预定的标准；要求质量是指产品或服务的特性满足了顾客的要求；魅力质量是指产品或服务的特性超出了顾客的期望。

（二）质量管理

质量管理是组织为使产品、过程或服务满足质量要求，达到顾客满意而开展的策划、组织、实施、控制、检查、审核及改进等有关活动的总和。质量管理的核心是制定、实施和实现质量方针与目标，质量管理的主要形式是质量策划、质量控制、质量保证和质量改进，它是全面质量管理的一个中心环节。

（三）质量体系

质量体系指为保证产品、过程或服务质量满足规定（或潜在）的要求，由组织机构、职责、程序、活动、能力和资源等构成的有机整体。

（四）质量控制

质量控制是为保证和提高产品质量和工作质量所进行的质量调查、研究、组织、协调、控制、信息反馈、改进等各项工作的总称。为保证产品过程或服务质量，必须采取一系列的作业、技术、组织、管理等有关活动，这些都属于质量控制的范畴。

（五）质量改进

质量改进是为了向本组织及其顾客提供增值效益，在组织范围内所采取的提高活动和过程的效果和效率的措施。质量改进是消除系统性的问题，对现有的质量水平在控制的基础上加以提高，使质量达到一个新水平、新高度。如护理质量持续改进，其目的就是使护理质量不断提高。

二、质量管理的发展

质量管理是随着生产的发展和科学技术的进步而逐渐形成和发展起来的，按照质量管理依据的手段、方式、管理范围及质量观的不同，质量管理的发展先后经历了3个阶段。

（一）质量检验阶段

质量检验阶段始于20世纪40年代，此阶段的基本观点是以质量符合现行标准的程度作为衡量依据，认为"符合标准"的产品质量合格。只有被定义出来的产品规格标准可被有效地检查，才能确定产品的符合度。这种质量控制主要是事后的检验和质量评价，无法在生产过程中起到预防和控制作用，即它只能挑出不合格产品，但无法预防和控制不合格产品的产生。

（二）统计质量控制阶段

统计质量控制阶段始于20世纪60年代，此阶段基本观点是质量应以适合顾客需要的程度即"适用性"，作为衡量依据。此阶段的质量管理开始运用数理统计原理，实行统计质量控制方法，即在生产过程中，通过抽样检验控制质量。质量管理工作开始从单纯的产品检验发展到对生产过程的控制，管理重点由"事后把关"变为"事先预防"，衡量产品最终的质量标准不仅仅是产品的规格，还包括了客户"隐含"的期望。

（三）全面质量管理阶段

全面质量管理阶段始于20世纪80年代，此阶段提出的"全面顾客满意"概念将质量管理带入一个新的阶段。基本观点是组织应以"全面顾客满意"为核心，涉及组织运行的全部过程，组织的全体员工都应具有质量管理的责任。这一阶段产生的全面质量管理思想和方法，赋予了质量管理新的内涵，使质量管理水平得到较大的提高。全面质量管理的理论和方法在全世界运用，获得了极大的成功，被誉为20世纪管理科学最杰出的成就之一。

三、质量管理的过程

（一）质量策划

依据 ISO9000 族质量管理标准，质量策划是质量管理的一部分，致力于制定质量目标并规定必要的运行过程和相关资源以实现质量目标。质量策划包括：①产品策划：对质量特性进行识别、分类和比较，并建立其目标、质量要求和约束条件。②管理和作业策划：对实施质量体系进行准备，包括组织和安排。③编制质量计划和做出质量改进规定。

（二）质量控制

质量控制是指为达到质量要求所采取的、贯穿于整个活动过程中的操作技术和监视活动。质量控制的目的是以预防为主，通过采取预防措施来排除质量形成的各环节、各阶段产生问题的原因，以达到控制偏差和提高质量的目的。质量控制的具体实施主要是对影响产品质量的各因素、各环节制订相应的监控计划和程序，对发现的不合格情况和问题进行及时处理，并采取有效的纠正措施。

（三）质量保证

质量保证是为了向服务对象提供足够的信任，表明组织能够满足质量要求，而在质量体系中实施并根据需要证实信任度的全部有计划和有系统的活动。质量保证分为第一、第二、第三方质量保证。①第一方质量保证：是指服务提供者或产品生产者的质量声明和自我质量保证，包括产品合格证书、质量等级证书、质量保证书、质量承诺书等。②第一方对第二方的质量保证：是指服务提供者或产品生产者对特定顾客所作的特别质量保证，表现为合同中的质量条款和专门的质量合同（质量保证协议）。③第三方质量保证：是指社会上具有权威性的、客观公正的第三方（通常是专业或行业组织，独立检验机构、试验机构、质量认证机构），通过对产品进行检验、试验、测量，对产品的生产体系或服务体系进行检查、评审，对符合要求的出具有关文件（颁发证书），证明产品或体系符合某种规定的标准要求。

（四）质量改进与持续改进

质量改进是指致力于增强满足质量要求的能力。质量改进涉及以下主要方面：①产品质量改进，包括老产品改进、新产品开发，以及服务产品的改进；②过程质量改进，包括采用新技术、新方法、新材料、新设备、新工艺进行技术改造和技术革新，实施更严格、更科学的过程质量控制方法和手段；③体系质量改进，包括采用 ISO9000 族质量管理体系标准和借鉴其他管理体系标准；④增强质量保证能力，提升服务信誉和组织信誉，提高顾客满意度和培养顾客忠诚度；⑤提高质量经济效益，包括降低质量成本和增强质量效益。持续改进提示质量改进不是一次性的活动，而是长期的、不间断地改进过程，它不仅强调提高体系、过程及产品的有效性，同时还着眼于提高体系、过程及产品效率。

四、质量管理的标准

护理质量管理是医院质量管理的重要组成部分。医院质量管理评价是医院遵循一定的质量管理体系或质量管理规范的要求，将自身的质量管理工作进行对比，以确定其质量管理体系和质量是否符合标准。目前，被国内医院管理专家关注的医院外部质量评价标准有 ISO9000 族质量管理体系标准和美国国际联合委员会（Joint Commission International，JCI）制定的《美国医疗机构评审国际联合委员会医院评审标准》。

1. ISO9000 族质量管理体系标准　ISO 是国际标准化组织的缩写，是非政府性的各国标准化团体组成的世界性联合会，下设许多专业技术委员会，负责起草标准。其标准是在总结世界发达国家先进质量管理和质量保证经验的基础上编制发布的一套实用而有效的管理标准。

ISO9000 族质量标准体系的核心是满足顾客（患者）需求，以顾客（患者）为中心，通过体系在医院内部的实施，可以在医院内形成"医疗质量就是生命，医疗质量就是效益"的共识。经过咨询认证，医院可有以下收益：①医院管理活动科学化、标准化、规范化；②医务人员培训得到强化，专业素质得以提高；③部门质量职责明确，相互协调配合；④医院质量管理机制健全，质量管理能力提高；⑤服务缺陷下降，医院效益良好，实现优质低价的目标；⑥以患者为关注焦点，重视需求调研和让患者满意。

ISO9000 族标准提供标准化的质量管理制度，可以为护理质量管理提供目标，将护理质量管理明确划分为质量职能、人员培训、仪器设备质量、护理服务质量等方面的管理标准。

我国政府十分重视 ISO9000 族标准，已修订发布了 GB/T19000-2008、GB/T19001-2008 标准。通过质量管理体系获得质量体系认证证书，证明医院具有提供标准服务的能力，是对服务对象的持续保证，可增加医院无形资产，也更好地保护服务对象的利益。我国有许多医院获得了带有国家认可标志的质量体系认证证书。

2.《美国医疗机构评审国际联合委员会医院评审标准》（JCI 标准） JCI 创建于 1998 年，是美国医疗机构评审联合委员会的国际部，同时也是世界卫生组织认可的全球评估医院质量的权威评审机构。JCI 标准是全世界公认的医疗服务标准，代表了医院服务和医院管理的最高水平，同时也是世界卫生组织认可的认证模式。JCI 标准是一个严谨的体系，其理念是最大限度地实现可达到的标准，以患者为中心，建立相应的政策、制度和流程以鼓励持续不断的质量改进并符合当地的文化。JCI 标准作为国际组织公认的国际标准，体现了先进的医疗服务理念，更好地诠释了以患者为中心的服务理念和方式，同时也体现了更科学、更先进的医院和医疗服务机构的质量管理重心。

第二节 护理质量管理概述

案例 10-2

某医院新建了医养结合中心，近 1 个月来，护士长向护理部报告了多起口服药物相关的护理不良事件，如患者忘记或未按规定时间服用口服药、服错药、药品遗失等。经护理部了解，口服药物是该科患者的主要治疗手段。该科收治患者中 70 岁以上老年人占 50% 以上，常有老年患者出现口服药物相关的不良问题。当所患病种多、病情复杂时，使用药物相应增多，但老年人听力、视力、记忆力、理解力均有不同程度的下降，因而出现错服、漏服、擅自乱服药物等问题。因此，规范住院老年患者的口服用药是护理质量管理的重要内容之一。

问题与思考：
1. 护理质量管理的任务是什么？
2. 护理质量管理有哪些原则？

护理质量是医院质量的重要组成部分，强化护理质量管理是护理管理的核心内容和永恒的主题，是为患者提供优质、安全的医疗服务必不可少的重要保证，是提高医院核心竞争力的重要举措。

一、护理质量管理相关概念

（一）护理质量的概念

护理质量是指护理人员为患者提供护理技术和生活服务的过程及其效果，以及满足服务对象需要的程度。完整的护理质量定义包含两层含义：一是护理服务活动要符合规定要求，二是质量与服务对象的关系。所谓符合规定是指护理人员的工作行为符合职业道德规范，各项操作符合操作规程，护理管理符合国家、地区和行业相关法律法规。质量与服务对象的关系，是指护理服务应满足患者明确的和隐含的合理需要。明确的需要是指患者明确提出的、需护理人员解决的问题，如长期卧床的患者希望能坐轮椅到户外晒太阳；隐含的需要是指存在的、但患者未明确提出寻求帮助的需要，如正在输液的患者希望去卫生间，但家属不在，患者不好意思请医护人员协助。综上所述，护理质量是反映护理服务活动符合规定、满足护理服务对象明确与隐含的合理需要的程度。

（二）护理质量管理的概念

护理质量管理是指按照护理质量形成的过程和规律，对构成护理质量的各要素进行计划、组织、协调和控制，以保证护理工作达到规定的标准并满足服务对象需要的活动过程。开展护理质量管理，应注意以下要点：第一，必须建立完善的护理质量管理体系，并使之有效运行；第二，制定合理的护理质量标准，使得管理有据可循；第三，要对护理过程中构成护理质量的各要素，按标准进行质量控制；第四，在护理质量管理过程中，各个环节相互制约、相互促进、不断循环、周而复始，质量逐步提高，形成一套质量管理体系和技术方法。

（三）护理质量管理体系

护理质量管理体系在护理质量管理中具有指挥和控制作用，是实施护理质量管理所需的组织结构、程序、过程和资源，是建立护理质量方针和质量目标并为实现该目标而持续运行的体系。

二、护理质量管理的任务

（一）**建立质量管理体系**

护理质量是在护理服务活动过程中逐步形成的。要使护理服务过程中影响质量的因素都处于受控状态，必须建立完善的护理质量管理体系，明确规定每一个护理人员在护理工作中的具体任务、职责和权限。

（二）**进行护理质量教育**

质量教育是质量管理的一项重要基础工作。护理管理者应该加强质量教育，不断增强全体护理人员的护理质量意识和护理安全意识，使护理人员明确自己在提高质量中的责任，明确提高护理质量对于患者、医院的重要作用。

（三）**制定护理质量标准**

护理质量标准是护理质量管理的基础，也是规范护士行为的依据。护理管理者的一个重要任务就是建立护理质量标准，只有建立科学的护理质量标准体系，才能达到规范管理、科学管理的目的。

（四）**进行全面质量管理**

全面质量管理是一种综合的、全面的经营管理方式和理念。包含两个方面的含义：一是全面控制，即以优质为中心，实行全员工、全过程、全方位控制；二是全面质量，包括产品质量和工作质量。只有内在要素达到要求，又为用户所需要的产品，才算得上质量好的产品。全面质量管理即是对影响护理质量的各个要素、各个过程进行全面的质量控制。

（五）**持续改进护理质量**

质量持续改进是质量管理的灵魂。护理人员应树立第一次就把护理工作做好的意识。不断改进，不安于现状，追求卓越，力争对护理质量进行持续改进。

三、护理质量管理基本原则

（一）以患者为中心原则

患者是医疗护理服务的中心，是医院赖以存在和发展的基础，以患者为中心的原则强调：无论是在临床护理工作流程设计优化、护理标准制定，还是日常服务活动的评价等管理活动中都必须打破以工作为中心的模式，建立以尊重患者人格，满足患者需求，提供专业化服务，保障患者安全为核心的文化与制度。

（二）预防为主原则

在护理质量管理中树立"第一次把事情做对"的观念，对形成护理质量的要素、过程和结果的风险进行识别，建立应急预案，采取预防措施，降低护理质量缺陷的发生。应尽量采用事前控制的方式，防微杜渐。

（三）全员参与原则

护理服务的每个环节和每个过程都有护士的参与，各级护理管理者和临床一线护士的态度和行为直接影响着护理质量。因此，护理管理者必须重视人的作用，对护士进行培训和引导，增强护士的质量意识，使每一位护士都能自觉参与护理质量管理工作。充分发挥全体护士的主观能动性和创造性，不断提高护理质量。如实施品管圈管理，就是发挥全体护士，特别是临床一线护士的积极性，进行质量管理。

（四）基于事实的决策方法原则

有效的决策必须以充分的数据和真实的信息为基础。护理管理者要运用统计技术，对护理质量要素、过程及结果进行测量和监控，分析各种数据和信息之间的逻辑关系，寻找内在规律，比较不同质量控制方案的优劣，结合过去的经验和直觉判断，做出质量管理决策并采取行动，这是避免决策失误的重要原则。近年来，护理管理者通过不良事件的采集分析，获得护理质量管理的基本数据，并针对性地提出解决方案，就是基于事实的决策方法。

（五）持续改进原则

持续改进是指在现有服务水平上不断提高服务质量及管理体系有效性和效率的循环活动。护理质量没有最好，只有更好，要强化各层次护士，特别是管理层护士追求卓越的质量意识，以追求更高的过程效率和有效性为目标，主动寻求改进机会，确定改进项目，而不是等出现了问题再考虑改进。

四、护理质量管理标准化

护理质量标准化管理，就是制定护理质量标准，执行护理质量标准，并不断进行护理标准化建设的工作过程。

（一）护理质量标准的概念

护理质量标准是依据护理工作内容、特点、流程、管理要求、护士及服务对象的需求和特点制定的护士应遵守的准则、规定、程序和方法。护理质量标准由一系列具体标准组成，如在医院工作中，各种条例、制度、岗位职责、医疗护理技术操作常规均有一定的标准，《护士条例》《病历书写基本规范》《综合医院分级护理指导原则》《常用临床护理技术服务规范》等，均是正式颁布的国家标准。

 考点提示

护理质量标准。

（二）护理质量标准的分类

护理质量标准目前没有固定的分类方法。依据使用范围分为护理业务质量标准、护理管理质量标准；根据使用目的分为方法性标准和衡量性标准，其中方法性标准包括质量计划标准（如工作计划、技术发展规划）、质量控制标准（如患者满意率、不良事件上报率）、工作实施标准（如护士工作职责、技术操作规范），衡量性标准即质量检查评价标准（如病区管理标准、基础护理合格标准）；根据管理过程结构分为要素质量标准、过程质量标准和终末质量标准。

要素质量标准、过程质量标准和终末质量标准是管理过程中不可分割的标准体系，具体阐述如下：

（1）要素质量标准：要素质量是指构成护理工作质量的基本元素。要素质量标准既可以是护理技术操作的要素质量标准，也可以是管理的要素质量标准，每一项要素质量标准都应有具体的要求。如原卫生部三级综合医院评审标准中对临床护理质量管理与改进的具体要求是：根据分级护理的原则和要求建立分级护理制度质量控制流程，落实岗位责任制，明确临床护理内涵及工作规范；有护理质量评价标准和考核指标，建立质量可追溯机制等。

（2）过程质量标准：过程质量是各种要素通过组织管理所形成的各项工作能力、服务项目及其工作程序或工序质量，它们是一环套一环的，所以又称为环节质量。在过程质量中强调协调的护理服务体系能保障提供高效、连贯的护理服务。在临床护理工作中，入出院流程、检查流程、手术患者交接、诊断与治疗的衔接，甚至是某项具体的护理技术操作，都涉及过程质量标准的建立。

（3）终末质量标准：护理工作的终末质量是指患者所得到护理效果的综合质量。它是通过某种质量评价方法形成的质量指标体系。例如住院患者是以重返率（再住院与再手术）、死亡率（住院死亡与术后死亡）、安全指标（并发症与患者安全）3个终末质量为重点。这类指标还包括患者及社会对医疗护理工作满意率等。

（三）制定护理质量标准的原则

1. 客观性原则　没有数据就没有质量的概念，因此在制定护理质量标准时要用数据来表达，一些定性标准也尽量将其转化为可计量的指标。

2. 科学性原则　制定护理质量标准既要符合法律法规和制度要求，又要满足患者的要求。护理工作对象是人，任何疏忽、失误或处理不当，都会给患者造成不良影响甚至严重后果。要以科学证据为准绳，在循证的基础上按照质量标准形成的规律，结合护理工作特点制定护理质量标准。

3. 可行性原则　从临床护理实践出发，掌握医院目前护理质量水平与国内外护理质量水平的差距，根据现有的护士、技术、设备、物资、时间、任务等条件，制定切实可行的护理质量标准和具体指标。制定标准值时应基于事实又略高于事实，即标准应是经过努力能达到的。

4. 严肃性和相对稳定性原则　在制定各项护理质量标准时要有科学的依据和群众基础，一经审定，必须严肃认真地执行。凡强制性、指令性标准应真正成为质量管理的法规；其他规范性标准，也应发挥其规范指导作用。因此，需要保持各项标准的相对稳定性，不可朝令夕改。

（四）制定护理质量标准的方法和过程

1. 调查研究　调查内容包括国内外有关护理质量标准资料、相关科研成果、实践经验、技术数据的统计资料及有关方面的意见和要求等。调查方法要将收集资料与现场考察相结合，典型调查与普查相结合，本单位与外单位相结合。

2. 拟定标准　在调查研究的基础上，对各类资料、数据进行深入分析、归纳和总结，然后初步形成护理质量管理标准。初稿完成后应与护理质量管理专家及临床一线护士进行讨论，征求意见、建议，论证其科学性及可行性等，形成试行稿。然后在小范围内试验，进行护理质量标准的可操作性测试，测试后根据结果再次修订，形成最终的质量标准。

3. 审定、公布、实行　根据不同质量标准的类别，将拟定的护理质量标准上报相关卫生行政主管部门或医院进行审批，公布后在一定范围内实行。

4. 标准的修订　随着护理质量管理实践的不断发展，原有的标准不能适应新形势的要求，此时就应该对原有质量标准进行修订或废止，制定新的标准，以保证护理质量的不断提升。护理管理人员应定期开展标准的复审及修订工作。

总之，护理质量标准是护理管理的重要依据，它不仅是衡量护理工作优劣的准则，也是护士工作的指南。建立系统的、科学的和先进的护理质量标准与评价体系，有利于提高临床护理质量，保证患者安全。

五、护理质量管理体系的运行

1. 强化组织协调　组织架构的建立和协调维护是护理质量管理体系运行的基础。把各个工作权限与岗位职责拆解分配到相应的个人或部门，并详细编制记录为体系文档，同时积极在各部门与人员之间作好协调管理，统筹安排，以保障护理质量管理体系的有效运行。

2. 加强质量意识教育　质量意识是一个企业从领导决策层到每一个员工对质量和质量工作的认识和理解的程度，这对质量行为起着极其重要的影响和制约作用。因此，除了培训专业技能，也应进行质量意识教育，提高各级护理人员对护理质量管理体系建立的目的、意义、作用和运行机制的认识，从而使他们能够尽快适应技术方法和管理手段上新的要求。

3. 健全信息回馈系统　质量管理体系的运行过程中会相应产生大量的质量信息，为了有效利用这些质量信息，为下一步决策提出依据，需要将信息分层收集、存储、分析、处理和回馈到各个层级或部门。只有健全信息回馈系统，确保信息流通迅速，处理回馈及时、准确，才能保证质量管理体系的稳定有效运行。

4. 评价与审核体系　质量体系实施过程中，需要对质量体系运行的过程和结构组织进行评价与审核。通过评审、修正或更新质量体系文件，确保质量体系科学有效运行；通过评价，可以预见可能出现的质量问题，从而进行相对应的预防，有利于提高护理质量。

5. 质量持续改进　持续改进护理质量的目的是提高服务质量，使患者满意。质量改进的关键是科学地预见可能出现的质量问题，及时启动缺陷控制方法，预防问题的发生，防微杜渐。

第三节　护理质量管理方法

质量管理需要有一套科学合理的工作方法，即按照科学的程序和步骤进行质量管理活动。常用的护理质量管理方法有 PDCA 循环、追踪方法学、六西格玛管理、临床路径、品管圈和根本原因分析等。其中 PDCA 循环是护理质量管理最基本的方法。

考点提示

护理质量管理方法。

一、PDCA 循环

（一）PDCA 循环概述

PDCA 循环由美国质量管理专家爱德华·戴明（W.Edwards Deming）于 1954 年提出，又称"戴明环"，包含 4 个阶段，即计划（plan）—实施（do）—检查（check）—处理（action）。

是一种程序化、标准化、科学化的管理方式。

（二）PDCA循环的流程（图10-1）

1. 计划阶段　第一步，分析质量现状，找出存在的质量问题。第二步，分析产生质量问题的原因、影响因素。第三步，找出影响质量的主要因素。第四步，针对影响质量的主要原因研究对策，制定相应的管理或技术措施，提出改进的行动计划，并预测实际效果。解决问题的措施应具体而明确，回答5W1H，即原因（why）、事件（what）、地点（where）、时间（when）、人员（who）、方法（how）6个方面问题。

2. 实施阶段　按照预定的质量计划、目标、措施及分工要求付诸实际行动。此为PDCA循环的第五步。

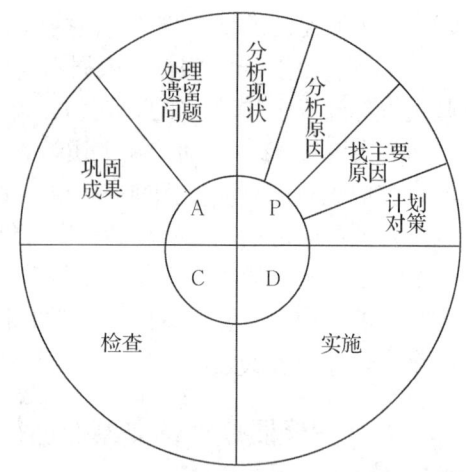

图10-1　PDCA循环的8个步骤

3. 检查阶段　根据计划要求，对实际执行情况进行检查。将实际效果与预计目标进行对比分析，寻找和发现计划执行中的问题并进行改进。此为PDCA循环的第六步。

4. 处置阶段　对检查结果进行分析、评价和总结。具体分为两个步骤进行。第七步，把成果和经验纳入有关标准和规范之中，巩固已取得的成绩，防止不良结果再次发生。第八步，把没有解决的质量问题或新发现的质量问题转入下一个PDCA循环，为制订下一轮循环计划提供资料。

以上4个阶段不是运行一次就结束，而是周而复始地进行，阶梯式地上升。原有的质量问题解决了，又会产生新的问题，问题不断产生又不断被解决，PDCA循环不停地运转，这就是护理质量持续改进的过程。

 考点提示

PDCA循环。

（三）PDCA循环的特点

1. 系统性　PDCA循环作为科学的工作程序，在结构上循环的4个阶段是一个有机的整体，任何一个环节都不可少，这样才能取得预期效果。

2. 关联性　PDCA循环作为一种科学的管理方法，适用于各项管理工作和管理的各个环节。从循环过程看，各个循环彼此关联，相互作用，大循环是小循环的母体和依据，小循环是大循环的分解和保证（图10-2）。通过PDCA循环把各项工作有机地组织起来，达到彼此促进，持续提高的目的。

3. 递进性　PDCA循环作为一个持续改进模型，从结果看是阶梯式上升的。PDCA循环不是一种简单的周而复始，也不是同一水平上的循环。每次循环，都要有新的目标，都能解决一些问题，就会使质量提高一步，然后再制定一个循环，再运转、再提高，不断前进、不断提高（图10-2）。

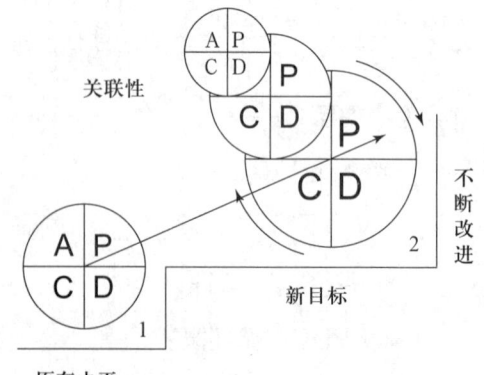

图10-2　PDCA循环的关联性与递进性

二、追踪方法学

(一)追踪方法学概述

追踪方法学是一种过程管理方法,是经由接受过专门培训的专家使用特殊的追查方式去检视和感受患者所接受的医疗服务质量,评价医院管理系统并考核医院整体服务,促进医疗服务质量的持续改进。主要针对不良事件发生后的个人和系统两个方面寻找原因,进行补救和追踪,从而达到系统改善的目的,是近年来国际医院评审中出现的一种以患者为中心的评价方法。追踪方法学于2006年开始应用于JCI评价,能使评审专家更客观、公正、科学地评估医院满足评审标准的符合程度。

1. 追踪方法学的类型 有个案追踪和系统追踪两种类型。

(1) 个案追踪方法:评审员跟踪单个患者的就医经历,以评价标准为准则来评价医院的表现,对患者从就诊到出院期间所得到的照护、治疗和服务过程进行连续追踪。

(2) 系统追踪方法:是以个体为基础,关注医疗机构中某个具体的系统或环节,评价各学科和部门间的沟通,各学科、各科室、各项目、各项服务或者各个单元之间的相互关系,以及它们提供的治疗、护理或服务的重要性。

与传统检查方法相比,追踪法能使检查者更客观地评估医院日常功能运行情况和流程执行情况,同时能帮助检查者识别服务流程中影响医疗服务质量的缺陷及危害患者、家属的潜在风险。

2. 追踪方法学的目标 追踪法的核心是"以患者为中心",强调患者安全及医疗服务质量持续改进,无论个案追踪还是系统追踪,都涉及追踪患者的就医过程,因此,追踪目标患者的选择是实施追踪法的前提和基础,一般根据以下标准选择:①医疗机构诊治的前五大类疾病患者;②跨越多个服务项目的患者;③转院患者;④当天或第二天即将出院的患者;⑤如进行系统追踪,则选择与该系统相关的患者。

3. 追踪检查的主要内容

(1) 个案追踪的主要内容包括但不限于:①患者相关记录,包括病历、护理记录、个人信息;②直接观察患者治疗计划的制订过程、治疗过程、用药过程;③观察感染预防和控制;④观察环境对安全的影响及员工在降低风险方面的作用;⑤观察急诊管理和患者流程问题,其他辅助科室的流程问题;⑥与患者或家属交谈,核实相关问题;⑦与员工面谈;⑧必要时审核会议纪要和程序。

(2) 系统追踪的主要内容包括但不限于:①评价有关环节的表现,特别是相关环节的整合与协调;②评价各职能部门和科室之间的沟通;③发现相关环节中潜在的问题;④与追踪环节相关人员讨论,获取信息。例如,检验标本分析前质量控制包括医生开申请单、患者准备、护士标本采集、标本运送等多个环节,质量控制难度大,可采用系统追踪法对分析前阶段的各个环节进行追踪检查,找出关键因素和合理环节,改进和优化流程,提升分析的质量控制水平。

(二)追踪方法学的流程

基本流程包括3个方面。

1. 了解医院系统性的风险管理 检查者以面谈及查阅文件的方式,了解医院是否开展和如何进行系统性的风险管理。

2. 了解医疗服务流程的落实程度 以患者个体和个案追踪的方式,实地访查第一线工作人员以及医院各部门的医疗服务质量,了解医疗服务流程的落实程度。

3. 系统追踪并提出改进意见 检查者以会议形式讨论和交换检查结果,并根据发现的问题进行系统追踪,提出改进意见。

（三）追踪方法学的特点

1. 以"患者"视角评价　追踪方法学是评价医院服务质量最为直接和真实的有效方法。评价者仅花费少量时间来检查书面形式的制度，而用超过60%的时间来询问医疗服务直接提供者或监护者，评估来自不同部门的员工为提供医疗服务而进行的协作和交流情况。

2. 灵活性　灵活性是追踪方法学的关键。它使评价者的追踪流程或服务的范围更为宽广，进而使评审过程可以深入到一线工作人员，评估他们是如何作出决策的。评价者可以通过与员工和患者的交流、医疗记录、评价者观察三者构成的动态现场调查过程，全面描述医院的组织服务流程。在个案追踪过程中，评审专家一旦在某环节发现了问题，就会转入系统追踪，分析这些问题是某个人的问题还是系统和组织的问题。这种灵活性克服了医院弄虚作假的可能性，这正是传统医院评审方法的主要缺陷之一。

3. 注重利用信息系统和数据　在医院评审现场调查过程中，评价者通过收集各种来源的数据，聚焦于医院的重要区域，追踪评价患者的治疗、护理、服务过程。

4. 基于科学理念设计　追踪方法学有效但并不深奥，通过培训易于掌握，且可融会贯通并应用于医院管理相关工作。

三、六西格玛管理

（一）六西格玛管理概述

西格玛（σ）是希腊文的字母，在统计学中称为标准差，用来表示数据的分散程度，以此描述总体中的个体离均值的偏离程度。六西格玛在统计学意义上就是6个标准差，也就是百万分之三点四，意义为每百万个事件中有3.4个出错的机会，即合格率是99.99966%。西格玛值越大，错误或缺陷就越少。六西格玛是一个目标，是一个近乎于人类能够达到的最高质量水平和最完美的境界。其核心是追求零缺陷生产、防范产品责任风险、降低成本、提高市场占有率、提高顾客满意度和忠诚度。六西格玛管理既着眼于产品和服务质量，又关注过程的改进，是获得和保持企业在经营上成功并将其经营业绩最大化的体系和发展战略，也是使企业获得快速增长的经营方式。

（二）六西格玛管理的流程

1. 辨别核心流程和关键顾客　其主要内容包括：辨别核心流程，界定业务流程的关键输出物和顾客对象，绘制核心流程图。

2. 定义顾客需求　其主要内容包括：收集顾客数据，制定顾客反馈战略；制定绩效指标及需求说明；分析顾客各种不同的需求并对其进行排序。

3. 针对顾客需求评估当前行为绩效　其主要内容包括：选择评估指标；对评估指标进行可操作性的界定，以避免产生误解；确定评估指标的资料来源；准备收集资料；实施绩效评估，并检测评估结果的准确性和价值所在；通过对评估结果反映出来的误差进行数量和原因方面的分析，识别可能的改进机会。

4. 辨别优先次序，实施流程改进　主要包含一个流程改进模式，该流程用于每一个环节的不断改善，使控制目标达到"零缺陷"水平。具体解释如下：①界定：陈述问题，确定改进目标及其进度，制订进度计划。②测量：识别并量化顾客的关键要求，收集数据，了解现有质量水平。③分析：分析数据，确定影响项目的关键变量。④改进：针对关键因素确立最佳改进方案，在分析的基础上提出并验证措施，并将措施标准化。这个步骤须不断测试以检验改善后的方案是否有效。⑤控制：确保所做的改善能够持续下去，避免错误再度发生，采取有效措施以维持改进成果。控制是六西格玛管理能长期改善品质与成本的关键。

5. 扩展、整合六西格玛管理系统　主要内容包括：提供连续的评估以支持改进；定义流程负责人及其相应的管理责任;实施闭环管理,不断向六西格玛绩效水平推进。

(三)六西格玛管理的特点

1. **提升组织管理能力** 六西格玛管理以数据和事实为驱动器。过去,企业对管理的理解和对管理理论的认识更多停留在口头上和书面上,而六西格玛把这一切转化为实际有效的行动。

2. **节约组织运营成本** 对于企业而言,所有的残次品要么被废弃,要么重新返工,要么在客户现场维修、调换,这些都需要花费企业成本。质量缺陷的发生率下降将有效节约组织的运行成本。

3. **增加顾客价值** 六西格玛管理促使组织从了解并满足顾客需求到实现最大利润之间的各个环节实现良性循环:首先了解和掌握顾客的需求,然后采用六西格玛管理减少随意性和降低差错率,从而提高顾客满意度,增加顾客价值。

4. **改进服务水平** 六西格玛管理不但可以用来改善产品质量,而且可以用来改善服务流程,因此对顾客的服务水平也得以提高。

5. **营造积极向上的组织文化** 实施六西格玛管理,使员工重视产品、服务质量以及顾客的要求,力求做到最好,由此形成每个人努力保证质量,不断提高效率的工作氛围,营造出积极向上的组织文化。

四、临床路径

(一)临床路径概述

临床路径指由临床医师、护士及支持临床医疗服务的各专业技术人员共同合作,为服务对象针对某一疾病制定的标准化诊疗护理工作模式,是以循证医学证据和指南为指导来促进治疗组织和疾病管理的方法,最终起到规范医疗行为,减少变异,降低成本,提高质量的作用。

(二)临床路径的流程

1. **准备阶段** 包括:成立临床路径实施小组;收集基础信息;分析和确定实施临床路径的病种或手术。选择原则为常见病,多发病,治疗方案相对明确、技术相对成熟、诊疗过程中变异相对较少的病种。

2. **建立路径** 制定临床路径方法主要为专家制定法、循证法和数据分析法。制定过程中需要确定流程图、纳入标准、排除标准、临床监控指标与评估指标、变异分析等,最终形成临床路径医护版本和患者版本,各版本内容基本相同,但各有侧重,详略程度和适用范围有所不同。可以增进医护人员与患者的沟通,有利于患者参与监控,保证临床路径落实。

3. **实施临床路径** 按照既定路径在临床医疗护理实践中落实相关措施。

4. **变异处理** 变异是指按纳入标准进入路径的个别患者偏离临床路径的情况,或沿标准临床路径接受医疗护理的过程中出现偏差的现象。对变异的管理是临床路径管理的重点,变异处理应遵循以下步骤:

(1)记录:及时、真实、简明地将变异情况记录在医护版临床路径表单中。

(2)分析:分析变异的原因并制订处理措施。

(3)报告:及时向临床路径实施小组报告变异情况及处理措施。

(4)讨论:通过讨论、查阅相关文献来探索解决和修正变异的方法。

5. **测评与持续改进** 评估指标可分为以下5种:年度评估指标(平均住院天数及费用等)、质量评估指标(并发症与再住院率等)、差异度评估指标(医疗资源运用情况等)、临床成果评估指标(降低平均住院天数、降低每人次的住院费用、降低资源利用率等)及患者满意度评价指标(医生护士的诊疗技术、等待时间、诊疗环境等)。临床路径实施过程中,根据PDCA循环的原理,借鉴国内外最新进展,结合本医院的实际,定期对实施过程中遇到的问题及时修改、补充和完善。

（三）临床路径的特点

临床路径的执行过程中涉及医生、护士及整个医疗团队。在临床路径管理模式下，医护关系发生了根本的变化，由从属配合关系变为平等合作关系，护士成为执行临床路径团队的核心成员之一，护理在临床路径中的作用与地位是不容忽视的。在执行临床路径的过程中，护理活动可归纳为监测评估、检验、给药、治疗、活动、饮食、排泄护理、健康教育、护理指导、出院计划、评价等项目。

五、品管圈

（一）品管圈概述

品管圈（quality control circles，QCC），又名持续质量改善小组、质量控制圈、质量小组等，是指由同一个工作场所的人员，为了解决质量问题或突破工作绩效，自动自发地结成一个小组（圈），然后分工合作，解决工作场所的障碍问题，持续改善质量与业绩的活动。

品管圈的活动过程就是理性理解问题程序的引申。以往的管理方式大多自上而下、指示命令，而通过品管圈活动，基层人员共同拟定解决对策，达成共同解决组织问题的主要目标。品管圈活动的目的有以下五点。

1. 增加发现问题的能力　通过品管圈，增加员工自主发现工作中大大小小问题的能力，能发现上级无法发现的需改善问题。

2. 提升组织解决问题的能力　配合各种改善手法、专业知识训练，提升品管圈成员能力，进而积累组织内众多品管圈的能力，增强组织解决问题的能力。

3. 使管理活动由"点"至"面"　通过品管圈活动，可让许多小改善累计成大改善，使组织获得许多有形的改善效益，且让单位与其他部门间联系、沟通与学习、合作，使管理活动由浅入深、由点至面，此亦有利于学习型组织的建设。

4. 使全体组织上下一体、团结和谐　参与品管圈的成员包括第一线员工、管理阶层等，通过各阶段活动让全体员工紧密结合、团结合作，建立组织整体概念，并借以提高工作现场管理水平以及员工团队士气。

5. 创建尊重人性的组织环境　根据著名管理学者马斯洛提出的需求层次管理，通过品管圈活动的团队互动，可满足第三层次以上的社会需求。因此，组织在满足员工对生理及安全的需求下，品管圈活动将更有效推动、提高员工品质意识与解决问题的能力，进而改善工作质量、追求自我提升，且为组织降低成本。

（二）品管圈的流程

1. 组圈　根据同一部门或工作性质相关联、同一班次原则，组成品管圈；选出圈长；以民主方式决定圈名、圈徽。

2. 活动主题选定　结合部门工作目标，采用头脑风暴法，每位成员提出2~3个问题点，以民主投票方式产生活动主题。

3. 制订活动计划　使用甘特图制订活动计划及进度表，并决定适合每一个圈员的职责和工作分工。

4. 现状调查　把现行工作进行归纳总结，绘制成流程图；总结检查表收集现况与标准的差距，制作成帕累托图直观反映，找出影响问题点的关键项目。

5. 目标设定　从实际出发，根据现况值、改善重点、圈能力设置目标值。

6. 原因分析　运用头脑风暴法展开特性要素分析，找出影响的主要因素。

7. 对策制定　根据5W1H原则针对主要影响因素讨论具体对策。

8. 对策实施及改进　按照 PDCA 循环实施对策，及时发现问题并持续改进。

9. 效果确认　使用查检表、推移图、层别图、Pareto 图等分析比较品管圈开展前后的有形成果；使用雷达图展示无形成果。

10. 标准化　把品管圈有效对策纳入公司或部门标准化体系中。

11. 总结与改进　总结优点，分析缺点及今后努力方向。

12. 成果发表　可通过书写论文、编写著作或申请专利等方式分享品管圈成果。

案例 10-3

在呼吸道感染性疾病的诊治过程中，留取合格痰标本对抗菌药物应用与诊治具有重要意义。有文献指出，国内医院住院患者经口留痰标本不合格率高达 68%，而某医院不合格率超出了该数据。该医院呼吸内科护士计划开展品管圈活动，以提高痰标本合格率。

问题与思考：

1. 什么是品管圈？
2. 如何开展品管圈活动以提高呼吸内科痰标本合格率？

（三）品管圈的特点

品管圈的特点是强调参加人员由领导、技术人员、员工三者结合，发挥员工的脑力，将大脑"联网"，创造愉悦的工作环境；强调自我启发，自我检讨，自主管理，解决自己工作现场的问题。现代的品管圈管理内容和目标突破了原有的质量管理范围，向着更高的技术、工艺、管理方面扩展，改善企业运作。

六、根本原因分析

（一）根本原因分析概述

根本原因分析（root cause analysis，简称 RCA）是一种回溯性医疗事件分析工具，其对已发生的不良事件进行分析，找出系统中的根本原因，并改善流程，以减少同类事件的发生。RCA 是一项结构化的问题处理法，用以逐步找出问题的根本原因并加以解决，而不是仅仅关注问题的表征。RCA 是一个系统化的问题处理过程，包括确定和分析问题原因，找出问题解决办法，并制定问题预防措施。

（二）根本原因分析的流程

1. 组建 RCA 小组　在执行 RCA 之前，应该组建一支由经过培训的根本原因分析调查员、事故相关领域专业人员、维修员或操作员组成的调查小组。组长组织 RCA 小组学习护理不良事件、根本原因分析法等相关理论知识。小组成员负责收集资料并分析其产生原因，制定对策并实施。

2. 确定问题　RCA 的执行质量取决于确定问题的质量。当问题被准确地确定时，RCA 才能被成功地执行。一个好的问题陈述应该是简洁易懂的。

3. 资料收集　收集数据和信息的目的是量化和确定事故或故障。环境数据、现场照片、目击者证词等都应该被收集并记录。数据和信息收集完成后，对于事故应该有宏观的认识。资料收集包括查阅相关病历、保存记录及访谈当事医护人员；访谈内容包括发生的时间、地点、经过、工作流程等，尽可能真实地还原事件过程。资料收集汇总后，RCA 小组成员进行根本原因分析。

4. 确定事件顺序　事故都是由一系列事件产生的。RCA 调查员需组织分析收集到的数据、信息，找到事故或故障发生的事件顺序。

5. 确定原因 在 RCA 的过程中，使用收集到的数据、信息，建立因果链，确定直接原因和根本原因。直接原因是因果链中的第一项，即直接导致事故或故障的原因。根本原因是事故产生的最基础的原因，消除根本原因就能够避免事故的发生。

6. 确定改正或预防措施 确定根本原因后，需要确认改正或预防措施，以此消除已经确定的根本原因，防止事故的重复发生。

（三）根本原因分析的特点

在组织管理领域内，RCA 能够帮助利益相关者发现组织问题的症结，并找出根本性的解决方案。RCA 必须利用分析人员的知识，同时防止他们的偏见控制调查方向。分析小组应包括专家和不了解被调查过程的人员。RCA 必须描述事实，以明确因果关系并验证事实间的因果关系。通过实施针对 RCA 的纠正措施，可以使问题再次发生的可能性最小化。然而通过单一干预阻止问题再次发生并非总是可行，因此，RCA 往往是一个反复的过程，而且常常作为一种不断改进的工具。

第四节 护理质量评价

护理质量评价可以客观地反映护理质量和效果，分析发生问题的原因，寻找改进的机会，进行持续改进，不断提高护理质量。因此，护理质量评价是护理质量管理的重要手段，贯穿于护理过程的始终，是一项系统工程。

> **知识链接**
>
> **护理质量安全文化**
>
> 《中国医院质量安全管理》团体标准 T/CHAS 10-4-2—2019
>
> 1. 护理部应定期开展质量安全文化宣传与教育活动，如安全文化培训、案例分享、安全预警提示等。
>
> 2. 护理部应采取多种形式宣传质量安全文化，如授课、沙龙、展板、影音、演讲等。
>
> 3. 护士应鼓励患者及家属共同参与安全管理，如患者参与用药核对、手术核对、院内感染预防等。
>
> 4. 医院应鼓励护士报告护理安全（不良）事件。

一、护理质量评价的内容与指标

（一）护理质量评价的内容

护理质量评价的内容主要分为要素质量评价、过程质量评价和终末质量评价三大类。

考点提示

护理质量评价。

1. 要素质量评价 是以构成护理服务要素质量基本内容的各个方面为导向所进行的评价。护理要素质量评价的基本内容包括与护理活动相关的组织结构、物质设施、资源和仪器设备及护士的素质等。

具体表现为：①环境：病房结构布局是否合理，患者所处环境是否安全、清洁、舒适，温度、湿度等情况。②护理人员的工作安排、人员素质和业务技术水平是否合乎标准，是否选择恰当的护理工作方法，管理者的组织协调是否合理等。③与护理工作相关的器械、设备的使用和维护；器械、设备是否处于正常的工作状态，包括药品、物品基数及保持情况。④患者情况：护士是否掌握患者的病情，制订的护理计划和采取的护理措施是否有效，患者的生理、心理、社会的健康是否得到照顾。⑤护理文书是否完整，医院规章制度是否落实，后勤保障工作是否到位等。以要素质量为导向的评价方法有现场检查、考核，问卷调查，查阅资料等。

2. 过程质量评价　在过程质量中强调协调的医疗服务体系能保障提供连贯的医疗服务。连贯医疗服务主要指急诊与入院的衔接、诊断与治疗的衔接、诊疗程序的衔接、科室之间的衔接、医院与医院衔接。过程质量评价可以用于评价护士行为活动过程是否达到质量要求，也可按护理工作的功能和护理程序评价。

具体表现为：①护理管理方面：护士配置是否可以获得最大价值的护理工作效益；排班是否既能满足患者的需求，又有利于护士的健康和护理工作的安全有效执行；护理操作流程是否简化且使得患者、护士、部门和医院均受益。②护理服务方面：接待患者是否热情，患者安置是否妥当及时，入院及出院介绍是否详细，住院过程中是否能做到主动沟通。③护理技术方面：急救流程、操作流程、药品配制流程、健康教育流程等是否合理。④护理成本方面：病房固定物资耗损情况、水电消耗、一次性物品等护理耗材使用情况等。以过程质量为导向的评价方法主要为现场检查、考核和资料分析。包括定性的评价内容和各种用于定量分析的相关经济指标、护理管理过程评测指标及其指标值。

3. 终末质量评价　是对护理服务的最终结果的评价，是患者所得到的护理效果的综合质量，主要是从患者角度进行评价。常采用以下指标：如住院患者的院内患者压力性损伤发生率、住院患者跌倒发生率、非计划性拔管发生率、健康教育普及率、静脉输液穿刺成功率、护理不良事件发生数、抢救成功率、患者对护理工作满意度、患者投诉数、护患纠纷发生次数等。其中，绝大部分评价属于事后评价或后馈控制，由护理管理部门进行评价；而患者满意度指标，则是对护理质量最直接的，也是较为客观的评价。满意度评价的内容可以包括：护士医德医风、工作态度和服务态度、技术水平、护患沟通、满足患者生活需要、健康教育（即入院宣教、检查和手术前后宣教、疾病知识、药物知识宣教、出院指导）、病区环境管理、护士长管理水平等各方面。终末质量评价方法主要为现场检查、考核，问卷调查和资料分析；也可以通过医院信息系统、新媒体形式提取相关数据。

（二）**护理质量评价指标**

护理质量评价指标是反映护理质量在一定时间和条件下的结构、过程、结果等的概念和数值。护理质量评价的指标一般分为护理工作质量指标和护理工作效率指标两类。

 考点提示

护理质量评价指标。

1. 护理工作质量指标　这类指标主要反映临床护理工作质量。如护士培训率、护理技术操作合格率、危重患者护理合格率、基础护理合格率、急救物品完好率、护理文件书写合格率、护理不良事件发生数、压力性损伤发生次数等。还包括一些反映患者最终得到护理效果的评价指标，如患者满意度、健康教育知晓率、医院感染发生率、社会对医疗服务的满意率。

2. 护理工作效率指标　这类指标主要反映护理工作数量，是表明负荷程度的。大体包括：护士人数、病房床位与病房护士比、收治患者数、病床使用率、病床周转次数、重症护理人均数及重症护理率、抢救患者人数及抢救成功率、卫生宣教人次数、健康教育覆盖率等。这些评价指标体系遵循"质量优先,兼顾效率"的原则。

二、护理质量评价的形式与方法

(一)护理质量评价的形式

1. 根据评价内容分类

(1)全面检查评价:是对护理活动的全过程进行全面分析评价,即对护理工作的各个方面进行整体情况的检查,找出普遍性问题及需要不断改进的地方,为进一步修订质量标准指明方向。

(2)专题检查评价:是对护理工作中的某个单项进行详细的评价,如护理技术操作、护理记录。其特点是在短时间内详细分析评价,发现问题,及时提出解决方法,采取措施进行修正。

2. 根据评价时间分类

(1)定期评价:分为综合性全面定期检查评价和专题对口定期检查评价两种。前者可按月、季度或半年、一年进行,由护理部统一组织安排进行全面检查评价,但要注意掌握重点单位及重点问题;后者则根据每个时期的薄弱环节,组织对某个专题项目进行检查评价,时间可根据任务内容而定,由质量管理人员按质量标准定期检查。

(2)不定期评价:主要指各级护理管理人员、质量管理人员深入实际,随时遵照护理质量标准要求进行检查评价。

3. 根据评价主体分类 可划分为医院外部评价、上级评价、同级评价、自我评价和服务对象评价。

(二)护理质量评价的方法

1. 院内评价 我国大多数医院护理质量评价多采用以下3种形式。

(1)逐级评价:护理部、科护士长、护士长三级质控组织,构成医院护理质量监控网络,按照护理质量标准,逐级定期(按月、季度、年度)或不定期进行质量评价。

(2)质量控制组评价:质量控制组可为常设或临时机构,一般由具有较高业务水平和丰富管理经验的护理人员组成。每小组3~5人,可分片(内、外、妇、儿、门急诊)或分项(基础护理、护理分级、护理安全、优质护理、消毒隔离、护士长考核等)对照护理质量标准,定期或不定期地进行质量评价。

(3)护理质量安全与管理委员会评价:委员会由护理专家组成,针对高风险、高频率、重大的护理质量问题进行专项督查,以保证关键环节的质量。

2. 院外评价

(1)医院质量评审委员会评价:指由卫生行政部门组织的对各级医院的功能、任务、水平、质量和管理进行的综合评价,是院外评价的主要形式。如医院分级管理评审由卫生行政部门组织有关专家按照评审标准,每3~4年对各级医院进行质量评价,并根据评价的结果评出相应的等级医院。

(2)新闻媒介的评价:又称社会舆论评价,是一种不规范的院外评价方式。目前各医院主要采用聘任医德、医风监督员的方式获得对医院评价的信息反馈。

(3)患者评价:患者是服务结果的直接受益者,对服务质量最有评价权。目前各卫生主管部门和医院多采用不记名电话专人随访形式,收集出院患者的多项满意度评价。

三、护理质量评价结果分析

护理质量评价结果的直接表现形式主要是各种数据,但这些数据必须经过统计分析后,才能用于护理质量评价结果的判断。护理质量评价结果的分析方法较多，可根据收集数据的特性采用不同的方法进行分析。常用的方法有定性分析法和定量分析法两种。定性分析法包括调查表法、分层法、水平对比法、流程图法、亲和图法、头脑风暴法、因果分析图法、树图法和对策图法等。定量分析法包括排列图法、直方图法和散点图的相关分析等。

（一）调查表法

调查表是用于系统收集、整理分析数据的统计表，具有便于阅读、易于分析、比较的优点。统计表的标题位置在表格的最上方，应包括时间、地点和所要表达的主要内容，通常有查检表、数据表和统计分析表等。如以某医院住院患者对护士工作的满意度调查为例，分析绘制统计表，见表10-1。

表10-1 某医院2024年第一季度住院患者对护理工作不满意项目

不满意项目	频数	频率（%）	累计频率（%）
基础护理不落实	48	50.53	50.53
健康教育不到位	28	29.47	80.00
病房环境卫生差	10	10.53	90.53
护士穿刺技术差	4	4.21	94.74
护士服务态度不佳	3	3.16	97.90
其他	2	2.10	100.00
合计	95	100.00	—

（二）排列图法

排列图法又称主次因素分析法、帕累托图法。它是找出影响产品质量主要因素的一种简单而有效的图表方法。排列图是根据"关键的少数和次要的多数"的原理而制作的，也就是将影响质量的众多影响因素按其对质量影响程度的大小，用直方图形顺序排列，从而找出主要因素。

其结构是由两个纵坐标和一个横坐标，若干个直方形和一条曲线构成。左侧纵坐标表示不合格项目出现的频数，右侧纵坐标表示不合格项目出现的百分比，横坐标表示影响质量的各种因素，按影响大小顺序排列，直方形高度表示相应因素的影响程度，曲线表示累计频率，也称帕累托曲线。

排列图的作用：①确定影响质量的主要因素。通常按累计百分比将影响因素分为3类：累计百分比在80%以内为A类因素，即主要因素；累计百分比在80%~90%为B类因素，即次要因素；累计百分比在90%~100%为C类因素，即一般因素。由于A类因素已包含80%存在的问题，将这部分问题解决，大部分质量问题就得到了解决。②确定采取措施的顺序。③动态排列图可评价采取措施的效果。

为了方便理解，下面举实例进一步说明。如某医院对2018—2019年住院患者145起投诉原因进行统计（表10-2）。

表10-2 某医院2018—2019年住院患者投诉原因

投诉原因	频数	百分比（%）	累计百分比（%）
服务态度差	66	45.5	45.5
病室环境不安静	53	36.6	82.00
护士穿刺技术差	11	7.6	89.6
收费不合理	5	3.4	93.0

续表

投诉原因	频数	百分比（%）	累计百分比（%）
治疗不及时	3	2.1	95.1
液体渗漏	3	2.1	97.2
其他	4	2.8	100.00
合计	145	100.00	—

根据表 10-2 中的数据，制作排列图（图 10-3）。从图 10-3 可以看出，145 起住院患者投诉原因主要是服务态度差、病室环境不安静，此两项的累计百分比为 82.00%，属于 A 类因素，故一旦这些问题得到纠正，大部分质量问题即可消除。

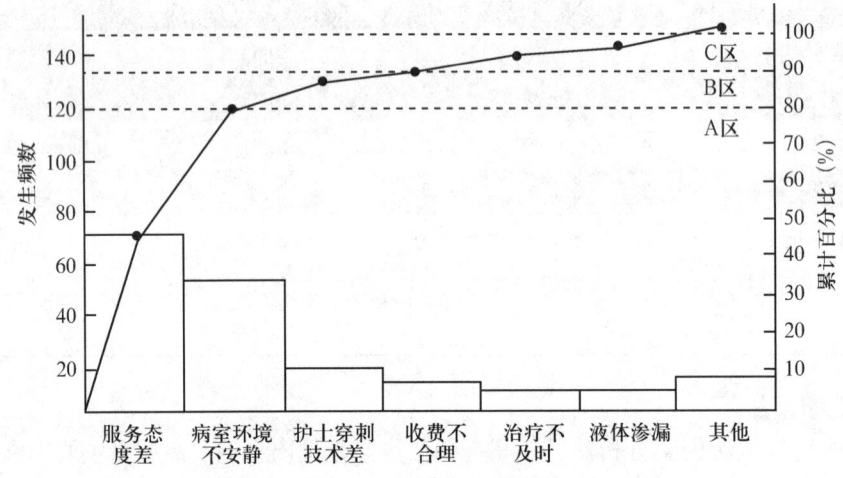

图 10-3　某医院 2020—2021 年住院患者投诉原因

（三）因果分析图法

因果分析图法是分析和表示某一结果（或现象）与其原因之间关系的一种工具。通过分层次列出各种可能的原因，帮助人们识别与某种结果有关的真正原因，特别是关键原因，进而寻找解决问题的措施。因果分析图因其形状像鱼刺，故又称鱼骨图，包括"原因"和"结果"两个部分，原因部分又根据对质量问题造成影响的大小分为大原因、中原因、小原因。

其制作步骤是：①明确要解决的质量问题；②召开专家及有关人员的质量分析会，针对要解决的问题找出各种影响因素；③管理人员将影响质量的因素按大、中、小分类，依次用大小箭头标出；④判断真正影响质量的主要原因。例如某医院护理部分析手术感染率增加与护理工作的关系，找出各种原因，做出因果分析图，如图 10-4 所示。

（四）直方图法

直方图又称频数直方图，用来整理数据。将质量管理中收集的一大部分数据，按一定要求进行处理，逐一构成直方图，然后进行排列，可从中找出质量变化规律。直方图法是预测质量好坏的一种常用的质量统计方法，如图 10-3 所示。

绘图步骤：①先画纵坐标，表示频率；②横坐标表示质量特性；③以组距为底，画出各组的直方图；④标上图名及必要数据。

（五）控制图法

控制图又称管理图，是一种带有控制界限的图，用于区分质量波动是由偶然因素还是系统因素引起的统计工具。

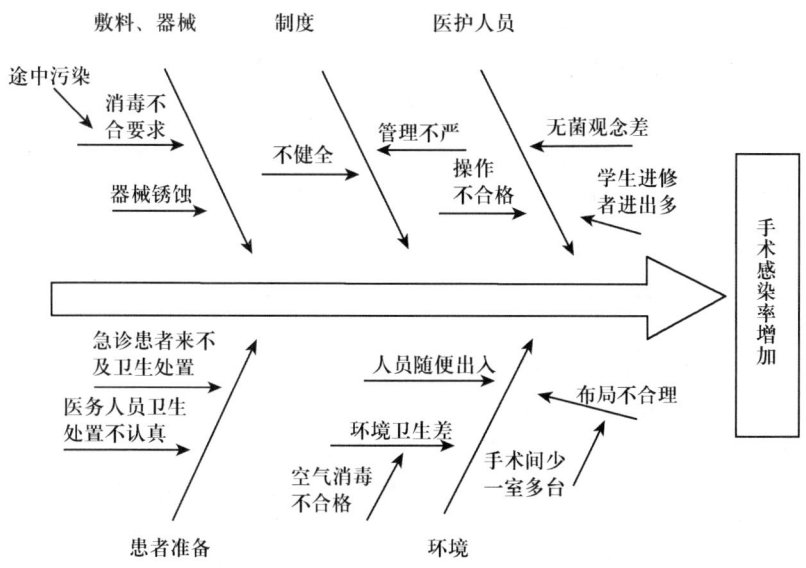

图10-4 某医院手术感染率增加因果分析图

控制图的结构：纵坐标表示目标值，横坐标表示时间，画出3～5条线，即中心线、上下控制线、上下警戒线。当质量数据呈正态分布时，统计量中位线（以均值Mean表示）、上下控制线（Mean±2S，S表示标准差），上下警戒线（Mean±S），如图10-5所示。

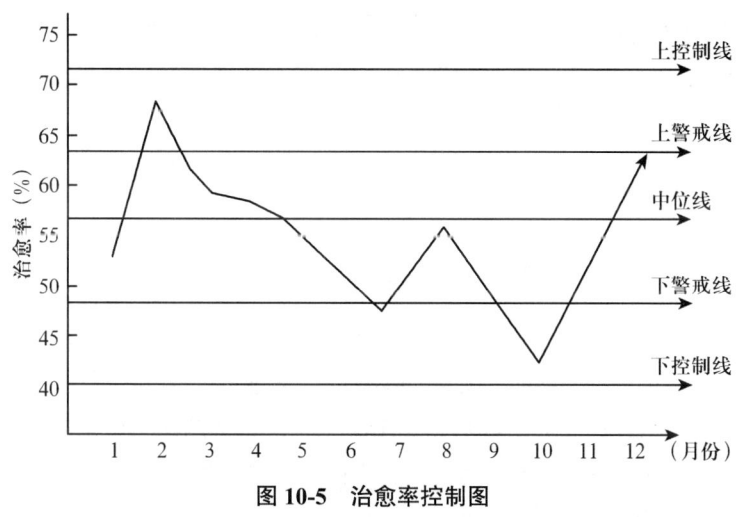

图10-5 治愈率控制图

应用控制图的注意事项：当本图用于治愈率、合格率时，指标在Mean±S以上说明计划完成良好；在病床使用率超过上控制线时，说明工作负荷过重，应查找原因予以控制。当用于护理不良事件发生率时，指标在Mean±S以下表明控制良好，一旦靠近警戒线时应引起高度重视。控制图法贯彻于护理工作全过程，对于检查护理工作质量是否稳定有重要作用。

四、护理质量评价的注意事项

1. **积累资料，标准恰当** 通过积累完整、准确的有关资料，既能节省时间、便于查找，又可成为促进评价准确性的必要条件。在护理质量评价过程中，制定的评价标准应恰当准确，评价方法科学适用。

2. **防止偏向，重视反馈** 评价过程中，评价人员易产生宽容偏向。或对近期发生的错误比较重视，或易忽略某些远期发生的错误，使评价结果发生偏向，对此现象应加以克服。评价结果应及时、正确地反馈给被评价者，可有效地提高护理质量。

3. 加强训练，提高能力　加强对护理人员的指导训练尤为重要，只有平时做到按标准提供优质护理服务，检查与评价时才能获得优秀结果。为增进评价的准确性，需提高评价人员的能力。必要时应进行培训，学习评价标准、方法，明确需要注意的问题，使其树立正确的评价动机，以确保评价结果的准确性和客观性。

思政园地

张颖惠："干护理工作，要将心比心，以心换心"

山西医科大学第二医院护理部副主任张颖惠，获得第49届南丁格尔奖。她从事护理工作30多年，带领着同事不断创新护理技术，探索危重患者查房模式，构建护理质控体系，永远把患者放在心头；为解决复杂、危重及大手术患者涉及多学科护理的问题，她创造性探索"床旁一小时"查房模式，提升了患者救治成功率；她还与同事们探索构建三级质控体系形成以日常监管、过程质控、终末评价为主导的日巡查、月督导、季质控管理模式，进一步提升护理质量。

本 章 小 结

本章从介绍质量管理的基本概念出发，讲解了护理质量管理的概念、任务、原则，重点介绍了护理质量管理的方法和护理质量评价，充分阐明了护理质量管理是护理工作的重中之重。在护理质量管理过程中，护理管理者必须建立完善的护理质量管理体系，明确护理质量管理任务，遵循护理质量管理原则，制定科学的护理质量管理标准，合理运用护理质量管理和评价方法对护理质量进行全面而有效的管理和持续的改进。

思 维 导 图

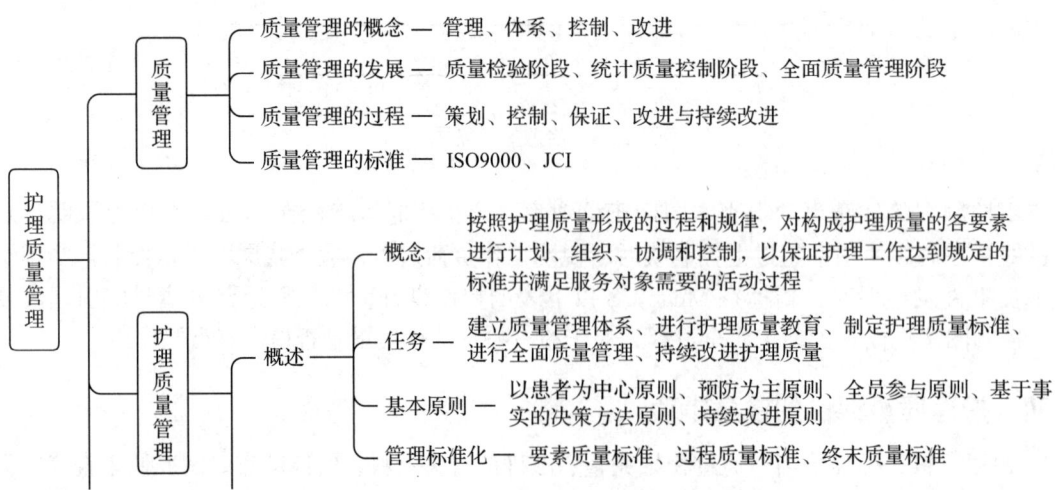

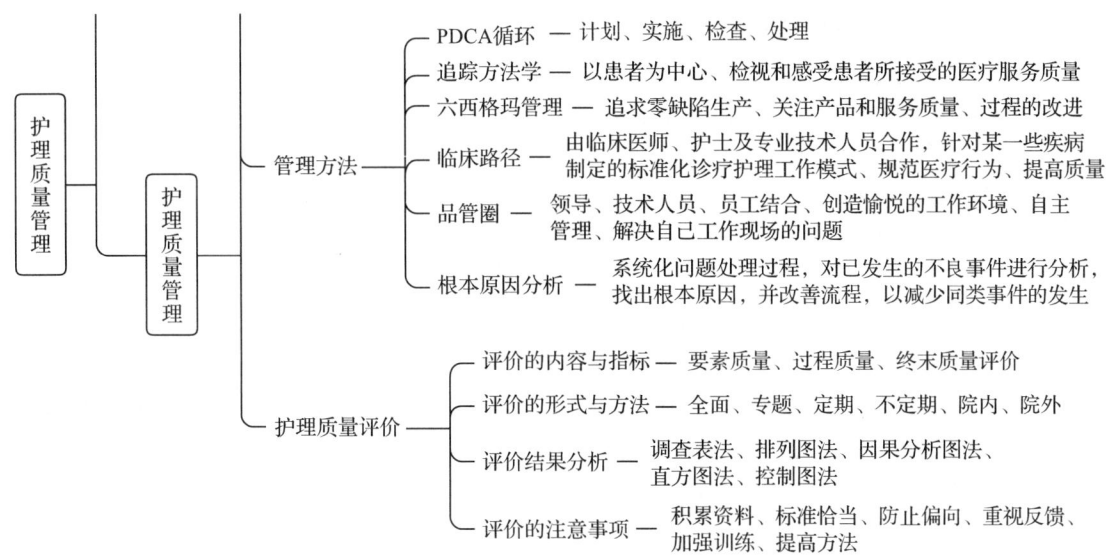

自 测 题

一、选择题

A₁/A₂ 型题

1. 质量概念涵盖的对象是
   A. 产品
   B. 服务
   C. 过程
   D. 一切可单独描述和研究的事物
   E. 人

2. 六西格玛管理的特征不包括
   A. 以顾客为关注焦点
   B. 注重数据和事实
   C. 重视产品和流程的突破性质量改进
   D. 有预见的积极主动管理
   E. 倡导有限合作

3. 在 PDCA 循环法中，P 阶段又指
   A. 计划阶段
   B. 实施阶段
   C. 检查阶段
   D. 处置阶段
   E. 处理阶段

4. 护理质量管理基本原则不包括
   A. 以患者为中心原则、全员参与原则
   B. 预防为主原则
   C. 基于事实的决策方法原则
   D. 应与现实相适应原则
   E. 持续改进原则

5. 属于临床护理活动终末质量评价的是
   A. 护理人员的数量
   B. 护理器械设备的性能
   C. 患者对护理服务的满意度

D. 开展整体护理的情况
E. 开展健康教育的情况

6. 某医院新建医养结合中心，拟定护理技术质量标准，下列考虑不妥的是
   A. 考虑科学性　　　　　　　　　　B. 考虑严肃性、稳定性
   C. 应与现实相适应　　　　　　　　D. 考虑可衡量性
   E. 考虑先进性

7. 护理管理的核心是
   A. 人本管理　　　B. 技术管理　　　C. 经济管理
   D. 物资管理　　　E. 质量管理

8. 血液净化中心护士长拟组建品管圈提高患者上机的配合度，其品管圈活动的目的不包括
   A. 增加发现问题的能力
   B. 提升组织解决问题的能力
   C. 使管理活动由"点"至"面"
   D. 使组织上下分级、各司其职
   E. 创建尊重人性的组织环境

9. 骨科护士长对术后感染问题做了个因果分析，制作了排列图，将影响因素分为A、B、C三类，其中A类因素的累计百分比在
   A. 0%～75%　　　B. 0%～80%　　　C. 80%～90%
   D. 90%～100%　　E. 80%～100%

10. 护理部对器械、设备是否处于正常的工作状态进行检查，这在护理质量管理中属于
    A. 要素质量　　　B. 环节质量　　　C. 过程质量
    D. 终末质量　　　E. 管理质量

A_3/A_4 型题

（11～12题共用题干）

护理质量评价是护理质量管理中的重要环节，指标及指标体系是管理科学的产物，也是进行质量管理最基本、最重要的手段。

11. 下列属于环节质量的是
    A. 一级护理合格率　　　　　　　　B. 消毒隔离合格率
    C. 急救物品准备完好率　　　　　　D. 陪护率
    E. 出院患者满意度

12. 属于终末质量评价的是
    A. 出院患者满意度　　　　　　　　B. 一人一针一管执行率
    C. 护理操作技术合格率　　　　　　D. 护理文件书写合格率
    E. 一级护理合格率

二、简答题

1. 简述制定护理质量标准的方法和过程。
2. 试述PDCA循环管理步骤与方法。

三、案例分析

在护理质量管理评价中，经常会用到管理工具，以下是一个护理质量管理工具图。

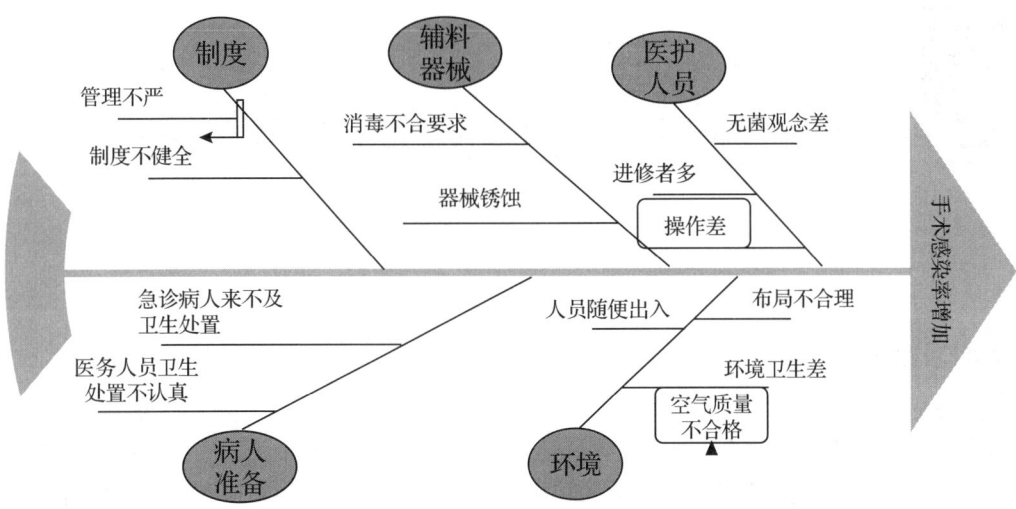

【问题】
1. 上图是什么管理工具图?
2. 从图中你发现手术感染与什么有关?

(吴俊晓)

第十一章　互联网+护理服务

第十一章数字资源

📖 **学习目标**

知识目标：
简述优质护理服务的概念和内容；描述优质护理服务的特点和目标。了解护理服务与护理服务需求的概念；归纳护理服务的分类和特质，护理服务需求的分类；理解护理服务与满意度的关系。

能力目标：
能根据临床护理实际，践行优质护理服务；尝试开展护理服务创新。

素养目标：
树立优质护理服务理念，具备为患者提供优质护理服务的素质。

📝 **案例 11-1**

包奶奶，85岁，患有阿尔茨海默病+升结肠恶性肿瘤等多种疾病，因骶尾部反复渗液半年，情况加重入院，经多次修复和引流创面明显好转后回家休养，但需定期清创换药。考虑到老人行动不便，家属通过手机预约了医院居家护理服务，接到订单后医院伤口造口团队执行护士小徐和小王携带所属物品来到包奶奶家进行护理服务。完成换药后，又询问了奶奶的日常饮食状况，建议加强营养，有助于伤口康复，同时将一些日常护理的注意事项详细告知了家属。

家属对上门服务非常满意，连声感谢："多亏了你们医院'互联网+护理'上门服务，在家里就能享受到医院护士的优质护理，真是太好、太方便了！"

问题与思考：
什么是"互联网+护理服务"？

人类处于整个社会系统中，需要相互依存和相互服务。服务是以提供劳动的形式满足他人的需要，并使他人从中受益的一种有偿或者无偿的行为。服务是普遍存在的，任何工作的本质都是服务。如今服务已经成为整个社会不可或缺的人际关系的基础。护理贯穿于人的生老病死的全过程，是一门科学和艺术，更是一种服务。护理服务的优劣直接影响着医疗机构工作运行的效率与质量。

第一节　概　述

一、互联网+护理服务简介

（一）"互联网+护理服务"的概念

"互联网+护理服务"（Internet nursing service）是指医疗机构利用在本机构注册的护士，依托互联网等信息技术，以"线上申请，线下服务"的模式为主，为出院患者或罹患疾病且行动不便的特殊人群提供的护理服务。

 考点提示

"互联网+护理服务"的概念。

(二)"互联网+护理服务"的基本原则

1. 依法开展,规范服务 "互联网+护理服务"要以法律法规要求为基础,坚持"线上线下,同质管理"的原则,确保有关服务规范开展,保障医疗质量安全和护患双方合法权益。

2. 以人为本,满足需求 充分考虑不同人群的健康特征和对护理服务迫切需求,以"人民健康"为中心,统筹发展机构护理、社区护理和居家护理服务,增加护理服务供给,不断满足人民群众多样化、多层次的健康需求。

3. 鼓励创新,包容审慎 创新护理服务模式,探索培育护理服务新型业态。鼓励社会力量积极参与,遵循市场规律,激发市场活力。实施包容审慎的监管方式,保障质量安全。

4. 因地制宜,循序渐进 鼓励积极探索,结合实际和护理工作特点、规律,科学稳妥、循序渐进地开展工作。及时总结,不断调整,切实维护群众健康权益。

(三)互联网+护理服务的内容

1. "互联网+护理服务"提供主体

(1) 医疗机构资质要求:须为取得《医疗机构执业许可证》并具备家庭病床、巡诊等服务方式的实体医疗机构。

(2) 护理人员资质要求:开展"互联网+护理服务"的护士需要在派出医疗机构进行执业注册,至少具备5年以上临床护理工作经验和护师以上技术职称,且通过派出医疗机构统一组织的岗前培训。提供气管切开护理等专业性较强的专科护理服务项目的护士应当取得市级以上相关专业专科护士培训合格证书。

2. "互联网+护理服务"服务对象 重点对高龄或失能老年人、康复期患者和终末期患者等行动不便的人群,提供慢病管理、康复护理、专项护理、健康教育、安宁疗护等方面的护理服务。

3. "互联网+护理服务"项目 原则上,服务项目以需求量大、医疗风险低、易操作实施的技术为宜,可以使用"正面清单"和"负面清单"相结合的方式予以明确,切实保障医疗质量和安全。

4. 服务平台 提供"互联网+护理服务"的互联网信息技术平台至少具备服务双方身份认证、病历资料采集存储、服务人员定位追踪、一键报警、延时预警、个人隐私和信息安全保护、服务行为全程留痕追溯、工作量统计分析、群众满意度评价等基本功能。医疗机构与第三方互联网信息技术平台合作时,应签订合作协议,在协议中明确双方在护理服务、信息安全、隐私保护、护患安全、纠纷处理等方面的责任及义务。服务过程中产生的数据资料,医疗机构应当按照要求全程留痕,保证可查询、可追溯,满足行业监管需求。

5. 服务收费 医疗机构上门为患者提供护理服务,可以收取家庭护理出诊费,同时按照实际提供的服务内容收取护理费用。家庭护理出诊费(每名护士每半日收取一次),价格由派出医疗机构依据成本自主确定。护理费用执行派出医疗机构的医疗服务项目价格,各级医疗保障部门不另设项目和定价。互联网信息技术平台要严格落实知情同意制度,接受社会监督。

考点提示

"互联网+护理服务"的内容。

二、护理服务的特质

（一）无形性

服务是无形的，护理人员在提供护理服务的过程中，通常需要将这种无形转变为有形，通过实物表现出来，如简明的导医标识、候诊厅电视机及饮水机的配置、卫生间的防滑地板及扶手的设计、床帘的设计与应用等。

（二）差异性

服务的差异性一般由服务提供者、服务消费者以及两者之间相互作用三方面共同决定。实践证实：护理服务只有在非常和谐的环境和氛围中才能很好实现。

（三）不可储存性

不管在时间还是空间上，服务不能像实体产品那样储存。要克服服务的不可储存性给工作带来的影响，就要尽可能实现服务供给与服务需求的平衡。如急诊科在救治成批伤病员时，护理管理者提前制定护理应急预案、成立急救小组并训练有素，保持急救设施处于完备状态，使救护工作高效而有序。

（四）不可分离性

服务的提供与消费具有同步性，两者相互依存，同时发生，同时结束。护理服务必须依靠服务对象的配合来实现。如为患者做饮食健康教育时，若患者拒不配合，这项服务将无法进行。

（五）广泛性与复杂性

护理服务对象是人，人具有自然属性，必然会经过生老病死的过程，不可避免地需要医疗护理服务。而人又具有社会属性，无论种族、性别、年龄、国籍、贫富等，必然有医疗护理的需求。护理服务对象的广泛性与复杂性要求护理人员应当为不同服务对象提供不同的服务，满足人们个性化、差异化、特殊化、层次化的护理服务需求。

三、护理服务标准

（一）服务标准的概念

服务标准指服务机构用以指导和管理服务行为的规范。医疗服务机构通过护理服务调研和关系营销，了解服务对象的期望或要求后，转化成服务标准，指导实际服务使服务对象满意。

（二）服务标准的分类

1. 服务机构导向服务标准　指依据服务机构自己的期望制定的服务标准。此类服务标准与服务对象期望之间往往存在着差距。

2. 服务对象导向服务标准　指服务机构依据服务对象期望或要求而制定的服务标准。此标准能更好地满足服务对象的期望或要求，能给服务机构带来更多的服务对象，增强服务机构的竞争力。

> **知识链接**
>
> **"互联网+护理服务"典型案例**
>
> 湖南省人民医院（湖南师范大学附属第一医院）是一家集医教研于一体的三级甲等综合性医院，拥有一院四区，104个护理单元，2200余名注册护士。医院的临床护理是国家级临床重点专科，护理服务获得全国优质护理服务表现突出单位。多年来以"卓越、创新，做中国护士的引领者"为护理愿景，以"为医院和辖区的民众提供全人全程的优质护理服务"为护理使命，以"安全、有效、舒适、忠诚"为护理目标，围绕"精细管理、卓越服务"两条主线，打造了一支敢为人先、踏实肯干的优秀护理团队。医院护理团队在充分熟悉国家法律法规、政策以及国内外护理发展现状的基础上，深入调研，全面了解民众及患者的健康需求；依托医院强大的医疗护理技术平台，借力"互联网+"技术，自2016年起率先开展"护理+"居家护理服务，走进社区和家庭，为出院患者提供延续护理，让三甲医院优质护理资源下沉基层，联合基层护理人员进行分工合作，让患者在家里就能享受到便捷、同质的优质护理服务，为"互联网+护理服务"打下了坚实的基础。

第二节 护理服务需求与供给

案例 11-2

某患者是一位胫腓骨粉碎性骨折的老人，病房内无家属照顾。护士问老人家属时，老人叹了口气说："唉！家里很忙，他们都没有时间来照顾我，我自己可以照顾自己的。"护士扶着他的肩膀说："大爷，如果您有什么事就按铃叫我们，我们会随叫随到的。"同时还让同病室的其他患者家属帮忙关照。一天查房时护士发现老爷爷的骶尾部有微微发红。护士跟大爷说："由于您长期卧床，现在这块皮肤有一点发红"，并询问现在按着的地方有没有疼痛或者不适的感觉。大爷回答说："有一点。"接着护士协助患者进行翻身，翻身有利于全身血液循环，改善骶尾部微微发红的情况。随后又协助老人每1小时翻身一次并告诉老人翻身时的注意事项。经过护士的精心护理，老人的骶尾部症状明显改善。患者对护士的护理服务非常满意。

问题与思考：
护理服务满意度包括哪些内容？

护理服务需求是护理可持续发展的基础。随着经济社会、文化的发展和人民生活水平的不断提高，服务对象的护理需求在内容和形式上都发生了较大的变化。如何提供适合服务对象需求的优质护理服务，满足不同的护理需求，真正做到"因需施护、因人施护、因病施护"，是提高护理服务质量的唯一途径，也是保持护理可持续发展的重要手段。

一、护理服务需求与供给概述

（一）概念

1. 护理服务需求（nursing service demand） 指实际发生的、服务对象有能力支付的护理服务。其形成的基本条件包括两个方面：一是使用护理资源的愿望；二是消费者的支付能力。

2. 护理服务供给（nursing service supply） 指护理服务供给者在一定时间内、一定价格条件或成本消耗水平上，愿意而且能够提供的护理服务量，即为满足广大人民群众的健康需求而向社会提供的护理技术劳务性服务。

（二）护理服务需求的分类

1. 按护理服务的迫切性分类

（1）维护生命的护理服务需求：指对危及患者生命的危重症的医疗护理服务需求，如急诊救护、危重症监护。

（2）一般性的护理服务需求：指尚不威胁患者生命的急、慢性疾病，以及一些使人感到不适的症状引起的医疗护理服务需求，如门诊、住院、康复中心及社区护理。

（3）预防和保健性护理服务需求：指因预防疾病、健康保健而产生的卫生保健护理需求，如新生儿家庭护理服务、特殊保健性护理服务。

2. 按护理服务范围分类

（1）医院内护理服务需求：包含为患者提供良好的医疗服务，而且能够提高社会、心理、生活、教育等多方面的综合服务。

（2）医院外护理服务需求：既涵盖了常见病、多发病的诊治，慢性病的防治，传染病的控制，又包括老年人、残疾人、妇女、儿童等人群的保健护理及健康咨询、健康教育等。

> **知识链接**
>
> **就医患者对不同服务环节的期望**
>
> 1. 挂号服务环节，就医患者的期望是挂号服务人员分诊准确、反应快。
> 2. 诊疗服务环节，就医患者的期望是诊疗及时、准确、花费少。
> 3. 交费服务环节，就医患者的期望是账单准确，手续简化、便捷。
> 4. 检查服务环节，就医患者的期望是等候时间短，报告结果迅速、准确。
> 5. 门诊治疗服务环节，就医患者的期望是用药及时、准确，有问题处理及时，环境舒适，医护人员言语文明礼貌等。

二、护理服务与满意度

（一）满意度概述

满意度指服务供给达到服务对象期望值的程度，服务对象对其要求已被满足程度的亲身感受。在接受服务的过程中，服务对象满意与否取决于自身的实际感受值和期望值。当实际感受值与期望值一致时，产生满意的心理反应，表现为忠诚于这个组织并接受此项服务；当实际感受值小于期望值，则产生不满意的心理反应，表现为抱怨、投诉。若抱怨没有得到有效处理，服务对象就可能放弃这个组织或服务。由于个人期望的形成与其经历有关，因此不同的人对于相同服务的满意度可能不同。

（二）护理服务满意度分类

1. 患者满意度　指人们由于健康、疾病、生命质量等诸方面的要求而对医疗保健服务产生某种期望，基于这种期望，对所接受的医疗服务的直接体验和主观评价。

衡量指标主要是技术水平、服务态度、治疗效果、诊疗便捷、医疗费用和就诊环境6个方面。通常情况下，医疗服务满意度主要指患者满意度，是衡量医疗服务质量的金标准，也是医院等级评审和行风建设的一项重要评价指标。

2. 护理人员满意度　是一种主观的价值判断，是护理人员的心理感知活动和期望值与实际值比较的结果。提高护理人员满意度是提供高质量护理服务的重要保障。

（三）患者满意度的调查方法

患者满意度调查的方法有多种，总体可分为患者在院时调查和出院后调查。采用无记名满意度调查的方法，通过问卷调查、访谈、电话测评等方式获得调查结果。

1. 问卷调查

（1）纸质问卷：入院时发放，出院前回收。

（2）网上调查：使用含有金标准的调查问卷进行调查，能立刻发现问题，统计容易，能得到客观的满意度数值，但问题局限，不能完全体现患者的意见，易出现无效问卷。

2. 入户访谈　患者填表时没有心理负担，通过交流可以更准确地了解到患者对服务的意见和要求，对谈话内容进行记录和分析，可以得到更真实的感受，但属于开放性的问题，统计量过大。

3. 电话测评　属于回访式调查方式。由一名资深护理人员作为专职回访人员，对全部出院患者进行电话回访，在对医院整体评价、满意度调查的同时，还负责对患者进行医疗咨询及预后指导。此方法既完成了调查测评工作，又可以在回访中对发现的问题及时沟通，同时也让患者感受到良好的医后服务，从而有效地提高满意度。

第三节　优质护理服务

案例 11-3

一位年轻女性患者因为乳腺癌需要接受手术治疗。在手术前，护士对患者进行了全面的评估和询问，关注她的身心健康和精神状态。在手术过程中，护士全程陪伴并给予患者情感上的支持，让她感受到被关心和关注。手术后，护士对患者进行了细致的护理和照顾，帮助患者恢复身体和精神上的健康。

问题与思考：

什么是优质护理服务？

护理工作是医疗卫生工作的重要组成部分，在维护人民群众健康的过程中发挥着重要的作用。优质护理服务工程是公立医院改革中利国惠民的一项民生工程，也是护理学科迅速发展的一次机遇与挑战，旨在为患者提供全程、全面、连续、专业的优质护理服务，并促进我国护理事业实现跨越式发展。

一、优质护理服务概述

（一）优质护理服务的概念

优质护理服务指以患者为中心，强化基础护理，全面落实护理责任制，深化护理专业内涵，整体提升护理服务水平。"以患者为中心"是指在思想观念和医疗行为上处处为患者着想，一切活动要把患者放在首位；紧紧围绕患者的需求，提高服务质量，控制服务成本，采取方便措施，简化工作流程，为患者提供"优质、高效、低耗、满意、放心"的医疗服务。

考点提示

优质护理服务的概念。

（二）优质护理服务的特点

1. 强调以患者为中心　"以人为本""以患者为中心"的现代护理理念，是开展优质护理服务的核心内容。

2. 强化落实基础护理　基础护理是做好专科护理和提高护理专业水平的基石。优质护理是服务的改革，要求全面履行护理职责，加强护理人员以专业能力和技术为支撑做好基础护理工作，提升服务质量。

3. 转变服务理念和服务模式　优质护理服务工作是一个改革性工作。实施优质护理实质是进行护理改革：①通过护理管理方式的改革，以实施岗位管理为切入点，为护理人员的配置、考核、分配、培训、晋升及职业发展建立有效的激励机制，使护理人员满意，充分调动其工作的积极性和创造性。②通过护理服务模式的改革，以实施责任制整体护理为切入点，为患者提供全程、全面、专业、人性化的护理服务，最终实现患者满意。

（三）优质护理服务的目标

优质护理服务目的是深化护理内涵，提升护理专业化，延伸护理服务，使患者满意、社会满意、政府满意。

1. 患者满意　临床护理工作直接服务于患者，通过为患者提供主动、优质的护理服务，强化基础护理，使患者感受到护理服务的改善，感受到护理人员以爱心、细心、耐心、恒心和责任心服务于患者的职业文化，感受到护理人员良好的职业道德素养和高质量的护理服务。

2. 社会满意　加强临床护理工作，夯实基础护理服务，在全社会树立医疗卫生行业全心全意为人民服务的良好形象，弘扬救死扶伤的人道主义精神，促进医患关系更加和谐。

3. 政府满意　深化医药卫生体制改革是党中央、国务院的重要战略部署，是惠及广大人民群众的民生工程，通过提高人民群众对护理服务的满意度，实现医药卫生体制改革惠民、利民的总体目标。

二、优质护理服务的内容

开展优质护理服务是一项长期的系统性工程，要以《护士条例》《进一步改善护理服务行动计划（2023—2025年）》等精神为指导，全面提升护理服务质量。

（一）建立规章制度，明确岗位职责

（1）建立健全临床护理工作规章制度，疾病护理常规和临床护理服务规范、标准。

（2）建立护士岗位责任制，制定并落实各级各类护士的岗位职责和工作标准，规范临床护理执业行为。

（3）建立护士绩效考核制度，根据护士完成临床护理工作的数量、质量以及住院患者满意度考核，将考核结果与护士的晋升、评优相结合。

（二）落实基础护理职责，改善护理服务

（1）明确临床护士应当负责的基础护理项目及工作规范，明确要求临床护士必须履行基础护理职责，规范护理行为，改善护理服务。

（2）明确临床护理服务内涵、服务项目和工作标准，要求分级护理的服务内涵、服务项目要包括为患者实施的病情观察、治疗和护理措施、生活护理、康复和健康指导等内容，并纳入院务公开栏目，作为向患者公开的内容，引入患者和社会参与评价的机制。

（3）落实责任制整体护理。每名责任护士均负责一定数量的患者，护士要全面履行护理职责，根据患者疾病特点及生理、心理和社会需求等，为患者提供医学照顾、病情观察、协助治疗、健康指导、人文关怀等身心整体护理服务。

（4）为患者提供满意的护理服务，扭转由患者或家属自聘护工承担患者生活护理的局面，减轻患者负担。

（三）深化"以患者为中心"的理念，丰富护理工作内涵

（1）将"以患者为中心"的护理理念和人文关怀融入对患者的护理服务中，在提供基础护理服务和专业技术服务的同时，加强与患者的沟通交流，为患者提供人性化服务。

（2）丰富和拓展对患者的护理服务，在做好规定性护理服务项目的基础上，根据患者需求，提供全程化、无缝隙的护理，使护理工作更加贴近患者、贴近临床、贴近社会。

（四）充实临床护士队伍，加强人力资源管理

（1）要优先保障临床护理岗位护士配备到位，不得减少临床一线护士数量，原则上临床护理岗位护士数量占全院护士数量比例不低于95%。

（2）结合实际，探索实施护士的分层级管理，采用以临床护理工作量为基础的护士人力配置方法，并依据岗位职责、工作量和专业技术要求等要素实施弹性护士人力调配。

（五）完善临床护理质量管理，持续改进质量

（1）完善临床护理质量考核标准，进一步细化和量化考核指标，保证护理工作落实，让患者得到实惠。

（2）护理管理部门与临床科室建立并落实基础护理责任制，按层级建立各级护理管理人员和临床护士的质量考核制度，将经常性检查和定期考核相结合，并将检查和考核结果作为个人和部门奖惩、评优的依据，持续改进护理质量。

（3）取消不必要的护理文件书写，简化护理文书，鼓励医院结合实际，采用表格护理文书，临床护士每天书写护理文书的时间原则上不超过半小时。

（六）高度重视临床护理工作，保障措施到位

（1）领导要高度重视临床护理工作，把护理创优作为"抓服务、树形象"的重要任务，明确和落实有关部门的职责分工，形成共同的工作目标，营造良好工作氛围，调动护理人员的积极性。

（2）切实履行领导责任，加强有关部门团结协作，加大经费投入，提高护理人员福利待遇，向临床一线倾斜，实行同工同酬，调动各方面力量为全面加强临床护理、落实基础护理工作提供便利条件和有力保障。

 考点提示

优质护理服务的内容。

三、优质护理服务理念

树立优质护理服务理念，是推动和深化优质护理服务的主观先决条件，旨在解决优质护理实施中的思想认识和观念问题。

（一）概念

1. 护理服务理念　指护理人员对护理工作价值取向的基本认知，以及在此基础上形成的从业价值观，是护理人员的行为指南，包含了为患者服务的宗旨与目标。

2. 现代护理服务理念　是护理人员在责任制整体护理的模式下所形成的思想观念与认识，倡导"以人为本"的"人性化"护理，体现"以患者为中心""为患者提供满意服务"的宗旨。现代护理服务理念是实施优质护理服务的必要前提。

（二）树立优质护理服务理念的必要性

1. 树立理念是实施优质护理服务的基础　护理服务理念是护理人员的行动指南。优质护理理念赋予护理深刻的人文精神与更加丰富的工作内涵，体现了习近平新时代中国特色社会主义

思想和实施健康中国战略的目标，推进健康老龄化、重视疾病预防和健康管理、运用技术手段推进健康治理现代化，为优质护理服务实践明确了工作方向和价值取向。

2. 传统护理服务理念制约了优质护理工作的开展　护理服务的对象是"整体的人"，检验护理工作的标准是患者的满意度。传统的护理理念是实行"以疾病为中心"的功能制护理，护理工作的重点是执行医嘱和各项护理技术操作，忽视了人的整体性，护理人员对护理服务的认知仅停留在局部、单一，甚至是物化的层面上。而优质护理服务要求"以患者为中心"，倡导系统化、科学化、人文化的护理，要求提供全程、全面、连续、专业的护理照顾。因此，传统的护理理念与优质护理服务的要求存在巨大的差距，若不加以变革则无法有效地开展优质护理活动。

3. 现代护理服务理念是优质护理服务的核心内容　开展优质护理服务不是单纯的技术改革，也不是建立某一项制度或操作规程，其核心在于构建符合现代医学的护理服务价值体系和符合科学发展观的护理服务理念，并在实践中进行具体的应用和升华。"以人为本""以患者为中心"的现代护理理念，是开展优质护理服务的核心内容。只有坚持现代护理服务理念，才能使各级护理人员理清工作思路，掌握工作重点，明确工作方向。

（三）优质护理服务理念的具体体现

1. 全方位护理　以"患者为中心"，处处为患者着想，将患者的需要作为护理目标，紧紧围绕患者的需求。在服务内容上提供包括基础护理、生活护理、心理护理、康复指导、健康教育等全方位的护理；在服务范围上，从住院护理延伸到家庭和社区护理，最大程度地满足患者的需求。

2. 全程无缝隙服务　患者从入院到出院，其基础护理、心理护理、康复指导、健康教育等所有治疗均由相对固定的责任护士全面负责，实施主动、全程、连续的护理服务。

3. 专业化护理　优质护理服务不仅要求护理回归照顾的本质，关注患者的生活护理，为患者实施基础护理，而且要求通过专业培训提高护理人员的专业化素质，以达到"服务人性化、操作规范化、语言温馨化、关怀亲情化、沟通技巧化、健康教育个性化、满意最大化"的护理理念，从而达到提升护理专业化水平，保障护理安全的目的。

4. "人性化"护理理念　优质护理服务提倡对患者实施"人性化"护理，要求护理服务做到"五有"：心中有患者、眼中有患者、耳边有患者、手中有患者、身边有患者。

护理人员作为护理服务的提供者，始终处在服务的第一线，不仅在整个优质服务中创造着服务价值，还用护理技术为组织创造着无形资产。优质服务是一种活动，通过建立新型的护患关系，满足群众的需求，其服务目的是促进群众整体健康水平的提高，最终服务结果是促进社会和谐。

第四节　护理服务创新

案例 11-4

NICU 病区为 24 小时无留陪病房，收治昏迷，偏瘫，躁动患者偏多，患者生活几乎完全不能自理，且病情危重随时可能发生病情变化需要抢救，这就需要护士时刻提高警惕，及时发现患者的异常情况，报告医生配合处理，任何疏忽都可能给患者和家属带来不可挽回的损失，普通病区有家属看护，且患者多可自己表达需求，而该病区患者不能言语，躁动时会拉扯各种管道，因此更需要护士多巡视，多主动发现问题。武汉某医院苏护士长针对此种患者的特点，进行护理服务创新，设计了绿色床栏套，爱心护肩，贴心手帕，为患者的护理安全保驾护航，也为护士减轻了工作难度，取得了非常好的成效。

问题与思考：
如何进行护理服务创新？

创新是人类特有的认知能力和实践能力，是人们为了发展的需要，运用已知的信息不断突破常规，发现或产生具有某种新颖、独特的社会价值或个人价值的新事物、新思想的活动，是人类文明的源泉。

一、护理服务创新的必要性

（一）社会角度

人民群众对于护理服务的需求逐渐增长，只有从护理工作模式、管理模式、服务理念等方面不断创新，向"优质、低耗、高效"转变，才能满足社会的需要。

（二）护理专业角度

任何护理服务活动本身都具有一定的创新性。高精仪器设备和高新技术不断应用于医疗领域，也对护理服务提出了更多新的挑战，需要护理人员在知识、技术和服务等方面不断提高、不断创新。

（三）患者角度

随着科学技术和信息技术的迅猛发展，患者掌握的医学知识越来越多，对护理服务提出了更高的要求，对自身健康的重视程度也高于以往，服务对象希望护理人员提供安全有效的服务。

二、护理服务创新的内容

（一）观念转变——将患者视为"就医顾客"

市场经济体制下的服务营销理论为医疗机构引入了"顾客服务"的理念，即不再将患者单纯看作"有病的人"，且护理服务对象已不仅仅局限于"有病的人"，而应将接受护理服务的对象看作"顾客"，包括组织和个人。将服务对象由"患者"转视为"顾客"，可带来以下转变。

1. 角色心理的转变　医护人员可由心理上位改变为心理等位，消除心理上的优势感，多给患者一些平等和关爱。
2. 服务职能的转变　由只限于患病来院就医的服务扩展为全过程的持续服务。
3. 服务主动性的转变　由被动等待患者上门求医转变为出门寻找"客"源。
4. 服务联系的转变　由就医时的短暂联系转变为发动员工与"顾客"建立长期的紧密联系，以获得"顾客"的满意和忠诚。

（二）理念更新——建立"顾客至上、以顾客为中心"的护理服务理念

医疗机构与"就医顾客"是生存互赖的关系。任何一家医疗机构的存在都离不开"顾客"，没有"顾客"的存在，医疗服务将失去价值。医疗机构吸引"顾客"靠的是满足人们对健康的需求和优质的服务，因此，医疗机构应从"患者求医院"向"医院靠患者"的认识转变。从市场竞争的角度重新定位护理服务，建立"顾客至上、以顾客为中心"的护理服务理念，以市场为导向，以人的健康为中心，兼顾医疗机构、民众和社会三方面的利益。

（三）变革服务策略——跟进与创新服务策略，提供卓越服务

1. 提供人性化服务　强调从"就医顾客"的特点出发开展护理服务，使服务符合人们的生

活规律和心理需要。如门诊为哺乳期的妈妈专设哺乳区。

2. 提供个性化服务　重视"就医顾客"的个体差异，致力于满足不同服务对象的多元文化需求。如为上班一族提供晚间门诊和双休日门诊。

3. 提供便捷服务　即简化服务流程，提供方便、快捷的服务。如手术室外建立手术信息发布窗口，让家属及时了解手术进展情况，降低家属焦虑程度。

4. 提供延伸服务　指医疗服务产品的"售后服务"，延伸和扩大了医疗护理服务的传统范畴。如建立"出院联系卡"、给予出院患者电话回访。

5. 提供知识服务　为"就医顾客"传播、普及医学保健知识，致力于培养和提高人们的"健商"。如设立"健康教育日"、病区内放置疾病相关知识手册或宣传单。

6. 提供温馨服务　给"就医顾客"营造温馨的就医视觉、听觉和感觉环境。如用"彩色医院"替代传统的"四白医院"。

7. 提供特色服务　创立具有本单位/部门特色的护理服务项目。如推出"透明液承诺制"，让"就医顾客"通过透明的玻璃窗监督配药的全过程。

8. 提供超期望服务　用爱心、诚心和耐心向"就医顾客"提供超越其心理期待的、超越常规的、高附加值的优质服务。如在长期住院的患者生日时送上生日蛋糕、贺卡或小礼物等。

9. 提供标准化服务　通过对服务标准的制订和实施，以及对标准化原则和方法的运用，达到服务质量目标化、服务方法规范化、服务过程程序化。

10. 提供无陪护及专业化服务　无陪护指"就医顾客"进入病区后，所有生活护理、医疗护理都由护理人员完成，实行无家属陪护或陪而不护；同时护理人员运用高水平的护理知识及技术解决"就医顾客"的健康问题，提供深层次的专业服务。

 考点提示

护理服务创新的内容。

三、护理服务创新的途径

（一）培养创新思维是护理服务创新的首要环节

护理服务创新，首先要求管理创新，而管理创新的关键在于管理者要具有创新思维。创新思维是指在认识某一新事物、解决某一新问题时，没有现成的知识、规律和方法，需要自己在现有的知识或成果的基础上，根据一般科学的规律，通过积极的思维活动，调集、重组原有的知识去发现新的思路、知识、规律和方法，创造出新的概念、形象和观点理论等。创新思维的培养不是一蹴而就的，需要长时间不断实践，同时克服多种障碍。

扎实的专业基础知识和渊博的知识面是创新人才的最关键能力。作为护理管理者，首先要创造相互学习、共同进步的组织文化，成为护士团队学习的榜样，同时为每一位同仁提供学习的机会，激发创新灵感与积极性；其次，护理管理者要发挥创新引领作用，要想在信息社会适应信息冲击就必须具备良好的信息选择与吸收能力。对信息的掌握能够启发管理者的创新思维，对信息的利用能够帮助管理者整合最好的创新模式。

（二）立足护理实践是护理服务创新的根本途径

护理服务创新要求护理人员把实际工作中的感悟和技术转化为提高"就医顾客"生存质量的新护理流程与方法和新的服务。立足护理实践，始终将以患者是否满意为中心的护理理念落实到每一项具体的工作之中。

护理服务要在原有实践的基础上发展和创新，创新的结果也要经得起实践的检验。如使用带有条形码的手腕带，护理人员只需使用射频识别技术，通过无线识别设备扫描条形码，患者的基本信息、用药剂量、时间及方法等信息就会得到确认，如果存在任何差异，警报系统就会显示警告，避免可能发生的差错。

（三）关注"就医顾客"的期望，重视患者的不满是护理服务创新的基本策略

优质服务的内涵就是让"就医顾客"得到满意的服务方式和结果。实现优质服务的护理目标，要求护理人员创新思维，主动评估"就医顾客"的需求，注意从细微处关心和贴近"就医顾客"，从迫切的需求入手，提供按需服务，满足不同人群在不同时期的不同需求，以赢得"就医顾客"的信任、理解、支持与配合。

优质服务质量的好坏、患者满意度的高低，与护理专业技术水平、护理质量、医德医风、服务态度都直接相关。患者的不满往往表明服务有缺陷或服务方式应当改进，这正是服务创新的机会。护理管理者应组织定期和不定期的患者满意度调查，高度重视提出的问题，对待患者的不满，应立即妥善有效解决，设法改善。

> **思政园地**
>
> **赵庆华：视护理事业为生命的"提灯女神"**
>
> "血液浸透护理，灵魂萦系护理，感情忠诚护理，言行践行护理，她是一个视护理事业为生命的人。"这是医院领导、同事对赵庆华的评价。
>
> 赵庆华，重庆医科大学附属第一医院护理部主任、主任护师、教授、博士生导师，2015 年获第 45 届南丁格尔奖。赵庆华首次提出了"接待热心、治疗细心、护理精心、解释耐心、征求意见虚心"的"五心"护理理念。理念刚提出，立刻在全院引起了剧烈的反响和质疑。面对质疑，赵庆华没有气馁，她一方面梳理护理服务流程，一方面请医院党总支召开动员会。2005 年起，"五心"护理品牌在医院全面推行，实行规范的护理服务流程。2008 年，"五心"护理文化荣获全国"医院（卫生）文化建设优秀成果奖"，医院因此被评为"全国医院文化建设先进"单位；2008 年，还荣获"全国卫生系统护士岗位技能竞赛金奖"；2010 年，获得当时重庆市护理唯一的原卫生部首批"国家临床重点专科"项目资助。

本 章 小 结

本章概述了"互联网+护理服务"、护理服务需求与供给，重点简述了优质护理服务与护理服务创新。通过了解护理服务与满意度的关系，充分认识优质护理服务对全面提升护理专业化和护理服务质量的重要性。掌握优质护理服务的概念和基本内容，树立优质护理服务理念，重视护理服务创新，深化护理内涵，延伸护理服务，达到患者满意、社会满意、政府满意。

思维导图

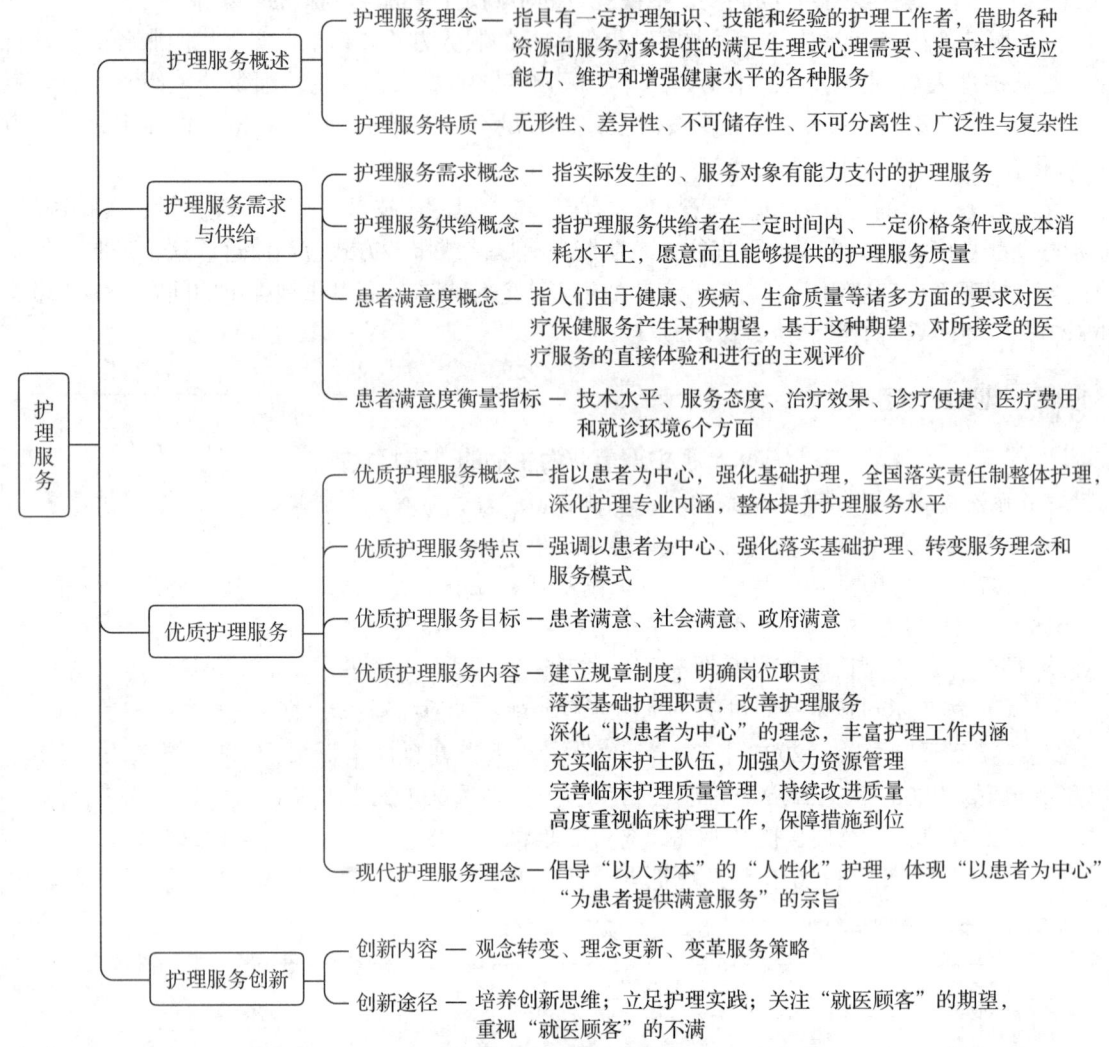

自 测 题

一、选择题

A₁型题

1. 优质护理服务的内涵主要是
   A. 以护士为中心　　B. 以患者为中心　　C. 以患者和家属为中心
   D. 以领导为中心　　E. 以绩效为中心

2. 优质护理服务不包括
   A. 文明用语　　B. 微笑服务　　C. 安慰患者
   D. 对患者做好健康教育　　E. 万事都听从患者的意见

3. 不能提高患者满意度的措施是
   A. 完善病房生活设施
   B. 热情接待新入院患者
   C. 为患者做好病情宣教
   D. 为减轻患者经济负担，为患者少输两瓶药液
   E. 及时与患者沟通，了解患者心理状况

4. 下列不属于护理服务的一般特性的是
   A. 无形性　　　　　B. 易消失性　　　　　C. 同一性
   D. 不可转让性　　　E. 技术性

5. 下列不符合从患者转变为"就医顾客"的认识转变的是
   A. 医护人员可由心理上位改变为心理等位，消除心理上的优越感，多给患者一些平等和关爱
   B. 由只限于患病来院就医的服务扩展为全过程的持续服务
   C. 被动等待患者上门求医
   D. 由就医时短暂联系转变为发动医务人员与患者建立长期的紧密联系
   E. 医院服务职能的转变

6. 下列不符合"就医顾客"心理特点的是
   A. 希望药到病除，尽快好转、康复
   B. 愿意到有熟人的医院就医
   C. 希望价格低，透明度高
   D. 去技术过硬和条件完善的大医院看病
   E. 不惜等候时间追求名医

7. 下列对"顾客"期望描述不正确的是
   A. 挂号服务环节分诊准确，反应快
   B. 诊疗环节及时、准确、花费少
   C. 交费环节账单准确，手续简化、便捷
   D. 检查环节等候时间短，报告结果迅速、准确
   E. 治疗环节花费少，等候时间短、准确、环境舒适

8. 目前各医院开展优质护理服务工作，但有护士认为现在护士人员少，无法按优质护理服务要求进行工作。产生这些现象的主要原因是
   A. 护士服务理念陈旧　　　　　B. 护士服务技能欠缺
   C. 护士工作不努力　　　　　　D. 护士工作态度差
   E. 护士知识缺少

9. 下列不属于按服务对象需求分类的是
   A. 基本的服务　　　　　　　　B. 先进设备的服务
   C. 预约的服务　　　　　　　　D. 期望的服务
   E. 惊喜的服务

10. 下列不属于期望服务特点的是
    A. 必须具备的、理所当然的服务
    B. 让顾客意想不到的、感到惊喜的服务
    C. 提供的服务比较优秀
    D. 高超的技术、先进的医院文化、良好的声誉

E. 产生积极效果的服务

A₃/A₄ 型题

（11～13题共用题干）

某医院的宗旨：我们要努力寻求人道的精神、最好的技术与技能去治愈、抚慰和照顾人民，用我们真诚的奉献和爱心去治愈伤病的躯体和心灵，我们的存在是为了我们的患者。

11. 上述医院的宗旨符合服务标准构建中的
    A. 以工作任务完成与否为导向
    B. 以医生的需求为导向
    C. 以医院领导的需求为导向
    D. 以"顾客"期望或要求为导向
    E. 以患者家属需求为导向

12. "我们的存在是为了我们的患者"表明医护人员医疗服务质量最重要的评价指标是
    A. 工作质量　　　　B. 患者满意度　　　C. 技术水平
    D. 价格　　　　　　E. 医疗设备

13. 不同的服务对象期望值不一样，同样的服务对不同的对象会产生不同的满意度，因此医护人员提供的服务应为
    A. 标准化服务　　　B. 惊喜服务　　　　C. 期望服务
    D. 个性化服务　　　E. 基本服务

二、简答题

1. 简述优质护理服务的内容。
2. 简述优质护理服务理念的具体表现。

三、案例分析

某临床科室积极践行优质护理服务，极大地提高了患者满意度。每天清晨，护士都会笑容可掬地问候患者，"昨晚睡得好吗？""今天看起来气色不错！"并开始一天的治疗护理工作。输液前，护士详细地告诉患者每一瓶药液的功效和使用目的，消除患者心中的茫然；检查前，护士把检查的目的、配合等注意事项一一告知，减轻了患者内心的恐惧及不解；责任护士每天主动巡视病房，减少患者的呼叫次数，及时发现问题，及时总结，及时改进；针对危重患者、治疗失去信心的患者，护士制作精美的小卡片，上面写上关心、鼓励的话，帮助患者树立战胜疾病的信心；改变对患者的称呼，从过去的直呼其名到现在的"张叔""刘姨"，使患者和护士的关系更和谐。通过美好的言语、和蔼的态度，给患者以心理上的抚慰。

【问题】
1. 什么是优质护理服务？
2. 优质护理服务的特点是什么？

（高燕飞）

第十二章 护理信息与法律管理

学习目标

知识目标：

复述信息的概念、信息的特征和分类，护理法、侵权行为、护理不良事件、护理事故、护理差错的概念。归纳护理信息管理的特点；理解护理管理相关法律法规，识别护理管理中常见的法律问题。

能力目标：

能够运用护理信息管理的方法，收集和管理护理信息；运用护理相关法律法规分析护理管理中的法律问题，做到依法执业和安全执业。

素养目标：

具有法治观念和法律素养，树立正确的社会主义核心价值观。

案例 12-1

某医院护理部利用计算机在"护理专栏"中，更新"患者入院健康评估表"，发布"质量控制组检查结果及分析""护理文件书写比赛要求"等，减少了护士开会次数，保证了护士获得资料完整、可靠、及时。同时，护士运用计算机系统对住院患者信息、医嘱、药物、费用等进行管理，减少了护士资源的浪费，增加了护士直接为患者护理的服务时间，同时也提高了护理质量。

问题与思考：

护理信息技术在临床护理工作中能发挥哪些作用？

随着信息化建设的不断推进，信息在整个社会发展中应用更加广泛。现代护理管理正经历着由定性管理向定量管理，经验型管理向科学化管理的发展过程。临床护理工作中应用信息化技术对降低护理风险、提高护理管理质量起到至关重要的作用。一切护理活动或行为必须要以法律为准绳，护士懂法守法护法是良好公民的体现，也是必备的职业素养。

第一节 信息概述

一、信息的概念

1948 年，信息论的奠基人之一香农（Shannon）曾提出：信息是用来消除不确定的东西。信息的概念有广义和狭义之分。广义的信息泛指客观世界中反映事物特征及变化的语言、文字、符号、声像、图形和数据等，是变化最新的反映并经过传递而再现。狭义的信息是指经过加工、整理后，对接受者有某种使用价值的数据、消息、情报的总称。在实际生活中，每个人都在不断地接收、加工和利用信息。人们通过获得、识别自然界和社会的不同信息来区别不同事物，得以认识和改造世界。

不同的人对同一信息有不同的理解。理解信息概念要点应注意以下几点：①信息是客观事物变化和特征的最新反映；②信息是客观事物相互作用、相互联系的表现；③信息的范围很广泛；④信息都要经过传递；⑤获取信息后要进行加工和有序化。

二、信息的特征

1. 普遍性　信息在自然界和人类社会活动中广泛存在，有事物的地方就必然存在信息。
2. 客观性　信息是客观现实的反映，被人感知、认识和利用。不随人的主观意志而改变。
3. 传递性　信息可以通过各种媒介在人—人、人—物、物—物等之间传递。
4. 共享性　同一信息可以在同一时间被多个主体共有，而且还能被无限复制、传递。
5. 价值性　信息的价值主要体现在两方面：①满足人们对精神领域的需求，如学习材料、娱乐信息；②促进物质能量的生产和使用，如通过获取有效的供销信息提高产品流通效率等。
6. 时效性　由于信息的动态性，一条信息的使用价值必然会随着时间的流逝而衰减。时效性实际上是与信息的价值性联系在一起的，如果信息没有价值也就无所谓时效。
7. 依附性　信息不能独立存在，需要依附一定的载体，而且同一个信息可以依附不同的载体。
8. 载体的可变换性　信息可以转换成不同的载体形式而被存储下来或传播出去，供更多的人分享。因此，信息的载体依附性也同时使信息具有可存储、可传播和可转换等特点。信息载体包括以能源和介质为特征，运用声波、光波、电波传递信息的无形载体，以及以实物形态记录为特征，运用纸张、胶卷、胶片、磁带和磁盘传递和贮存信息的有形载体。

三、信息管理

（一）信息管理的概念

信息管理（information management，IM）是人类为了合理开发与有效利用信息资源，以现代信息技术为手段，对信息资源进行计划、组织、控制和协调的社会活动。它既包括微观上对信息的组织、检索、加工、服务等信息内容的管理，又包括宏观上对信息机构和信息系统的管理。

（二）信息管理的对象

1. 信息资源　信息资源由信息生产者、信息、信息技术3个要素组成，是信息系统的基本要素，也是信息管理的研究对象之一。但是，信息并不都是资源，要使其成为资源并实现其效用和价值，就必须借助"人"的智力和信息技术等手段，因此"人"是控制信息资源、协调信息活动的主体要素，而信息的收集、存储、传递、处理和利用等信息活动过程都离不开信息技术的支持，要实现有效的信息管理还必须依靠信息技术的支持。
2. 信息活动　是指人类社会围绕信息资源的形成、传递和利用而开展的管理活动与服务活动。信息资源的形成以信息的产生、记录、收集、传递、存储、处理等活动为特征，目的是形成可以利用的信息资源。信息资源的开发利用以信息资源的传递、检索、分析、选择、吸收、评价、利用等活动为特征，目的是实现信息资源的价值，达到信息管理的目的。若单纯地对信息资源进行管理而忽略与信息资源紧密联系的信息活动，信息管理的研究对象则是不全面的，因此信息活动也属于信息管理的对象。

（三）信息管理的过程

1. 信息收集　信息收集就是对原始信息的获取。
2. 信息传输　信息传输是信息在时间和空间上的转移，而信息只有及时准确地送到需要者的手中才能发挥作用。

3. 信息加工　信息加工包括信息形式的变换和信息内容的处理。信息形式的变换是指在信息传输过程中，通过变换载体，使信息准确地传输给接受者。信息内容的处理是指对原始信息进行加工整理，深入揭示信息的内容。经过信息内容的处理，输入的信息才能变成所需要的信息，才能被适时有效地利用。

4. 信息储存　信息送到使用者手中，并非使用完后就无用了，有的还需留作事后的参考和备查，这就是信息储存。通过储存的信息可以从中揭示出规律性内容，也可以重复使用信息。

四、信息在护理管理中的作用

（一）信息是护理管理的基础

护理管理包括对人流、物流、信息流的管理。

1. 人流　指护理人员在护理活动中将人力、技术转换为护理效果的过程。
2. 物流　指在护理活动中药品、器材等物资设备的消耗转化为护理效果的运动过程。
3. 信息流　是规定、指导护理活动中人流、物流活动的一些制度、标准、规程、原则和伴随人流、物流而产生的大量数据、表单、记录等。

人流、物流是护理活动的基本流程，但是要使人流、物流成为有序、符合客观规律的活动，达到较好的护理服务效果，就必须加以科学的计划、组织和协调，这就要借助于信息的流动。护理管理过程，也就是信息传递和处理的过程。护理信息是护理管理的重要资源，在护理管理过程中，一切活动都离不开信息的支持。因此，信息管理是护理管理的基础。

（二）信息是护理工作计划和决策的依据

计划本身就是信息，是管理的首要职能。要使计划和决策符合实际，就必须有必要的信息作为依据。作为护理管理者要随时掌握本科室的信息，如科室运作、资料和存在问题；还要掌握外部的信息，如有关上级指示、任务、方针政策、社会反映。只有掌握了真实、准确的信息，才能作出正确的判断和决策。

（三）信息对护理工作具有指导、协调和控制作用

护理系统工作繁杂，科室部门众多，易发生工作脱节、职能混乱、效率降低，使人流、物流不畅。只有通过信息的流通，才能帮助管理者合理指导、协调和控制人力资源，达到高效管理的目的，促使各部门协调合作。因此，护理管理者应及时获取管理信息，掌握实际情况，并使各部门之间信息通畅，达到以患者为中心，各部门协调运转的目的。

> **知识链接**
>
> 英国亨利管理学院的伯恰尔（David Birchall）认为："逐渐地，人们对各级管理者的要求不仅仅是将高级管理者的计划付诸实践，他们得找出组织激烈竞争和经营活动日益复杂的环境中存在的问题，向最高管理层报告。寻求信息和理解信息的能力至关重要。"这说明医院管理者利用信息的根本是利用最先进的管理思想和技术手段，制定出最有效的管理方法，乃至于医院的战略决策。

第二节　护理信息管理

案例 12-2

白某曾在某医院担任网络管理员。从医院辞职后，认为医院此前常拖欠工资、领导对其工

作不重视，加之原同事经常让其无偿帮忙解决网络问题，心存不满，继而产生报复心理。白某在医院不知情的情况下，通过医院虚拟专用网络连接，多次通过远程桌面登录到医院服务器进行修改系统账号密码、创建系统账号、删除系统文件等违法操作。直接导致医院40余台计算机设备无法加域，网络连接出现异常，无法远程访问体检、病人病历等系统数据，医院的网络信息管理系统失效。事发后，医院现任网络管理员无法登录系统管理员账户进行维护，严重影响了该医院的正常运营。

问题与思考：
医院应如何进行信息管理？

一、护理信息管理概述

（一）护理信息的概念

护理信息（nursing information）是指在护理活动中产生的各种情报、消息、数据、指令和报告等，是护理管理中最活跃的因素，也是医院护理信息系统的重要组成部分。

（二）护理信息的特点

1. 生物医学属性　护理信息主要是与患者健康有关的信息，因此具有生物医学属性的特点。在人体这个复杂的系统中，由于健康和疾病处于动态变化状态下，护理信息具有动态性和连续性。如脉搏就包含着大量的信息，既反映人体心脏的功能、血管的弹性，还反映血容量等信息。

2. 大量性和复杂性　护理信息涉及面广，信息量大，种类繁多，且信息内容复杂。包括临床护理信息、护理管理信息、医疗文件信息，数据信息、图像信息、声音信息，有形和无形信息等。信息的正确判断和处理，直接关系到护理质量和管理效率。此外，日常护理工作中常有突发事件，这也增加了信息的复杂程度。

3. 准确性和重复性　护理信息直接关系到患者的生命和健康，必须及时获取、准确判断，以作出迅速反应。而医院护理信息的收集需要多个部门和人员的配合，加之护理人员分布广泛，这给信息的收集和传递造成了一定的困难。护理人员每天都重复收集患者的相关信息，它们种类繁多、各不相同。护理信息中有的信息可以通过客观数据来反映，如患者出入院人数、护理人员出勤率、患者的生命体征变化、患者的平均住院日；而另外一些信息则属于主观反应，如患者的神志、意识、心理状态，它们直读性差，需要护理人员准确地观察、敏锐地判断和综合地分析，以及时掌握病情变化。

4. 直接性和间接性　护理信息多种多样。护理信息的直接性是指在临床护理工作中，普通的患者一般可以通过护理评估收集患者主诉的第一手资料。但是护理信息因为患者不同、疾病不同，所收集到的信息也不尽相同。如老年人、婴幼儿、意识障碍患者、昏迷患者等特殊患者群，因为其年龄、疾病、意识状态等原因不能从这些特殊的人群中收集到第一手信息，而是需要从他们身边的人，如家属、监护人、好友或同事等收集患者相关资料，这就是护理信息的间接性。

5. 动态性和连续性　在人体这个复杂的系统中，由于健康和疾病处于动态变化中，如患者的血压和脉搏就有个体和不同时间段的差异，护士需要连续收集患者的信息，反映动态变化的情况，以观察病情变化，及时报告医生。

6. 不完整性　由于获取信息的时间和方法受到限制而导致收集的信息不全面。护理信息大多来源于患者，医护人员不可能像拆分机器一样把患者"打开"来查看病情，特别是对急危重症患者，需要先抢救生命，再进行诊疗和护理。

考点提示

护理信息的特点。

（三）护理信息的分类

计算机在护理领域被广泛应用以来，发挥了重要的作用。随着临床护理信息应用系统、护理专家管理系统、教学系统及护理管理信息系统等日趋完善，护理信息的管理也更加规范化、科学化。

1. 临床护理信息　医院各科室每天都在进行着各种业务活动，计算机信息系统不仅能提高工作效率、减轻护理人员的劳动强度，同时也能快速、完整地收集各项护理数据，并且能及时、准确地进行传递。例如，临床护理信息应用系统以患者为出发点，设计了从患者入院登记、处理医嘱、经费核算、病历归档到患者出院随访等方面的程序，通过对患者治疗、检查、随访等资料的采集，可及时了解患者的病情变化，使患者得到及时正确的治疗、护理和健康指导，被临床广泛应用。

2. 护理管理信息　是护理管理者发布决策、管理文档及获取临床信息的信息管理系统，是医院信息系统和护理信息系统的子系统。例如护理部主任、护士长每天可通过办公室的计算机终端接收到大量信息，了解医院工作全貌或各科室工作情况。

3. 护理教育信息　教学计划、教学内容、学生考核、教学质量、典型病例及讨论分析记录等资料的贮存、输出等均可利用计算机来完成。现在多媒体授课已成为主要教学形式，其他形式有远程教育、计算机辅助教学系统、辅助练习、模拟考试、计算机阅卷等。目前，一些适用于护理教学管理的系统软件已相继研发，如临床护士计算机辅助训练系统、妇产科护理学微机题库管理系统、计算机辅助护理学基础教学。

4. 护理科研信息　计算机文献、情报检索为护理科研提供了快速、便捷、灵活，且内容新、范围广、数量大的信息检索查询系统，而资料积累、统计学处理软件系统又使护理研究数据更准确、更全面、更科学。例如护理文献数据及其检索系统、中国医院数字图书馆，就是利用计算机网络检索专业情报资料的管理系统。循证护理学的发展就是应用国际互联网收集各个国家护理研究的全面、最新的成果，达到了资源共享，并提高了文献利用率和科研成果转化应用到临床实践的时效性，大大促进了护理科研和护理学科的发展。

5. 社区护理信息　社区护理起源于西方国家，是由家庭护理、地段护理及公共卫生护理逐步发展、演变而成的。随着计算机在社区护理中的应用，目前世界很多国家的社区卫生信息系统（CHIS）建设已进入网络化和一体化时代。通过社区数据的获取、存储和传递，将家庭、社区和医院紧密联系起来。

考点提示

护理信息的分类。

二、护理信息收集原则与方法

（一）护理信息收集原则

1. 及时性　信息收集的及时性是指负责执行信息收集的护理人员要有时间观念。护理工作，特别是对急危重症患者的处理，时限性强，要求对信息迅速收集、加工、传输和反馈，这样才能保证患者的抢救和治疗。同样管理信息也必须把握时间，如信息上报不及时，管理者就无法作出正确的决策。

2. 准确性　即要求信息必须如实反映情况，否则就会贻误诊疗和抢救工作。保证信息的质量，就要建立查对制度和抽查制度，明确信息的含义、制定信息填报的标准等。

3. 实用性　收集的信息资料必须要有实用性，要符合实际工作需要，避免繁琐内容和资料堆积。要求信息工作人员对收集来的护理信息进行加工处理、去粗取精、去伪存真、由表及里，运用统计学分析的方法，找出问题的实质。这样信息才能指导医务人员对患者作出全面正确的处理，作为治疗或决策的依据。

4. 通畅性　对护理工作活动或管理活动产生的各种信息在流通过程中不断源、不梗阻，保证上传下达。保证信息的畅通性，就要有健全的规章制度和工作程序，有明确的岗位责任制，使信息的收集、加工、传输和反馈都能正常运行。

（二）护理信息收集方法

1. 口头交流　通过与患者、家属的谈话，召开座谈会、交班会、护理查房等口头交流的形式收集、获取信息资料。优点是简单易行、传递速度快，方便使用；缺点是容易发生错误，且错误的责任往往因经手的人太多而难以追查。

2. 文书报告　通过各种文书资料，如各种文献、文件、报表、会诊记录、病历、交班报告、手术记录单等方式收集的信息资料。优点是保留的时间比较长、有依据可以查证；缺点是信息的保存和查阅会有诸多不便之处，资料的重复率和浪费率比较高。

3. 声像设备　利用电话、对讲机、呼叫设备、录音设备、录像设备、幻灯设备等存储和收集的信息资料。

4. 计算机检索　通过计算机网络查询信息、检索文献，获取个人或组织需要的信息资料。优点是运算速度快，计算精确度高，有大容量的记忆功能和强大的逻辑分析能力，是目前护理临床、护理科研、护理教育领域比较先进的信息管理方式。

三、护理信息系统与信息管理类别

（一）护理信息系统

护理信息系统（nursing information system，NIS）是一个可以收集、储存、处理、检索、显示所需动态资料并进行对话的计算机系统，是信息科学和计算机技术在护理工作中的广泛应用，是医院信息系统的重要组成部分。护理信息系统主要由下列几个方面组成。

1. 住院患者信息管理系统　住院患者管理是医院管理的重要组成部分，占用了医院大量的人、财、物资源。护士需耗费大量的时间进行收费、记账、填写各种信息等一些间接护理工作。应用该系统时，患者办理住院手续后，患者信息即可在病区护士站电脑终端显示，有利于及时准备床位，并且患者到病区后即可休息；同时患者信息卡刷卡后可打印患者一览表卡、床头卡等相关信息，并与药房、收费处、病案室、统计室等相应部门共享。既强化了患者的动态管理，又节约了护士的间接护理工作时间。

2. 住院患者医嘱处理系统　该系统由医生在电脑终端录入医嘱，护士站电脑终端中显示医嘱，核实医嘱并确认后即显示各种执行单及当日医嘱变更单、医嘱明细表；确认请领药物后，病区药房自动产生请领汇总表及患者个人明细表；药费自动划价后与收费处联网入账；住院费及部分治疗项目按医嘱自动收费。该系统由医生录入医嘱，由护士接收并处理、执行医嘱，充分体现出医嘱的严肃性、法律效应性。

3. 住院患者药事管理系统　该系统在所有病区电脑终端上设有借药及退药功能，在患者转科、转院、出院、死亡及医嘱更改时可及时退药，并根据患者用药情况设有退药控制程序，避免人为因素造成误退、滥退药物现象。

4. 住院患者费用管理系统 该系统根据录入的医嘱、诊疗、手术情况，在患者住院的整个过程中可以随时统计患者、病区费用的管理信息，如患者的费用使用情况、科室在某一时间段的患者出院情况、各项收入比例，有利于调整费用的结构。

5. 手术患者信息管理系统 该系统在外科各病区及手术室电脑终端输入手术患者的信息，如拟行的手术方式、是否需要安排洗手护士、是否需要特殊器械、手术时间、麻醉会诊邀请。麻醉会诊后录入手术安排的时间，手术室房间号，麻醉人员、洗手护士及巡回人员名单，术前用药情况，特殊准备意见等，使病区与手术室之间紧密衔接。

6. 护理排班信息管理系统 该系统设有护士长排班系统，护士长输入密码后显示排班程序，可进行排班、修改、打印；还可用电子邮件与护理部联络，使信息沟通更便捷。

（二）护理信息管理的类别

护理信息管理是指在护理活动过程中收集、整理、加工、处理有关的数据、消息或情报。主要包括以下几个方面。

1. 护理行政信息管理 是为提高护理工作的质量和效率对护理活动中涉及的人员、技术、设备等信息进行科学计划、组织、协调和控制的过程。护理部可利用计算机进行全院护理人员的动态管理；病区护士长可以利用计算机进行排班、检查出勤情况、考核护理人员工作质量，还可以了解患者的情况、动态、医药费用。因此，要制定护理信息管理制度和护理信息使用制度，维护护理信息的真实性、可靠性；要对护理人员进行计算机应用与管理培训；同时还要防止数据的丢失和破坏，对重要的材料及时进行备份，定期维护系统等。

2. 护理业务信息管理 护理业务信息系统的内容主要有医疗计划、医师医嘱、护理计划、患者病情、患者饮食等，项目繁多，内容复杂。护理人员在输入护理信息时一定要认真，按照统一规范的方法进行输入，并安排专人定期对系统进行整理，保证护理信息收集的内容全面、准确，格式规范。

3. 护理质量信息管理 护理质量评分标准输入计算机，建立数据库；将护士长、科护士长、医院护理质量控制小组、护理部各项检查、护理工作报表等数据输入计算机，使信息准确、及时地储存。利用计算机对储存的信息进行运算、统计、分析后，可将各病室护理工作质量以报告的形式输入，准确地评价护理工作强度和护理工作质量，便于护理管理，提高医院护理质量。

4. 护理科研信息管理 护理人员通过计算机建立各种信息库。将特殊病例、科研数据、科研成果、新业务技术等输入计算机并储存，设立密码，严防被窃取或删除。利用计算机管理护理人员的科技档案，如对护理人员的个人学习经历、学习成绩、论文及著作、发明、专利、科研成果等进行记录和统计，了解护理的科研动态和护理人员的科研能力，为护理人员的晋升、深造和选派科研人才提供有力的依据。

5. 供应室信息管理 供应室是医院无菌器材和物品的供应中心，主要承担清洁、消毒、保管和发放工作。利用计算机进行信息管理，可将物品的种类、数目、价格、发放情况、回收情况、使用后损坏情况进行输入整理，并提供有效、可靠的管理信息。

6. 重症监护治疗病房信息管理 重症监护治疗病房主要收住大型手术后及严重创伤的患者，这些患者病情变化大、变化快，因此需要建立一个对人体重要的生理生化指标，有选择性地进行经常性或连续性监护的系统。该系统必须具有信息储存、显示、分析和控制功能。通过以计算机为核心的监护系统，将主要的生化信息指标自动储存、显示、分析，及时发现病情变化并作出应急处理。同时也可以降低护士的疲劳性观察，减少手工操作及主观判断造成的误差。

四、护理信息管理方法

（一）护理信息资源管理系统

1. 信息资源管理的组织系统　从信息组织系统的角度看，信息传递和沟通涉及组织的每个成员。不管是最高管理层发出信息，其他人接收信息；还是下级发出信息，上级管理层听取信息。事实上组织的每个成员既是信息的发出者，也是信息的接受者。由于信息沟通对组织活动有着非常重要的作用，每个成员都要参与信息沟通的过程，所以在组织中必须建立信息组织系统，以保证有效地沟通和联系。信息资源的组织来源于两个方面，包括正规的组织系统和非正规的组织系统。

2. 信息资源管理的技术系统　即信息的一系列处理活动，信息处理包含以下基本活动。

（1）登录：即数据采集，就是把客观事实用某种方式输入一个数据处理系统中。被登录的数据是准备用来处理成为信息的对象。

（2）分类：就是区分类别。把具有同样特性的数据，放在同一类或同一组里。这样，如果知道某个类别的情况，就可以赋予这一类数据以同样的特性。

（3）排序：指把某些数据项，按照所需的顺序进行有序的排列。经过排序处理过的数据具有一定的含义，所以排序本身就是把数据转换成信息的一种方式。

（4）计算：是对数据进行算术运算的处理。被登录的数据项可以进行加、减、乘、除和其他运算。

（5）摘要：把数据进行精简，并给予新的含义。

（6）比较：用已知的量度对一些数据进行对比分析和逻辑判断。

（7）通信：把数据转换成信息，经过一系列处理活动后，必须将这些生成的信息及时送到需要者的手中，否则就没有价值了。这种处理过程就是通信。

（8）存储：将信息保存起来，以便继续使用或后续使用。最终保证信息系统周而复始地循环下去。

（9）检索：就是寻找和查询数据。对已存储的数据进行搜索，从中找出满足用户要求条件的数据，这个过程就是检索。

（二）护理人员信息使用管理

1. 提高护理人员对信息管理的认识　各级护理人员要重视护理信息管理的重要性，自觉参与护理信息的收集、整理、分析、利用等。完善信息管理制度，实行护士长、科护士长、护理部主任分级负责，减少信息传递过程中的不必要环节，防止数据丢失。

2. 普及计算机知识　积极组织护士参加培训，使其掌握计算机文字处理系统和数据使用等计算机基本知识，保证信息的完整、真实、及时。

3. 保证信息渠道的畅通　各级护理人员应对信息及时传递、反馈，经常检查和督促信息管理工作，对违反信息管理制度和漏报或迟报信息、影响正常医疗护理工作或造成患者受损的情况，应追究责任并给予严肃处理。

4. 改善护理人员的素质　组织护士学习新技术和新方法，提高护理人员利用先进信息技术为临床护理和护理管理服务的能力。

第三节　护理管理与法律法规

案例 12-3

2 岁多的男性患儿，被开水烫伤，面积约 13%，部分为浅 2 度烫伤，部分为 1 度烫伤。在住院期间，一天，护士 A 为其换药，当棉球涂在伤口时，患儿突然号啕大哭起来，家长提醒护士是否上错药，护士不理，继续上药。其父再次提醒护士，此护士大怒，干脆将一瓶药都倒在伤口上，此时，患儿两眼发直，再也哭不出声了。接着出现休克，经抢救无效死亡，后来发现护士给患儿上的是剧毒药品甲酚皂溶液。

问题与思考：

案例中的护士违反了《护士条例》中哪些内容？

随着法治社会的推进，人们的法制观念日益增强，这就要求医护人员熟悉国家的法律法规，对于护士来讲，应熟知国家法律条文，准确了解其法律职责范围。因此，在护理管理工作中，加强培训并提高护士的法律法规知识，强化护士法制意识显得尤为重要。

一、卫生法体系

（一）卫生法体系

卫生法（health legislation）是由国家制定或认可，并由国家强制力保证实施，用以调整人们在卫生活动中的各种关系的行为规范的总和。卫生法是医疗工作顺利开展、维护医患合法权益的根本保证，既具有法律的一般属性，又有特定的适用对象。

卫生法的形式有法、条例、规范、办法、规定和通知等。内容涉及卫生行政组织、卫生行政管理、卫生行政监督、医院管理、医护资格、计划生育、母婴保健等。卫生法体系主要由公共卫生与疾病防治法、医政法、药政法、妇幼卫生法、优生与计划生育法等法律法规组成。

（二）护理法

护理法（nursing laws）是指由国家制定的、用于规范护理活动及调整这些活动而产生的法律规范的总称。护理法的制定受国家宪法制约，是关于护理教育和护理服务的法律，包括国家立法机关颁布的护理法规和地方政府的有关法令。

护理立法始于 20 世纪初。1919 年，英国率先颁布了世界第一部护理法——《英国护理法》。1921 年，荷兰颁布了护理法。1947 年，国际护士委员会出版了一系列有关护理立法的专著。1953 年，世界卫生组织发表了第一份有关护理立法的研究报告。1968 年，国际护士委员会特别成立了一个专家委员会，制定了护理立法史上划时代的文件《系统制定护理法规的参考指导大纲》，为各国制定护理法提供了权威性指导。2008 年 5 月，我国颁布的《护士条例》也在执行的情况下进一步完善。

二、我国与护理管理相关的法律法规

（一）《护士条例》

2008 年 5 月 12 日开始实施，2020 年 3 月 27 日修订。

1. 内容

条例共 6 章 35 条，包括总则、执业注册、权利和义务、医疗卫生机构的职责、法律责任和附则 6 个部分。

（1）第一章：总则，共6条。第一、二条说明了立法的目的和护士的定义；第三条从法律的高度，规定了护士的人格尊严、人身安全不受侵犯，护士依法履行职责，受法律保护；第四、六条也是对护士人性化管理的规定。

（2）第二章：执业注册，共5条。主要对护士的申请执业条件、注册方法及执业地点的变更等作了规定。如护士执业注册申请，应当自通过护士执业资格考试之日起3年内提出，逾期者要接受3个月临床护理培训并考核合格；规定执业注册有效期为5年；加强对护士的管理，要求县以上的人民政府卫生主管部门应建立本行政区域的护士执业良好和不良记录，并记入护士执业信息系统。

（3）第三章：权利和义务，共8条。①护士的权利：有获取工资报酬、福利待遇、社会保险的权利；有获得与其所从事护理工作相适应的卫生保护、医疗保健的权利；有职业健康监护的权利；患职业病的，有依照法律规定获得赔偿的权利；有职称晋升和参加学术活动、学术团体的权利；有获得疾病诊疗、护理相关信息和其他与履行职责相关的权利；有对医疗机构和主管部门工作提出意见和建议的权利。②护士的义务：遵守法律法规和诊疗技术规程；发现病情变化，及时报告医师，情况紧急时应先行必要的紧急救护；发现医嘱违反法律法规等，应当向当事人提出；应当尊重、关心、爱护患者，保护患者的隐私；参与公共卫生和疾病预防控制工作。

（4）第四章：医疗卫生机构的职责，共7条。医疗机构按规定配备护士数量，不得低于有关规定；医疗机构不得使用未取得执业证书、未按时变更执业地点、执业期满未办理延续执业注册手续的护士；为护士提供卫生防护用品，并采取有效的防护和医疗保健措施；应当执行国家有关工资、福利待遇的规定，并交纳足额的社会保险费用；在艰苦地区工作或有感染危险的护士按规定给予津贴；对本机构护士进行并保证其接受在职培训；开展专科护士的培训；设置专门机构或者配备专（兼）职人员，进行护理管理工作；医疗机构应建立护士岗位责任制并进行监督检查。

（5）第五章：法律责任，共7条。其中规定：①医疗机构的法律责任：未按条例规定履行职责，滥用职权或失职、渎职者，未按规定配备护士者，允许未有效注册护士进行护理活动者，未执行国家有关工资规定、福利待遇规定者，未缴纳足额社会保险费用者，未提供防护用品者，对在艰苦地区工作或有感染传染病危险的护士未给予津贴者，未保证护士接受培训者都负有法律责任。②护士的法律责任：发现病情危急、未及时通知医师者，发现违反法律法规、规章或者诊疗技术规范未提出或报告者，泄露患者隐私者，发生自然灾害、公共卫生事件不服从安排参加救护者都负有法律责任。③扰乱医疗秩序，阻碍护士依法开展执业活动，侮辱、威胁、殴打护士，或者有其他侵犯护士合法权益行为的，由公安机关依照治安管理处罚法的规定给予处罚；构成犯罪的，依法追究刑事责任。

（6）第六章：附则，共2条。主要明确了施行的时间及有关说明。

2. 意义 《护士条例》是新中国成立后我国的第一部有关护士和护理工作的法律。它的颁布实施填补了我国护士立法的空白，是我国护理发展史上的里程碑。为全国护士营造了一个安全、有法可依的执业环境。它是规范护士执业行为、维护护士的合法权益，促进护理学科发展，保障医疗安全和人的健康的有效的法律依据。

 考点提示

《护士条例》的内容。

(二)《医疗机构管理条例》

《医疗机构管理条例》是为了加强对医疗机构的管理，促进医疗卫生事业的发展，保障公民健康而制定，由国务院于1994年2月26日发布，自1994年9月1日起施行。2016年2月6日《国务院关于修改部分行政法规的决定》第一次修订，根据2022年3月29日《国务院关于修改和废止部分行政法规的决定》第二次修订。

《医疗机构管理条例》是我国医疗机构管理法律体系的主干。它明确规定了我国医疗机构管理的基本内容，医疗机构必须遵守的规范，以及违反有关规定应承担的法律责任。

(三)《医疗事故处理条例》

2002年9月1日起施行，中华人民共和国国务院第351号令颁布。

按照《医疗事故处理条例》规定：医疗事故是指医疗机构及其医务人员在医疗活动中，违反医疗卫生管理法律、行政法规、部门规章和诊疗护理规范、常规，过失造成患者人身损害的事故，并且根据对患者人身造成的损害程度分为四级：

一级医疗事故是指造成患者死亡、重度残疾的。

二级医疗事故是造成患者中度残疾、器官组织损伤导致严重功能障碍的。

三级医疗事故是造成患者轻度残疾、器官组织损伤导致一般功能障碍的。

四级医疗事故是造成患者明显人身损害的其他后果的。

考点提示

医疗事故的分级。

(四)《医疗废物管理条例》

2003年6月16日起施行，2011年1月8日修订。

医疗废物（medical waste）是指医疗卫生机构在医疗、预防、保健以及其他相关活动中产生的具有直接或者间接感染性、毒性以及其他危害性的废物。《医疗废物管理条例》是为了加强医疗废物的安全管理，防止疾病传播，保护环境，保障人体健康而制定。

《医疗废物管理条例》的内容主要有：医疗废物的概念；医疗废物的存放、转移和集中处置要求；医疗机构对医疗废物的管理要求；卫生行政部门的监督管理职责；以及未执行本条例的法律责任。

(五)《医院感染管理办法》

2006年9月1日起施行，卫生部令第48号文件颁布。

《医院感染管理办法》的制定是为了加强医院感染管理，有效预防和控制医院感染，提高医疗质量，保证医疗安全。

《医院感染管理办法》明确了医院感染管理组织与职责；提出了预防与控制医院感染的要求；确定了医院感染知识培训的具体要求；明确了对医疗机构发生医院感染的监督管理要求以及罚则。

第四节　护理管理中常见的法律问题

案例12-4

某医院2名年轻护士彭某和李某，因为没有抵挡住金钱诱惑，两人分别利用自己值班登记的机会，用手机将产妇登记本和新生儿听力筛查登记本的部分内容拍照，包括产妇姓名、联系电话、新生儿出生时间、家庭住址等信息，然后通过微信发送图片给第三方机构。在1年时间内，两人借职务之便，分别违规向外提供5000多条和7000多条产妇个人信息，并以每条约2元的价格收费。

问题与思考：
1. 案例中的护士侵犯了患者什么权利？
2. 案例中的护士违反了什么法律？

在临床护理工作中遇到的纠纷与法律问题越来越多。护理工作者应当以法律为准绳，规范自身行为，处理医疗纠纷、差错事故时应保护医患双方的利益，按照法律法规进行护理服务。

一、依法执业管理

（一）侵权行为与犯罪

侵权行为（infringement behavior）是指医护人员对患者的权利进行侵害导致患者利益受损的行为。侵权行为主要涉及侵犯自由权、侵犯生命健康权、侵犯知情同意权和侵犯隐私权。侵权行为是违反法律的行为，情节严重者要承担刑事责任。

1. 侵犯自由权　护士执业时，应重视并保证患者的自由权，不得以治疗的名义，非法拘禁或以其他形式限制和剥夺患者的人身自由。例如，护士在日常工作中因治疗、护理的需要，暂时限制患者的活动自由，应向患者解释清楚，以求得患者配合。

2. 侵犯生命健康权　护士执业过程中，错误使用医疗器械或未按操作规程执行操作，造成患者身体受损；或使用恶性语言和不良行为，最终对患者造成生理或心理损害者均属于对生命健康权的侵犯。

3. 侵犯知情同意权　知情同意权是患者对病情、诊疗（手术）方案、风险益处、费用开支、临床试验等真实情况有了解与被告知的权利，患者在知情的情况下有选择、接受和拒绝的权利。

4. 侵犯隐私权　患者隐私权被侵犯主要表现在以下方面：①个人信息暴露：如电子病历管理不当、网络系统不完善等导致的非正常暴露，或实习生法律意识不强，随意谈论患者隐私等。②个人空间暴露：如医疗教学观摩未做好隐私防范、手术肢体及私密部位暴露未充分遮挡等。③个人活动暴露：主要与进行个人护理有关，例如，患者因病情不能下床活动需要在病床如厕、沐浴、更衣而未做好屏风遮挡或相关防范等。

（二）疏忽大意与渎职罪

疏忽大意（careless）是指不专心致志地履行职责，因一时粗心大意客观上造成的过失行为。过失行为可导致护理对象的生活权益或恢复健康的进程受到损害，若致残致死则形成渎职罪。护士渎职罪是指护士在执业时不负责任，严重违反各项规章制度和护理常规，造成患者死亡或严重伤害的违法行为。

常见的过失或渎职行为有：对危急重症患者不采取任何急救措施或转院治疗，不遵循首诊负责制原则，不请示医生进行转诊，以致贻误治疗或丧失抢救时机；护理活动中，由于不严格执行查对制度，以致打错针、发错药；不认真执行消毒、隔离制度和无菌操作规程，使患者发生交叉感染；住院期间患者发生压力性损伤、烫伤等。

（三）举证责任问题

举证责任指当事人对自己提出的主张有收集和提供证据的义务，并有运用该证据证明主张的案件事实成立或有利于自己主张的责任，否则将承担其主张不能成立的责任。包括两方面的内容：一是举证的行为责任，即由谁承担提供证据的义务；二是举证的后果责任，即由负举证责任的一方当事人承担不利后果。《中华人民共和国民事诉讼法》第六十四条规定：当事人对自己提出的主张，有责任提供证据。一般情况下，原告应当证明其所提出的诉讼请求所根据的事实，被告对答辩所依据的事实有举证责任。

（四）执行医嘱问题

医嘱通常是护理人员对患者施行诊断和治疗措施的依据。一般情况下，护士应一丝不苟地执行医嘱，随意篡改或无故不执行医嘱都属于违规行为。护士发现医嘱违反法律、法规、规章或者诊疗技术规范的，应及时向开具医嘱的医师提出，必要时应当向该医师所在科室的负责人或者医疗卫生机构负责人报告。明知该医嘱可能给患者造成损害，酿成严重后果，仍照旧执行的护理人员将与医生共同承担所引起的法律责任。

（五）实习护生的职责范围

实习护生指正在实习的护理专业的学生，尚不具备独立工作的权利。在教学、综合性医院开展护理工作，实习护生应当在注册护士指导下开展有关工作。如果实习护生在注册护士的指导下，因操作不当给患者造成损害，发生护理差错或事故，除本人负责外，带教护士也要负法律责任。实习护士如离开了注册护士的指导，独立进行操作，对患者造成了损害，就应负法律责任。

二、执业安全管理

（一）护理禁业问题

《护士条例》第 21 条明确规定，医疗卫生机构不得允许下列人员在本机构从事护理工作。

（1）未取得护士执业证书的人员。

（2）未按规定办理执业地点变更手续的护士。

（3）执业注册有效期满未延续注册的护士。

（4）虽取得执业证书但未经注册的护士。

（二）未取得护士执业资格的护理人员工作安排

护理管理者应安排尚未取得护士执业资格的护理人员（通常为新入职的护生）在注册护士的指导下做一些护理辅助工作，不能以任何理由安排他们独立上岗，否则被视为无证上岗、非法执业。

（三）专科护士执业问题

关于专科护士执业范围，目前我国尚没有法律明确规定，虽然专科护士较一般护士处理护理问题时有较多的自主权，但是，如果在没有医嘱的情况下，直接为患者实施医疗护理行为，则属于违法行为，应注意规避。

三、护理不良事件管理

（一）护理不良事件

1. 护理不良事件（nursing adverse event） 是指在医疗过程中因护理活动而非疾病本身造成的患者机体与功能损害。常常分为信息传递与接收、治疗、给药、导管操作、器械使用、输血、生活护理、营养与饮食等不良事件。

> **知识链接**
>
> **护理不良事件分级**
>
> 0级：事件在执行前被制止。
> Ⅰ级：事件发生并已执行，但未造成伤害。
> Ⅱ级：轻微伤害，生命体征无改变，需进行临床观察及轻微处理。

> Ⅲ级：中度伤害，部分生命体征有改变，需进一步临床观察及简单处理。
> Ⅳ级：重度伤害，生命体征明显改变，需提升护理级别并紧急处理。
> Ⅴ级：永久性功能丧失。
> Ⅵ级：死亡。

2. 护理不良事件的危害　护理不良事件的发生可增加患者痛苦，延长住院时间，增加医疗费用、影响医院效率，甚至可能导致患者死亡，构成严重医疗事故并影响患者家庭及医院信誉。某些不良事件也可能给护士带来不同程度的生理或心理的伤害。

3. 护理不良事件报告处理制度　建立不良事件自愿报告及强制性报告的制度和流程是中国医院协会2022年提出的十大患者安全目标之一，要求各医院自愿主动上报，各医院制定制度。一般情况下，各医院护理不良事件报告处理制度应包括以下几个方面。

（1）在护理活动中必须严格遵守医疗卫生管理法律、行政法规、部门规章和诊疗护理规范、常规，遵守护理服务职业道德规范。

（2）医院（护理部）建立有效的不良事件上报流程，保证信息上报及时、有效及保密。

（3）各护理单元有防范处理护理不良事件的预案。

（4）各科室应设置护理不良事件登记本，及时据实登记。

（5）凡是在医院内发生的或在患者转运过程中发生的非疾病本身造成的异常医疗事件均属不良事件，需要主动上报。根据不良事件的严重程度，积极采取抢救或挽救措施，尽量减少或消除不良后果。

（6）发生护理不良事件后，有关的记录、标本、化验结果及相关药品、器械均应妥善保管，不得擅自涂改、销毁。

（7）发生护理不良事件后的报告顺序：立即口头报告值班医生、护理组长或高级责任护士，及时评估事件发生后的影响，积极采取抢救或挽救措施，将损害减少至最低。必要时同时上报科主任、护士长，科主任、护士长接到报告立即到现场组织抢救，并报主管部门、主管领导及主管院长。

（8）应在24小时内填写《护理不良事件报告表》并报告。由本人登记发生不良事件的经过、分析原因、后果及本人对不良事件的认识和建议。不论是院外发生还是本院发生压力性损伤，一旦发现，都应填写《压力性损伤报告单》。

（9）发生护理不良事件的科室或个人，如不按规定报告，有意隐瞒，视情节严重程度给予处理。

（10）护士长应负责组织对本科室发生的不良事件进行调查，组织科内讨论，分析管理制度、工作流程及层级管理等方面存在的问题，确定事件的真实原因并提出改进意见或方案，填写《护理不良事件报告表》。科护士长应参加讨论，或根据讨论结果及改进意见提出建设性意见。

（11）护理部对Ⅰ级、Ⅱ级不良事件要组织护理质量管理委员会调查，对事件进行讨论，找出工作流程或质量管理体系中的问题，以便有针对性地制订防范措施。对发生的护理不良事件，提交处理意见。造成不良影响时，应做好有关善后工作。

（12）医院制定主动上报不良事件奖惩制度，发生护理不良事件的科室或个人，如不按规定报告，有意隐瞒，须按情节严重程度给予处理。

（二）护理事故

1. 护理事故的概念　护理事故（nursing accident）是指医疗机构中的护理人员在护理活动中，违反医疗卫生法律、行政法规、部门规章制度和诊疗护理规范、常规，造成患者人身损害的事故。

2. 护理事故的处理　必须坚持实事求是的原则，力求将事实陈述清楚、定性准确、责任分明、处理恰当。护理事故的处理要遵循以下程序。

（1）报告：当事人立即向科室负责人报告，科室负责人向本医疗单位负责人报告。个体开业的护士应立即向当地卫生行政部门报告。

（2）资料及物品保管：指派专人保管原始资料，严禁涂改、伪造、隐藏、销毁。因药物引起的不良后果，应对现场实物暂时封存，以备检查。

（3）调查：医疗单位应在发生护理医疗事故后立即进行调查并报上级卫生行政部门。

（4）处理：医疗单位和患者及其家属可自行调解，当有争议时，可提请当地医疗事故鉴定委员会进行鉴定，由卫生行政部门处理或直接向当地人民法院提起诉讼。

3. 不属于医疗事故的情形

①紧急情况下为抢救危重患者生命而采取紧急医疗措施造成不良后果的。

②在医疗活动中由于患者病情异常或患者体质特殊而发生医疗意外的。

③在现有医学科学技术条件下，发生无法预料或者不能防范的不良后果的。

④无过错输血感染造成不良后果的。

⑤因患者原因延误诊疗导致不良后果的。

⑥因不可抗力造成不良后果的。

（三）**护理差错**

护理差错（nursing error）是指由于护理人员在工作中责任心不强、粗心大意、不按规章办事或技术水平低，对患者产生直接或间接影响（也可能未造成任何影响），但未造成患者死亡、残废、组织器官损害等不良后果的过失。根据差错程度可分为严重差错和一般差错两大类。

1. 严重差错　指在护理活动中，由于护理人员自身的原因或技术原因给患者造成严重不良后果，但尚未构成护理事故者。严重差错涉及的内容如下。

①执行查对制度不认真，打错针、发错药，给患者增加痛苦；执行医嘱不及时，影响治疗但未造成严重不良后果。

②护理措施未落实，发生非难免性 2 期压力性损伤，实施热敷时造成 2 度烫伤、面积小超过体表 0.2%。

③监护失误、引流不畅，未及时发现影响治疗。

④监护失误，静脉注射外渗外漏，面积达 3 cm×3 cm 以上，局部坏死。

⑤术前未作准备或术前准备不合格，而推迟手术，尚未造成严重后果。

⑥违反无菌操作技术，造成患者严重感染。

⑦各种记录有遗漏或不准确，影响诊断治疗。

⑧遗失检查标本影响诊断治疗。

⑨护理不当发生坠床、窒息、晕倒造成不良后果。

⑩交接班不认真而延误诊治、护理，造成不良后果。

2. 一般差错　指在护理活动中，由于护理人员自身的原因或技术原因发生差错，但未给患者造成不良影响或轻度影响者。一般差错涉及的内容如下。

①违反各项护理工作的操作规程，质量未达到标准要求，增加患者痛苦，但尚未造成不良后果。

②各种护理记录不准确，未影响诊断治疗。

③不认真执行查对制度，打错针、发错药，未发生任何反应（一般性药物），无不良后果。

④标本留取不及时或留取方法不正确，但尚未影响诊断治疗。

⑤监护失误、静脉注射外渗外漏，面积未达到 3 cm×3 cm。

⑥各种检查前准备未达要求，但尚未影响诊断。
⑦病危患者无护理计划。
⑧执行医嘱不及时，但未影响治疗。
⑨无菌操作技术不熟练，造成患者轻度感染。

（四）护理不良事件的预防

1. 营造护理安全文化，普及护理安全新思想　加强对护理人员护理不良事件管理知识的培训，将护理安全文化管理理念渗透到医务人员的思想上。只有实现"人人参与管理"的目标，才能从根本上有效阻止护理不良事件的发生，真正实现"零缺陷"的护理服务。

2. 增强法制教育，加强护患沟通　护理工作是一项高风险的技术活动，涉及多项潜在的法律问题，管理者和护理工作人员都应当增强法律意识，丰富法律知识。护理部有计划、有重点地对在职护士进行相关法律知识的规范化培训，引导护士学法、懂法、知法，规范职业自律行为。在工作中依法维护患者和自身的合法权益。

良好的沟通可以避免因护理不良事件引起的医疗纠纷，沟通是保证护理服务质量的关键措施。护士必须意识到护患沟通的重要性，提高沟通技巧，在治疗护理中使用文明语言，尽量使用通俗易懂的语言，避免使用医学术语。在沟通时注意说话的方式、方法和语速，还要注意患者的情绪及病情的变化。尽早与患者沟通，以提高患者和家属对护士的理解和信任。

3. 加强护理管理，充分发挥高年资护士作用　护理管理的成败直接影响护理质量。护士长是护理管理的关键，护士长应对护理质量、护理安全严格把关，发现护理隐患要及时组织讨论分析，提出防范措施，把不安全因素、护理隐患抑制住，对科室内的进修生、实习生、低年资护士等"重点人员"，要按具体情况因人施教，提高其业务能力和综合素质，强化质量意识，承担起防范护理不良事件的责任。

高年资护士既有扎实的专业知识、熟练的操作技能和丰富的临床经验，又有高度的责任素质，强烈的法律意识。因此，要转变观念，切实做到以患者为中心，消除各种护理隐患，发挥善于及时发现、处理问题的能力，才能减少和避免护理不良事件的发生，保证护理安全。高年资护士还要帮年轻护士把好关，做好传、帮、带、教，工作安排上要新老搭配，以老带新，以此防范护理不良事件的发生。

4. 完善护理安全制度，规范护理行为　作为管理者要根据法律法规和医院的规章制度，以及工作的实际情况来制定相应的护理不良事件标准和应急预案，规范各种护理行为。在护理活动中，严格遵守医疗卫生管理法律、行政法规、部门规章和诊疗护理规范、常规；恪守医疗护理职业道德，改善服务态度，严格操作规程；在实际工作中要做到"四要"，即解释病情要科学、签字手续要完善、执行制度要严格、说话办事要谨慎。

5. 不断更新专业知识，提高专业技术水平　护理人员的业务能力是安全管理的重要环节。加强业务培训，针对不同年资的护士，制订不同的培训计划，提高专业理论水平、技术操作水平及观察病情变化的能力。特别是对低年资的护士，要有针对性地进行专业素质和综合能力的培训，加大执行和考核力度，增强工作积极性，培养慎独精神，从根本上防止护理不良事件的发生。

6. 建立护理不良事件上报系统　护理不良事件上报系统能警示护士危险所在，促进护理质量和护理安全管理。发生护理不良事件后，首先应保护患者，尽可能地将错误导致的危害降至最低程度，并在24小时内逐级上报。同时采用保密、非惩罚、免于刑事诉讼等手段促进上报，建立上报快速通道。

7. 正确对待医疗事故，做好患者投诉管理　医疗机构有义务正确地处理医疗事故，保护医患双方的合法权益，把医疗事故造成的损害降至最低。要正确、及时、稳妥地处理医疗事故。

第一，必须制定处理医疗事故预案。第二，按照程序处理医疗事故。当患者因不满而投诉时，要耐心接待，认真受理并记录；然后采取纠正措施，如解释说明、向患者道歉。第三，对投诉问题进行调查，了解其原因，评估问题的严重性，分清责任，作出适当补偿。第四，采取长效纠正措施，防止问题再次发生。第五，跟踪调查。

总之，在临床护理工作中，护士必须要有良好的职业道德、爱岗敬业的思想、精湛的护理技术、良好的沟通技巧，并用科学的管理方法，保证各项护理制度和操作规程的落实，不断提高护理服务水平和护理工作质量。

考点提示

如何预防护理不良事件。

思政园地

医疗卫生法律法规体系

习近平指出，"没有全民健康，就没有全面小康"。我国宪法关于医疗卫生事业的规定，对于以法治引领国家医疗卫生事业发展，不断提高人民健康水平，发挥了根本法律保障作用。

我国宪法关于医疗卫生事业规定实施的巨大成就之一就是形成了以法律为主干，以行政法规、地方性法规和部门规章为重要组成部分的医疗卫生法律法规体系。截至目前，医疗卫生领域已经制定法律14部，行政法规近40部，部门规章90多部，实现了医疗卫生各具体领域的有法可依。作为护理活动的具体实施者，护理人员要熟知我国医疗卫生法律法规体系，在法律的指引下干好本职工作。这既是对自己负责，也是对患者负责。

本 章 小 结

本章主要介绍了护理信息的特点、分类和管理，说明了我国卫生法体系的构成（其中护理法是重要组成部分）。此外，还介绍了护理管理相关的法律法规：《护士条例》《医疗机构管理条例》《医疗事故处理条例》《医疗废物管理条例》《医院感染管理办法》。护理管理工作中常见的法律问题有：依法执业管理、执业安全管理、护理不良事件管理。通过本章的学习，可提升对护理信息和法律的认识，为以后的护理工作奠定良好的基础。

思 维 导 图

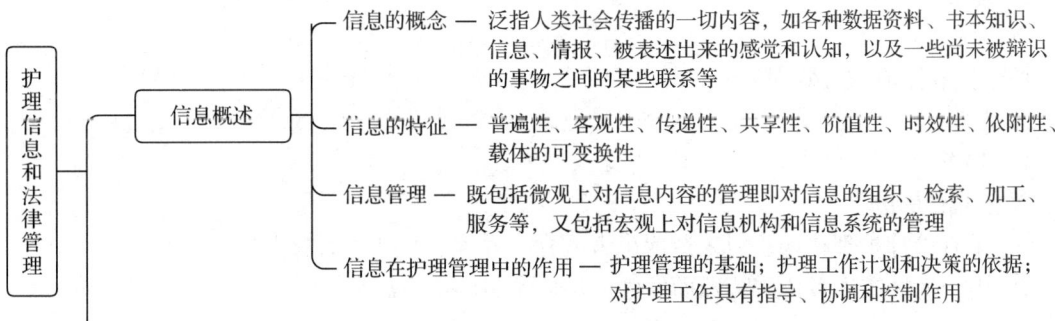

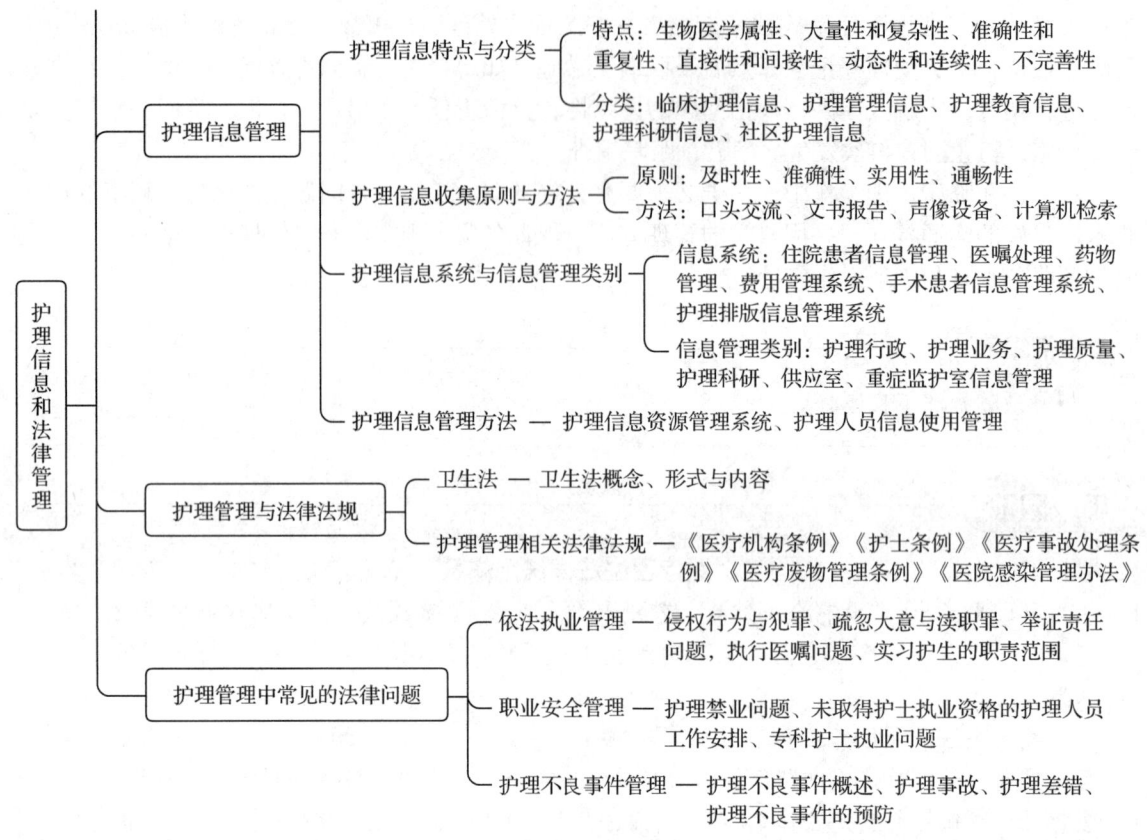

自 测 题

一、选择题

A₁ 型题

1. 下列各项属于执业安全问题的是
   A. 侵权行为　　　　B. 失职行为　　　　C. 错记血压
   D. 遭受人身伤害　　E. 渎职行为
2. 护士查对不严格给患者发错药属于
   A. 侵权行为　　　　B. 失职行为　　　　C. 犯罪
   D. 渎职　　　　　　E. 医疗事故
3. 护士在工作时对患者恶言相加，侵犯了患者的
   A. 隐私权　　　　　B. 自由权　　　　　C. 人身财产权
   D. 生命健康权　　　E. 知情同意权
4. 护士执业注册的有效期为
   A. 2 年　　　　　　B. 5 年　　　　　　C. 8 年
   D. 10 年　　　　　 E. 终身
5. 医疗事故是指
   A. 虽有诊疗护理错误，但未造成患者死亡、残疾、功能障碍
   B. 由于病情或患者体质特殊而发生的难以预料的不良后果

C. 在诊疗护理中，因医务人员诊疗护理过失直接造成患者死亡、残疾、功能障碍

D. 发生难以避免的并发症

E. 医务人员在诊疗护理中存在失误导致患者不满意

6. 护士误给青霉素过敏的患者注射青霉素，造成患者死亡。此事故属于
   A. 一级医疗事故　　　B. 二级医疗事故　　　C. 三级医疗事故
   D. 四级医疗事故　　　E. 严重护理差错

7. 以下属于医疗事故的是
   A. 在紧急情况下为抢救生命垂危患者而采取紧急医学措施造成不良后果
   B. 无过错输血感染造成不良后果
   C. 患者病情异常或体质特殊造成不良后果
   D. 因患方原因延误诊疗导致不良后果
   E. 患者行动不慎造成不良后果

8. 患者在诊疗过程中受到损害，医疗机构及其医务人员有过错的，承担赔偿责任的是
   A. 医务人员　　　　　B. 医疗机构　　　　　C. 医疗机构负责人
   D. 医务人员和医疗机构　E. 医务人员及其家属

9. 某护生在一所二级甲等医院完成毕业实习后，未通过全国护士执业资格考试。护理部考虑其平时无护理差错，且普外科护士严重短缺，因此聘用其任普外科护士。护理部的做法违反的是
   A.《护士条例》　　　　　　　　　　B.《中华人民共和国侵权责任法》
   C.《中华人民共和国民法通则》　　　D.《医疗机构管理条例》
   E.《医疗事故处理条例》

A₃/A₄ 型题

（10～12 题共用题干）

某外科近段时间患者非常多，护士人手不够。值班护士张某因工作忙未认真进行查对而错把 2 床患者的药物发给了 3 床患者。3 床患者服用后出现心搏呼吸骤停，后因抢救无效死亡。

10. 护士张某应首先报告给
    A. 病房护士长　　　B. 科护士长　　　C. 科主任
    D. 护理部主任　　　E. 院长

11. 该事件属于
    A. 护理事故　　　　B. 医疗事故　　　C. 护理差错
    D. 意外事件　　　　E. 护理不良事件

12. 下列不属于控制医疗事故措施的是
    A. 严格执行查对制度
    B. 严格控制患者家属探视
    C. 经常巡视患者
    D. 不定期检查护士的操作过程
    E. 分析并总结差错事故的发生原因

二、简答题

1. 护理管理中常见的法律问题有哪些？护士应怎样应对？
2. 简述护理事故的定义及分级。

三、案例分析

护士小李，给1床77岁患者李某输20%甘露醇时，没有核对，把3床患者张某的10%KCl 250 ml输给了李某，导致李某出现心搏骤停死亡。

【问题】

1. 案例中护士的行为属于几级医疗事故？
2. 针对此行为应如何处理？

（高燕飞）

参考文献

［1］陈秋云，吴文君．护理管理学．北京：北京大学医学出版社，2020．
［2］吴欣娟，王艳梅．护理管理学．5版．北京：人民卫生出版社，2022．
［3］何曙芝，傅学红等．护理管理学基础．2版．北京：中国医药科技出版社，2022．
［4］郑翠红．护理管理学基础．2版．北京：人民卫生出版社，2018．
［5］冯文珍，吕娜娜．护理管理学．上海：同济大学出版社，2018．
［6］张振香．护理管理学．3版．北京：人民卫生出版社，2018．
［7］何秀萍，程晓莉．护理管理学基础．北京：中国医药科技出版社，2020．
［8］李葆华．护理管理学．3版．北京：科学出版社，2023．
［9］雷巍娥．护理管理学．北京：北京大学医学出版社，2011．
［10］张英．医院人力资源管理．2版．北京：清华大学出版社，2020．
［11］何秀平，程晓莉．护理管理学基础．北京：中国医药科技出版社，2022．
［12］陈传明．管理学．北京：高等教育出版社，2019．

中英文专业词汇索引

C

惩罚（punishment） 131
冲突（conflict） 152
创新职能（innovation function） 4

D

动态原理（dynamic principle） 33

F

反馈控制（feedback control） 166
非权力性影响力（non-authority power） 108
非正式组织（informal organization） 57
负强化（negative reinforcement） 131

G

沟通（communication） 145
管理（management） 1
管理学（science of management） 2
归因理论（attribution theory） 132
过程控制（process control） 165
过程型激励理论（process motivation theory） 133

H

互联网+护理服务（Internet nursing service） 208
护理安全（nursing safety） 176
护理差错（nursing error） 237
护理成本（nursing cost） 178
护理风险（nursing risk） 174
护理管理学（science of nursing management） 9
护理事故（nursing accident） 236
护理信息（nursing information） 226
护理信息系统（nursing information system，NIS） 228

J

计划（plan） 38
计划职能（planning function） 3
决策（decision-making） 49

K

科学管理理论（scientific management theory） 22
控制（control） 164
控制职能（controlling function） 4

L

领导（leadership） 105
领导效能（leadership efficiency） 106
领导执行力（leadership execution ability） 118
领导职能（leadership function） 4

M

目标管理（management by objectives，MBO） 42

N

内容型激励理论（substantial motivation theoriy） 128

Q

前馈控制（feedforward control） 165
权力性影响力（authority power） 108

R

人本原理（human principle） 31
人力资源管理（human resource management） 4，80

S

时间管理（time management） 45
授权（authorization） 116

X

消退（extinction） 131
效益原理（efficiency principle） 34
信息管理（information management，IM） 224
信息过滤（information filtering） 149

Z

正强化（positive reinforcement） 130
正式组织（formal organization） 56
中华护理学会（Chinese Nursing Association） 60
组织结构（organization structure） 62
组织设计（organization design） 62
组织职能（organizing function） 3